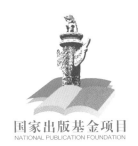

国家出版基金项目
NATIONAL PUBLICATION FOUNDATION

"十三五"国家重点出版物出版规划项目

高原医学系列丛书

高原低氧神经生理

NEUROPHYSIOLOGY OF HIGH ALTITUDE HYPOXIA

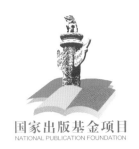

国家出版基金项目
NATIONAL PUBLICATION FOUNDATION

"十三五"国家重点出版物出版规划项目

高原医学系列丛书

高原低氧神经生理

NEUROPHYSIOLOGY OF HIGH ALTITUDE HYPOXIA

主　编　靳国恩

副主编　李生花　曹成珠

北京大学医学出版社

GAOYUAN DIYANG SHENJING SHENGLI

图书在版编目（CIP）数据

高原低氧神经生理 / 靳国恩主编．—北京：北京大学医学
出版社，2021.7

ISBN 978-7-5659-2413-2

Ⅰ．①高…　Ⅱ．①靳…　Ⅲ．①缺氧 - 高原医学 - 神经
生理学　Ⅳ．① R188 ② R364.4

中国版本图书馆 CIP 数据核字（2021）第 083016 号

高原低氧神经生理

主　　编：靳国恩
出版发行：北京大学医学出版社
地　　址：（100191）北京市海淀区学院路 38 号　北京大学医学部院内
电　　话：发行部 010-82802230；图书邮购 010-82802495
网　　址：http：//www.pumpress.com.cn
E - m a i l：booksale@bjmu.edu.cn
印　　刷：北京信彩瑞禾印刷厂
经　　销：新华书店
策划编辑：许 立 赵 莳 陈 奋 药 蓉
责任编辑：郭　颖　　责任校对：靳新强　　责任印制：李　啸
开　　本：889 mm×1194 mm　1/16　印张：14　字数：393 千字
版　　次：2021 年 7 月第 1 版　2021 年 7 月第 1 次印刷
书　　号：ISBN 978-7-5659-2413-2
定　　价：135.00 元

分册编委会

主　编　靳国恩

副主编　李生花　曹成珠

编　委（按姓名汉语拼音排序）

白振忠　　青海大学医学院

曹成珠　　青海大学医学院

靳国恩　　青海大学医学院

拉毛卓玛　青海红十字医院

李生花　　青海大学医学院

李玉红　　青海大学附属医院

刘　洁　　青海省人民医院

马海林　　西藏大学高原脑科学研究中心

张晓岩　　青海大学医学院

秘　书　袁周阳　　四川大学华西医院

主 编 简 介

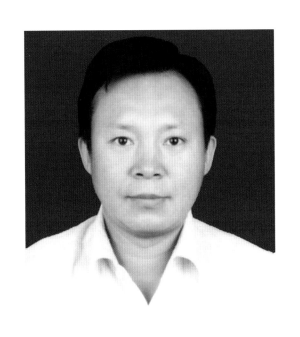

委。研究方向：慢性高原病发病机制及其防治，低氧神经生理。主持完成国家自然科学基金项目2项，主持并完成青海省科技厅项目2项，主持并完成青海省人事厅留学回国人员科研基金项目2项，参与国家973计划项目3项，参与其他国家级和省部级项目多项。2006年作为访问学者赴法国巴黎XIII大学学习，2009年赴美国麻省大学医学院学习和研究。曾参与法国巴黎XIII大学、美国哈佛大学、得克萨斯州立大学、加州大学圣地亚哥分校的合作项目。获得国家级科技奖励1项、省部级科技奖励5项，参与教材编写1部。在国内外核心期刊发表论文60余篇。

靳国恩，教授，硕士研究生导师，亚太高原医学会会员，《中国高原医学和生物学杂志》编

丛书序一

高原医学是一门新兴的交叉学科，与特殊的地域环境密切相关，主要特点是低压低氧、低温、干燥、强紫外线等。生活在高原地区的一切生命体均涉及对低压低氧等特殊环境的自身平衡调节。机体为了适应特殊自然环境，启动自身平衡调节机制，使各系统功能达到新的动态平衡，实现机体的习服与适应。如果调节机制失衡、适应功能不良，出现失代偿，就会发生高原疾病。高原低压低氧环境对呼吸、循环、消化、血液、神经、泌尿、内分泌等多系统及水、电解质和能量代谢等产生诸多效应。我们认为，高原环境对人体的影响是多系统、多方位、急慢性损害并存的复杂的病理生理现象，目前还有许多医学难题有待研究。

近几年来，高海拔地区医学和生理学领域的研究取得了跨越式的快速发展。荣获 2019 年诺贝尔生理学或医学奖的来自美国、英国的三位科学家经过 27 年的潜心研究，揭示了氧气如何在细胞中起作用，以及人体从整体水平上如何适应低氧环境变化，从而进一步精准地解释了有关新陈代谢、免疫调节等影响人体适应高原低氧环境的科学问题。高原低氧给人体所带来的影响是多方面的，如高原劳动力受限、高原衰退、高原生活质量下降，以及各类急、慢性高原疾病。细胞氧感知通路的新发现，为高原适应与损伤机制研究和高原运动训练、高原老年医学、高原野外急救医学，以及肿瘤学等的深入研究带来了新的启示与方向，具有重要的理论价值和巨大的临床应用潜力。

为了进一步促进高原医学教学与科研工作的健康快速发展，更广泛地开展高原医学科普教育，深化医教协同，推进医学教育改革与发展，在提升医学人才培养质量的时代要求与背景下，我们紧紧围绕国家生态文明建设战略及高原人群的健康与卫生保健需求，突出青藏高原地域特色，在北京大学医学出版社的大力支持下，启动了"高原医学系列丛书"的编写工作，并成功申请到了国家出版基金资助。根据医学专业类别的不同，本系列丛书共分为 11 个分册，其内容涉及高原特殊环境有关的基础与临床研究、高原劳动卫生防护、高原动物与人体遗传适应、高原运动生理、藏医药等。本系列丛书包括：

1.《高原适应的生物基础》 青藏高原由于地理环境的特殊性和长期的自然选择，逐步形成了独特的生物多样性。藏族、蒙古族等少数民族是主要世居者，世代的变迁使他们一步步适应了这一特定的自然环境，得以生存繁衍。如藏羚羊、牦牛、藏绵羊、高原鼢鼠、高原鼠兔等高原特有动物经过不断进化，成为该地区的主要动物物种，为维持青藏高原的生态平衡和生物多样性起到了重要作用。为了逐步揭开高原世居人群和土著动物的神秘面纱，本书以适应低氧环境的遗传学机制为切入点，从生理、生化、形态学和分子学等方面来探秘人类和动物适应严酷高寒低氧环境的生物学机制。总结了这些生存于高原的人和动物，特别是藏族人群中所发现的 *EGLN1*、*PPARA*、*EPAS1* 等基因的生理功能，从而为高原医学研究提供新的研究策略。

2.《高原医学与生理学》（第 5 版） 该书为英译中文版翻译图书，原著主编者为国际著名高原医学专家约翰·韦斯特（J.B. West）教授，其内容阐述了高原医学和生理学的基本知识及最新研究进展，内容新颖前沿，它将会推动我国高原医学科学的发展。

3. *Hypoxia-Related High Altitude Illness*（《低氧相关高原疾病》） 该书用英文编写，全面地整理和总结了高原低氧环境中各系统疾病的变化特点，探讨了高原地区常见的各种急、慢性疾病的病理生理学变化。立足青藏高原，将我国高原医学研究的新成果推上了国际舞台。

4.《高原低氧神经生理》 本书是专门阐述在低压低氧和常压低氧环境下，神经系统结构和功能变化特点及其规律的一部书籍。该书涉及在低氧环境下脑血流变化、血脑屏障、脑电活动、神经递质合成和释放、突触可塑性、信号传递通路、感觉神经和运动神经活动规律、认知功能、能量代谢以及神经干细胞等方面。它是对当前高原脑科学领域研究状况的一次概括和总结，是致力于三江源地区人居住健康发展的一部著作。相信该书的出版将对高原脑科学研究的发展具有一定的推动作用，也为广大高原医学研究者提供参考。

5.《高原常见疾病》 本书重点对高原地区较常见的急性和慢性高原病的病理生理学变化、诊断标准，以及防治等进行详细整理和总结，特别是简要介绍了调节细胞氧感知通路过程中的关键转录因子——低氧诱导因子（HIF-1），其中的关键分子——脯氨酰羟化酶（PHD2）与高原红细胞增多症患者氧稳态的分子机制，以及低氧性肺动脉高压发生、发展过程中 HIF-1 的作用机制，包括慢性低氧如何调控肺动脉平滑肌细胞的增殖与收缩，如何寻找有效的基于 HIF-1 靶向治疗低氧性肺动脉高压的有效药物等进行了叙述。另外，

对具有高原区域特色的疾病如结核、包虫病、高原烧伤与冻伤和高原麻醉进行阐述，突出了临床疾病在高原特殊环境下的特点和诊治要点。本书旨在提高临床医师对高原特殊环境下的相关临床疾病的深入认识，在临床实践中不断总结经验，提高高原临床疾病的诊治水平，服务于广大高原人民。

6.《高原实用妇产科学》 本书是高原地区临床使用的综合性妇产科参考书籍，旨在研究高原地区妇女生殖系统各种疾病的发生、发展变化的特点，以及在妊娠、分娩、产褥期等不同时期的孕产妇的生理、病理变化特点，并对高原地区胎儿、新生儿的生理病理特点进行阐述，为广大高原地区妇产科医生提供参考。

7.《高原运动医学基础与应用》 通过总结多年高原训练的实践经验和国内外最新研究成果，以高原运动医学为切入点，力求理论与应用并重，前沿动向和实际相结合，探讨了高原地理环境及高原运动锻炼的低氧生理适应机制，全面总结和分析了高原训练及运动锻炼的基本理论、方法和应用，提出了一系列建设性意见和注意事项，对进一步推进我国高原训练实践及全民健身活动发展具有积极意义。

8.《高原藏医药学》 藏医药与高原医学有着密切关系，本书参考了诸多著名藏医专家的著作，总结了多年藏医研究的精华，浓缩了具有浓郁民族特色的藏医药文化精髓，并与高原地域特色密切结合。民族医药与高原常见病、多发病的诊治密切相关，编写本书旨在更好地治疗高原少数民族人民的疾病。

9.《高原临床病理生理学》 本书的编写遵循病理生理学内容的基本结构，同时紧跟学科发展的前沿，力求介绍最新的研究进展和成果。编写上，一方面突出病理生理学这门"桥梁学科"特点，注重基础与临床的紧密联系；另一方面注重介绍高原低氧环境中相关器官系统，如呼吸系统、心血管系统、血液系统、中枢神经系统、免疫和

营养代谢系统等在缺氧条件下的损伤机制及变化。它不仅为临床医生诊疗工作提供了丰富的基础医学理论与知识，而且为广大医学生学习高原医学及相关医学知识提供了教材和参考书籍。

10.《高原医学》(第2版) 这是一本适用于医学本科生、研究生使用的教材，是在《高原医学》(第1版)教材的基础上编写而成的。编写过程中所有章节都做了认真仔细的更新，对陈旧的内容进行了必要的删减，同时增加了许多新的图片和表格，并对参考文献进行了更新。完善后的教材层次性、逻辑性、结构严谨性、文字简洁流畅性均大幅提升。本书作者在高原缺氧研究领域中的高原医学理论成果获得国际认可，在此基础上，将基础理论与最新研究成果有机结合，同时吸收国际最新成果，突出"高原、民族、地域"等特色，编写了独特的高原医学教材，主要适用于临床医学本科、研究生和全科医学专业学生。

11.《走进高原健康必读》 本书是针对初上高原地区，对高原医学感兴趣的非医学专业人士的科普读物，详细介绍了与高原有关的保健知识，具有较强的实用性，同时向公众提供了高原医学的实用科学知识。本书从高原的地理概况、气候特征、高原民族文化、饮食文化、高原交通枢纽，以及初上高原需要掌握的基本医学和保健知识的角度，做了较为全面、详细的梳理和介绍，尤其对高原上各种交通工具的使用、高原气候的逐步适应、初上高原发生的不良反应的自我评估和出现严重高原不良反应时的重要解决途径做了较为全面的介绍，希望读者在欣赏高原地区美丽自然风光的同时，能对高原的圣洁美景、特殊气候、自然条件、民族风俗、饮食文化，以及高原医学知识的储备有更多的深入了解。

本丛书大部分的编写人员是来自青海、西藏、重庆等地区从事高原医学基础与临床工作的专家，还有一些在其他地区从事高原医学研究的专家学者，其中不乏中青年博士、少数民族学者，他们本着严谨、科学、负责的态度，为编撰好本丛书付出了大量心血。衷心感谢北京大学医学出版社的责任编辑许立、赵莳、陈奋等老师对本丛书出版所付出的努力。在此向他们致以诚挚的谢意和崇高的敬意。

由于高原医学是一门发展中的新兴学科，对高原特殊环境下的临床与基础研究尚不够深入，再加上编者的专业范围较广，对各专业临床及基础理论的论述，虽各有侧重，但仍难免有重复之处。另外，编者学术理论、临床实践水平有限，书中难免存在不足，恳请广大读者批评指正，以利于我们不断改进和进步。

格日力 教授

青海大学高原医学研究中心

2021 年 5 月

丛书序二

青藏高原被称为"世界屋脊"、地球"第三极"和欧亚大陆制高点，是我国的特色地貌之一。青藏高原毗邻多国，民族众多。历史的烽火硝烟至今余烬犹在，青藏高原的地理位置也事关国家战略安全。青藏高原地质成矿条件好，又是"亚洲水塔"，自然资源丰富，是我国经济可持续发展的重要战略资源地区。

新中国成立以来，川藏、青藏、新藏等多条公路的建成，多条航空线路的开通，青藏铁路的运行，西藏电网的覆盖，光纤工程的实施等将青藏高原与内地紧密地联系起来；"十四五"期间，川藏铁路、大型水电工程的建设必将进一步提升青藏高原在我国国防安全、经济建设和社会发展的战略地位。

高原地区经济与国防建设的突飞猛进，使人们对高原低氧等极端环境的防护需求日益加大。平原世居者急进高原而产生的急性高原病，移居人群和世居人群的慢性高原病，还有多种高原低氧的机体损害问题都需要在科学研究的基础上进行科学的医学防护。

我国的高原医学专家多年来扎根高原，悉心耕耘，在急性高原病防治上，创造了青藏铁路建设者急性高原病"零死亡"的奇迹；在慢性高原病的诊断上，提出了"青海标准"；开展了对其他高原低氧引发病症的多层次深入研究。

在这一时代背景和历史机遇下，这套描述高原医学相关问题的丛书应运而生。本套丛书的作者们或是世居高原的藏族、蒙古族儿女，或是父母移居高原的"高二代"，或是其他将大好年华挥洒在高原的奉献者。他们都是高原医学相关领域的精英、翘楚，他们都对高原怀有深深的爱。

本套丛书的出版是我国高原医学发展的需要，也是我国高原医学发展的必然。相信本套丛书的问世，将对高原医学领域的医、教、研发展起到重要的作用，在青藏高原地区的建设中发挥重要作用，而且将会进一步为确立我国在国际高原医学领域的领军地位产生重大影响。

致敬作者，祝福青藏，扎西德勒。

范 明 教授

中国人民解放军军事医学科学院

2020 年 12 月

丛书序三

It is a truly amazing feat of human physiology that each of the approximately one hundred trillion cells in the healthy adult human body is supplied with adequate O_2 to meet its metabolic needs or, to put it another way, that O_2 supply and demand are matched on such a massive scale.

The discovery of hypoxia-inducible factors (HIFs) and their regulation by HIF hydroxylases has provided a molecular mechanism for understanding how oxygen homeostasis is maintained despite moment-to-moment changes in O_2 delivery and utilization across those hundred trillion cells.

The HIFs and their hydroxylases are present across metazoan species, the evolution of which is a story of increasingly large and complex body plans, necessitating increasingly extensive and sophisticated physiological systems for O_2 delivery, culminating in the respiratory and circulatory systems of mammals. It is no surprise that this evolutionary process was accompanied by an increasing complexity of the underlying molecular mechanisms. *Caenorhabditis elegans*, a simple nematode that is composed of roughly one thousand cells, makes only one HIF protein and just a single HIF hydroxylase, whereas the genome of Homo sapiens encodes three HIF proteins and four HIF hydroxylases.

Besides the evolution of metazoan species of increasing size and structural complexity, another truly remarkable feature of animal life on earth has been its ability to populate virtually every available ecological niche on land and in the sea. Even within a single species, the drive for environmental adaptation seems to have been relentless. As a result, humans have adapted to life at high altitude, with long-term settlement of regions of the Himalayas, Andes, and Ethiopean plateau at elevations exceeding 3500 meters. The principal challenges of life at high altitude include increased exposure to ultraviolet light and cold temperatures, but the greatest challenge is reduced O_2 availability. Thus, individuals residing at an altitude of 3650 meters in Lhasa, Tibet must maintain O_2 homeostasis despite an ambient O_2 concentration of 14% (a partial pressure of $\sim$ 500 mmHg), which is one third less than is present at sea level (21%, $\sim$ 760 mmHg).

Evolution is the product of mutation and selection. Thus, over many millennia, humans and their hominid progenitors, as well as other metazoan species living at high altitude, have been subject to the process of natural selection, in which individuals with genetic variants that improved the adaptation of their body to chronic hypoxia were more likely to pass their genes along to the next generation. The recent identification of variants in the *EPAS1* and *EGLN1* genes, which encode a HIF protein and HIF prolyl hydroxylase, respectively, as the most highly selected polymorphisms in the genome of high-altitude Tibetans has underscored that O_2 homeostasis provides an organizing principle for understanding human evolution and biology.

Still, given the profound requirement for O_2, there are many unanswered questions about the impact of chronic hypoxia on human development and physiology, as well as the predisposition to, and progression of, various human diseases. The eleven books in this series will focus on many of these issues. For example, while most Tibetans appear well adapted to life at high altitude by virtue of having inherited protective alleles at the *EPAS1* and *EGLN1* genes, individuals who have not inherited these variants are at increased risk for the development of chronic mountain sickness, a life-threatening condition that is often characterized by polycythemia, pulmonary hypertension, and cognitive deficits. The potentially fatal outcome of this disease represents a selection against individuals who do not carry the protective variants. Another major source of selection is during pregnancy, when chronic hypoxia exerts its maximum effect by affecting survival at the earliest stages of life. As we achieve a greater understanding of the pathophysiological effects of chronic hypoxia, we will be in a better position to prevent or treat hypoxia-associated diseases. Conversely, what we learn about the molecular and cellular mechanisms underlying effective adaptation to chronic hypoxia in high altitude populations may provide new strategies for the treatment of disorders that are common in lowland populations, such as ischemic cardiovascular disease due to atherosclerosis and pulmonary hypertension due to chronic lung disease.

Gregg L. Semenza, MD, PhD
Professor of Johns Hopkins University
School of Medicine USA
Member of the National Academy of Sciences of USA
Winner of the 2019 Noble Prize in Physiology or Medicine
January, 2021

丛书序三（译文）

一个健康成年人体内大约有 100 万亿个细胞。让人惊奇的是，每个细胞都有足够的氧气供应以满足其代谢需要，换言之，这是一种在最大限度上达到了氧气供需平衡的状态。

尽管氧的输送和利用在 100 万亿个细胞中时刻变化着，但低氧诱导因子（HIF）的发现和 HIF 羟化酶对其的调控为氧稳态维持提供了一种分子调控机制。

HIF 及其羟化酶广泛存在于多细胞动物物种中。多细胞物种的进化需要越来越广泛和复杂的生理系统支持以保证氧气输送，最终使氧气到达哺乳动物的呼吸和循环系统。可以肯定的是，该进化过程的潜在分子机制更为复杂。秀丽线虫（*Caenorhabditis elegans*）是一种由大约 1000 个细胞组成的简单的线虫，只产生一种 HIF 蛋白和一种 HIF 羟化酶，而现代人的基因组编码了 3 种 HIF 蛋白和 4 种 HIF 羟化酶。

除了多细胞后生动物物种的体型进化得越来越大、结构越来越复杂之外，地球上动物生命的另一个真正显著的特征是它能够在陆地和海洋上几乎占据所有可用的生态区域。即使是在一个物种内部，对环境适应的驱动力似乎也是不间断的。因此，人类已经适应了高海拔地区的生活，并在喜马拉雅山、安第斯山脉和埃塞俄比亚高原地区等海拔超过 3500 米的地区长期定居。高海拔地区生活的主要挑战包括紫外线、低温，但最大的挑战是低氧。因此，尽管西藏拉萨（海拔 3650 米）的氧浓度为 14%（大气压约 500 mmHg），比海平面（氧浓度 21%，大气压约 760 mmHg）低 1/3，但居住在这里的人也必须适应并维持氧稳态。

进化是突变和选择的产物。因此，几千年来，生活在高海拔地区的人类和人类的祖先及其他多细胞动物物种一直受到自然选择的影响。他们不断发生着遗传变异，这种变异使得他们对慢性缺氧的适应能力增加，并且把适应缺氧的基因传递下去，进行着种族繁衍。最近，在编码 HIF 蛋白和 HIF 脯氨酰羟化酶的 *EPAS1* 和 *EGLN1* 基因中发现了变异。这两个基因是高海拔藏族人基因组中高度选择的遗传多态性，说明氧稳态为人类进化和生物学提供了一个组织原则。

尽管如此，鉴于对氧气的巨大需求，我们仍有许多问题有待研究，包括慢性缺氧对人类发育、生理的影响，对各种疾病的易感性等。本系列丛书的 11 个分册将集中讨论其中的许多问题。例如，虽然大多数藏族人在 *EPAS1* 和 *EGLN1* 基因上遗传了保护性基因，因此似乎很好地适应了高海拔地区的生活，但没有遗传这些变异的个体患慢性高原病的风险增加。该疾病通常以红细胞增多症、肺动脉高压和认知障碍为特征，可危及生命。这种疾病的潜在致命结果代表了对不携带保护性基因的个体的选择。另一个主要的选择来源是在妊娠期间，慢性缺氧通过影响生命早期的存活发挥最大的作用。随着我们对慢性缺氧的病理生理学效应有了更深入的了解，我们将能够更好地预防或治疗缺氧相关疾病。相反，我们对高海拔人群有效适应慢性缺氧的分子和细胞机制的了解可能为平原人群常见疾病的治疗提供新的策略，如动脉粥样硬化引起的缺血性心血管疾病和慢性肺病引起的肺动脉高压。

格雷格·塞门扎 教授

美国约翰斯·霍普金斯大学医学院

美国国家科学院院士

2019 年诺贝尔生理学或医学奖获得者

2021 年 1 月

丛书序四

People and other species adapting to the challenge of high-altitude hypoxia form the substance of this set of volumes overseen by Editor-in-Chief Ge Ri-Li, director of the Research Center for High-Altitude Medicine, Qinghai University. With an average altitude of 4500 m, the vast Qinghai-Tibet Plateau afforded Dr. Ge, national and international colleagues, and students a richly endowed natural laboratory to address classic scientific questions and raise new ones about the biological consequences of hundreds of generations, a lifetime, or a short period of exposure to an unavoidable, severe, and unique stress: hypobaric hypoxia. It results from falling barometric pressure with increasing altitude; the air becomes less dense and has fewer molecules, including oxygen molecules that make up 21% of air. The renowned physician-scientist John B. West has remarked that high-altitude hypoxia affects every system in the body. The topics in this set of volumes support his assertion.

One volume of the series launches the series with an evolutionary approach examining the genetic bases of adaptation by Tibetans, a population with millennia of highland residence, and highland animal species such as the Tibetan antelope (*Pantholops hodgsonii*). Several volumes expand to physiology, pathology, and medicine among highlanders and others. People of many nationalities have migrated to the Qinghai-Tibet Plateau, worked there for a time, or visited as tourists. Volumes in the series deal with their responses. Other volumes address the medical specialties of neurology and obstetrics, and gynecology when practiced at high altitudes. Adaptations to hypoxia may increase vulnerability to certain diseases, a topic covered from both biomedicine and Tibetan medicine viewpoints.

This series aims to serve a diverse audience with basic science and translational science perspectives. For example, one volume addresses new residents themselves, another advises athletes in training, and another teaches medical students. In summary, Editor-in-Chief Ge Ri-Li has organized a series of volumes that will form a reference work about the basic science, its educational, practical and public health applications obtained during decades of research and practice on the Qinghai-Tibet Plateau.

Cynthia M. Beall, PhD
Professor of Case Western Reserve University
Member of the National Academy of Sciences of USA
January, 2021

丛书序四（译文）

这套丛书是在青海大学高原医学研究中心主任格日力教授的指导下完成的，其主要讲述了人类和动物物种对高原低氧环境的适应。青藏高原地域辽阔，平均海拔4500米，为格日力教授及其团队提供了得天独厚的自然实验室，用以解决经典科学问题，并不断提出关于数百代人一生或短时间暴露在不可避免的、严重的、独特的低压低氧环境下的生物学效应的新问题。低压缺氧是指随着海拔升高，气压下降，进而出现空气稀薄，包括占空气21%的氧分子在内的分子减少。著名的医学家约翰·韦斯特（J.B. West）曾指出高原缺氧会影响身体各个系统，这套丛书支持该观点。

丛书分册之一从进化角度研究了藏族人群及高原动物物种（如藏羚羊）适应高原缺氧的遗传基础。许多分册还分别介绍了青藏高原世居者、移居人员、工作和旅游参观人群的生理学、病理学及医药学等相关内容。有些分册还涉及高海拔居住人群的神经病学、妇产科学等。此外，缺氧适应可能会增加人体对某些疾病的易感性，这是生物医学和藏医学所涵盖的一个主题。

本丛书旨在为不同的读者提供基础科学和转化科学的视角。例如，其中一个分册主要是针对住院医师，而另一个分册则是针对训练中的运动员，还有一个分册是针对医学生编写的。总而言之，格日力教授主编的这一系列丛书，是一套在青藏高原几十年研究和实践中获得的有关基础医学、教育、实践和公共卫生应用的参考书。

辛西娅·贝尔 教授
美国凯斯西储大学人类学部
美国国家科学院院士
2021年1月

前　言

作为生理学的一个分支，神经生理是专门着眼于神经系统的一门学科，而低氧神经生理则主要集中于低氧条件下神经组织功能变化的特点及其机制。20世纪90年代初，美国首先提出"脑的十年"计划。1995年第四届世界神经科学大会将21世纪称为"脑的世纪"。进入21世纪以来，脑科学研究如雨后春笋般在全球各地大量涌现，成为本世纪最热门的科学技术"浪潮"。我国也于2015年提出了"中国脑计划"。

青藏高原是世界上面积最大、平均海拔最高、居住人口较多的高原，其高寒低氧的环境特点威胁着几百万长期居住于此的人群的健康和生命安全，其中神经系统损害首当其冲，由此使脑科学研究成为我国科学研究的一大特色。2015年，亚太高原医学会第一任主席、国际高原医学会常务理事格日力教授本着"高原、民族、区域"为特色的科技创新战略，提出了"高原脑科学"这一命题，其内容包括健康脑和疾病脑的研究，涉及低氧下的中枢神经系统和周围神经系统活动特点和规律，致力于开展高原地区神经系统的深度研究。低氧对神经系统的影响可根据低氧特点（间歇性、持续性）及暴露于低氧的时间（急性和慢性）而表现为不同的生理和病理特点。急性低氧易造成神经系统水肿、坏死变性，如高原脑水肿；慢性低氧易导致神经系统退行性病变，灰质、白质结构体积改变，神经环路和突触障碍，从而出现感觉、运动和内脏活动异常以及认知功能等高级功能的损伤。纵观国内外相关领域，有关低氧与神经系统的研究很多，研究内容也十分广泛，但基本上呈现碎片化特点，缺乏系统性和完整性。

在北京大学医学出版社的大力支持下，本书编委针对自己研究的方向以及国内外相关研究成果、进展进行了相应的归纳和总结，共同编写了这本关于低氧下神经系统变化规律和相关发生机制的书籍。本书共10个章节，内容涉及低氧环境下的脑血流变化、血脑屏障、脑电活动、神经递质合成和释放、突触可塑性、信号转导通路、感觉神经、运动神经活动规律、认知功能、能量代谢以及神经干细胞等方面的内容，可为读者提供一定的参考。

在本书编写过程中，所有编者表现出极大的热情和高度的责任感，他们为本书的顺利完成付出了辛勤的劳动。在此，谨向各位编者表示诚挚的感谢。虽各位编者已尽求完美，但由于低氧神经生理涉及面广、机体面临的低氧特性和程度不同、研究方案和测试方法不同，导致生理表现特征上会出现结果不一、甚至相矛盾的描述；再者，由于国内外没有相应书籍可供借鉴，加之编者学术理论水平、文献获取方面的局限性以及时间匆促，使得书中难免存在不足之处，敬请各位读者和同道给予批评指正。

靳国恩

2021 年 1 月

目 录

第一章

绪 论

神经系统（nervous system）是机体内对各组织器官的生理活动进行调节的主导系统。神经系统以网络形式分布于全身各组织，调控各组织、器官和系统进行协调、统一的活动，还能对机体内外各种环境变化做出迅速、准确而完善的适应性调节，维持内环境稳态，保障各器官、系统功能的正常运行。神经系统主要由中枢神经系统和周围神经系统两大部分组成。中枢神经系统主要包括脑和脊髓，周围神经系统包括脑神经和脊神经。神经系统除具有整合感觉、调制随意运动和内脏活动的作用之外，还具有整合脑的高级功能的作用，如学习、记忆、语言、逻辑思维、情绪/心理、动机和行为、奖赏、判断和决策、觉醒与睡眠等高级神经活动。机体各组织器官中，对体内外的各种变化最为敏感的就是神经组织，尤其是中枢神经系统最容易遭受损伤。

低氧神经生理（hypoxic neurophysiology）是研究低氧环境下神经系统结构和功能变化规律的一门学科，是从整体水平、器官水平和细胞分子水平上阐述低氧对神经系统在感觉、躯体运动和内脏活动、能量代谢和认知等方面的生命活动规律及特点的一门学科。脑组织完全依赖于连续的氧气供给，才能够维持其正常功能，不同的外界环境构筑不同的氧气环境（高原地区为低压低氧环境），对处于相应环境的生物体脑组织产生一定的生理应激反应，这种生理应激反应在某种程度上而言就是机体对外界环境变化而发生的一种适应性代偿反应，是机体通过启动内在和外在的保护机制，用以维持低压低氧环境下脑组织获得足够氧供的过程，避免低氧对神经细胞形态及功能的损伤。如果这种应激反应过强或过弱，均有可能出现失代偿（失习服）现象。由于脑组织对低氧十分敏感，一旦出现严重的脑缺氧，就会引起不可逆的神经细胞损伤、脑功能障碍，甚至危及生命。因此，脑低氧又被认为是一种医学急症，已经受到全世界的重视。

所谓低氧（hypoxia）就是指氧气供给下降或不足。造成低氧的原因和机制十分复杂，根据机体暴露于低氧的时间，可分为急性低氧和慢性低氧；根据低氧对机体的作用特性，分为间歇性低氧和持续性低氧；根据低氧对机体的刺激强度，分为轻度低氧、中度低氧和重度低氧。而高原低氧属于低张性低氧，即低压低氧，指外界大气压下降，吸入气中氧分压降低，而使动脉血氧分压明显降低，并导致组织供氧不足的现象，故称之。如果动脉血氧分压低于 60 mmHg（8 kPa），可直接导致动脉血氧含量和氧饱和度显著下降，形成低氧血症（hypoxemia）。脑组织对低氧的反应根据低氧强度和暴露于低氧的时间长短不同而有所区别。根据低氧强度而言，如果动脉血氧分压不低于 45 mmHg，可认为是轻度缺氧，机体可通过自身生理代偿活动获得氧弥补而防止组织损伤；如果氧分压在 30 ～ 45 mmHg 范围，为中度缺氧，虽然有部分代偿功能，但机体很容易出现不可逆的脑损伤；如果氧分压低于 30 mmHg，为严重缺氧，机体会出现严重的不可逆神经元变性、凋亡或坏死，并出现意识丧失甚至危及生命。根据暴露于低氧的时间，由于存在长期代偿过程，机体可表现出完全不同于急性缺氧的生理特点，这种生理变化倾向于对低氧的适应机制的产生，这种适应机制需要几天或几周甚至更长时间才能建立。高原世居者世世代代暴露于低氧环境，形成从生理水平到基因水平上的选择性环境适应能力，从而能够有效地在高原环境中生存。当脑组织暴露于低氧环境中，不同部位脑组织中的氧张力水平是不一样的，这种不同的张力分布有利于氧气由高浓度向低浓度转移，如果吸入氧减少就会使组织氧分压更低，以便于氧气向低浓度区域转移。尽管低氧会使脑血管扩张和脑血流量增加，但组织氧分压下降仍然会发生，这与氧气由毛细血管向组织扩散受限有关。因为毛细血管血流量取决于氧的浓度梯度，由于组织氧分压十分低，氧气流量又取决于毛细血管氧分压，因此，虽然通过扩张血管、增加血流量能够维持每分钟氧的传递，但由于动脉氧分压低，组织氧分压仍然出现进一步下降现象。为了能够维持正常供氧，由颈动脉体化学感受器驱动的通气反应就会增强，这种增强一方面增加了单位时间、单位面积的氧交换，提高了动脉血中的氧分压；另一方面，由于过度换气导致二氧化碳分压降低，而使氧分压相应升高，使毛细血管动脉端氧驱动力增加，组织中的氧分压提高，从而获得一定的氧弥补。轻度、持续的低氧可促使机体包括脑组织获得一种能够完全适应（习服）于低氧的能力，这种反应在中枢神经系统的表现为葡萄糖代谢增加，氧化反应降低，毛细血管密度增加，氧从红细胞到线粒体之间传递距离缩短，而且氧传递速度增快，氧利用率提高，从而逆转组织内的低氧状态并恢复至正常氧环境。因此，脑血管系统不是固定不变的，而是一直处于动态变化中，根据内外环境进行适当调整，有利于对神经细胞的保护。如果这种适应机制不能建立，就可能由于代谢障碍和神经病变而发生相应的疾病[1,2]。

第一节 高原气候和地理特点

高原（plateau）至今没有一个确切的定义，各观点间主要的分歧在于对海拔高度的确立。欧洲各国将高原最低海拔高度定在 400 米，我国将其定在 500 米。有学者认为高原是指海拔高度在 500 米以上、地势相对平坦或者有一定起伏的广阔地区[3]。我国是一个多山、多高原的国家，高原面积占国土总面积 60% 以上，同时我国也是高原总面积最大的国家，分布着青藏高原、云贵高原、内蒙古高原、黄土高原以及帕米尔高原，其中青藏高原由于所占面积最大，平均海拔最高，素有"世界屋脊"之称。

青藏高原地理特点：总体地势呈"西高东低"分布，平均海拔 4000 米以上，世界上海拔超过 8000 米的 14 座高峰大多分布在这片区域，常年积雪，周边湖泊密布，河流交错，植被脆弱。

由于高原所具有的特殊地理和气候特点，因此形成对人体不利的四大主要因素：低压低氧、低温、干燥和强紫外线。

（1）低压低氧：大气压强会随着海拔高度的上升而降低，使空气变得极其稀薄，氧分压也随之降低，单位空气体积中的氧含量明显减少，形成低压低氧的环境。如：海平面大气压为 760 mmHg 时，氧分压为 760（mmHg）×21%=159.60 mmHg，8848 米的珠穆朗玛峰峰顶的大气压仅为 236.1 mmHg，氧分压为 236.1（mmHg）×21%=49.58 mmHg，故其峰顶氧含量仅为海平面的 30% 左右。

（2）低温：高原地区由于风力强，失温快，造成气温低、早晚温差大的特点。气温随高度和纬度的升高而降低。据推算，海拔高度每上升 100 米，年均气温降低 0.57℃；纬度每升高 1°，年均气温降低 0.63℃。青藏高原冬季长、夏季短，高原腹地年平均气温不足 10℃。

（3）干燥：青藏高原由于海拔高、温度低，动植物的生长环境极其恶劣，其生长周期短，生长速度慢，多以灌木和草甸为主，极易遭到破坏；降雨量少，年降雨量不足 400 毫米（青藏高原南麓降水量较大，而西北部降水量小），加之高原地区风力强，空气对流速度快，水分丢失也快。诸多因素导致高原地区沙化比较突出，形成干燥的环境特点。近十几年来，在全球温室效应作用下，青藏高原冰川退缩十分严重，沙化范围有扩大趋势。

（4）强紫外线：高原地区空气稀薄，尘埃和水分含量低，使大气透明度高于平原，对宇宙射线，特别是对太阳紫外线辐射的反射率显著下降，从而形成高原地区日照时间长、辐射强的特点，其强度随着海拔的升高而增加。长期暴露于强紫外线下，很容易导致裸露的机体如皮肤、眼等组织器官的损伤，甚至对皮肤下组织器官也会造成一定的损伤，促使高原病的发生。

在以上四大不利因素之中，尤以低压低氧最难以克服，对机体的影响也最为复杂和严重。机体短期暴露于低压低氧或常压低氧环境中就会出现生理学整体水平、组织细胞学水平及分子生物学水平上的改变，长期暴露于低氧环境还会出现组织结构和基因突变等现象。这种因对氧供不应求（低氧）而出现机体生理和心理上的反应称为低氧应激（hypoxic stress），这种反应会导致神经组织的过度兴奋（包括神经元和神经节细胞的去极化、神经元间隙谷氨酸盐浓度的增加和 N- 甲基 -D- 天冬氨酸受体过表达等），线粒体功能障碍（产生大量的氧自由基），高碳酸血症和（或）呼吸性碱中毒，血脑屏障损伤，炎性介质大量生成，从而影响脑组织各种功能的发挥，包括认知等高级功能。低氧也可能会出现相反的结果，如突触骤停（synaptic arrest）及突触信号传递减弱等所带来的神经功能异常。因此，低压低氧是高原地区人类生存和当地经济发展所面临的最大障碍，也是亟待解决的世界难题。

第二节 低氧对脑血流及其结构的影响

脑循环是机体整体循环中最重要的组成部分，其血流量占全部心输出量的13%～15%。充足的脑血流量是脑组织能够正常活动的重要保证，但其灌注量也严格受到脑容积以及颅腔容积的限制。脑循环对缺氧的反应十分敏感，当动脉血氧分压（PaO_2）低于50～60 mmHg或静脉血氧分压低于28～35 mmHg时，脑血管扩张，血流量增多，这对增加供氧、改善大脑的功能状态具有十分重要的意义。因此，相对于其他部位的循环，脑循环具有其独特的特点和调节方式。颅腔和脊椎基本上由骨性组织构成，其弹性、顺应性及缓冲能力均差，其容量也是基本固定不变的。因此，颅腔和脊椎内的脑血管解剖学、血管分布部位和脑循环动力学均要比胸腔内心血管系统复杂许多。脑血流灌注量的调控与颅腔容量之间存在密切关联，故其灌注量的调控十分精细，其中脑动脉血管床、大静脉和脑脊液产生和重吸收平衡组成了对脑灌注量调控的主要环节，一旦失衡，很容易发生脑组织损伤。脑血管与脑组织之间存在特殊的结构，称为血脑屏障（blood brain barrier，BBB），这种结构可以阻止血液循环中一些有毒物质、代谢产物进入脑组织，确保脑组织内环境的稳定，对维持中枢神经系统正常生理功能具有重要的生物学意义。无论脑血流量或BBB均受外界因素的影响，其中低氧是最重要的影响因素之一。

一、低氧对脑血流量的影响

（一）脑血流量的特点

根据泊肃叶定律：

$$Q = \frac{1}{8\eta L} \pi r^4 \Delta p$$

Q：血流量；η：黏滞系数；r：血管半径；L：血管长度；Δp：血管两端的压力差；π：3.14

由于血管阻力 $R = 8\eta L/\pi r^4$，泊肃叶公式可简化为 $Q = \Delta p/R$。因此，脑血流量可通过脑灌注压和脑血管阻力的倒数计算，其中脑灌注压等于脑大动脉环（Willis's circle）血压和颅内压之差，血管阻力主要由脑小动脉和毛细血管床产生，而脑内大动脉和静脉仅作为血液流动的通路，其产生的阻力可忽略不计。由于低氧能够显著影响阻力血管，因此低氧可显著改变脑血流量。整体水平上，脑血流量除受脑灌注压和血管阻力调节之外，还受脑动脉血氧分压、脑代谢水平、酸碱度、激素和自主神经活动等因素的调节。细胞水平上，脑血管平滑肌细胞在调节脑血流量方面扮演着十分重要的角色，维持脑血管一定的张力是确保脑血流量稳定的首要条件之一，而这种张力往往对神经递质、激素、代谢产物以及其他化学和物理等因素的刺激十分敏感（表1-1）。脑血管平滑肌细胞对脑血流量的调节其实就是血管舒张因子和血管收缩因子之间的力量竞争。如果舒张因子占优势，脑血管将扩张，血流量增大，脑灌注压上升；反之，收缩因子占优势，则血流量减少，脑灌注压下降。目前研究比较多的参与脑血管收缩和舒张反应的一些内源性物质有：

血管舒张因子：一氧化氮（nitric oxide，NO）、前列腺素（prostaglandin，PG）、C型钠尿肽（C-natriuretic peptide）、腺苷（adenosine，A）、一氧化碳（carbon monoxide，CO）、硫化氢（sulfuretted hydrogen，

表1-1 影响脑血管活动的主要因素

	血管舒张因素	血管收缩因素
神经支配	副交感神经：乙酰胆碱	交感神经：去甲肾上腺素
物理因素	楔压：血液流速增快，血液黏滞度增大，血管管腔变狭窄	机械牵拉：血压或血容量增大
循环因素	氧分压下降，二氧化碳分压升高，pH降低，腺苷，肾上腺素（β受体结合）	氧分压升高、二氧化碳分压降低、pH升高、血管紧张素Ⅱ、肾上腺素（α受体结合）
细胞因素	PG、NO、CO、H_2S 等	超氧化物、ET-1、5-HT 等

H₂S）等。

血管收缩因子：内皮素 -1（endothelin-1，ET-1）、血管紧张素Ⅱ（angiotensin Ⅱ，AGT Ⅱ）、5- 羟色胺（5-hydroxytryptamine，5-HT）等。

上述内源性物质又通过第二信使对脑血管进行调节。

内源性物质通过第二信使改变平滑肌细胞内的 Ca^{2+} 浓度和 K^+ 通道激活 / 超极化途径，引起平滑肌细胞的收缩和舒张反应（图 1-1）。平滑肌细胞 Ca^{2+} 根据其来源分外源性和内源性。外源性 Ca^{2+} 进入细胞的途径主要分成三大类：电压门控钙通道（voltage-gated calcium channel）、受体操控钙通道（receptor-operated calcium channel，ROCC）和钙库操控通道（store-operated calcium channel，SOCC）。内源性 Ca^{2+} 主要来自肌质网的钙池，肌质网上存在三磷酸肌醇（inositol triphosphate，IP3）敏感的钙通道和雷诺丁受体（ryanodine receptor，RYR）敏感的钙通道，这两种类型的通道被激活后均能使肌质网内的 Ca^{2+} 释放入胞质，两类通道又可相互激活促进 Ca^{2+} 释放，

使效应增强，平滑肌细胞出现收缩。

（1）IP3 敏感性钙通道：当外来信号如去甲肾上腺素、乙酰胆碱、组胺、内皮素、血管紧张素等与细胞膜上的 G 蛋白结合，使其活化，后者又激活磷脂酶 C（phospholipase C，PLC），PLC 作用于定位于膜内侧的 4,5 二磷酸磷脂酰肌醇（phosphatidyliositol 4,5-biphosphate，PIP2），使后者水解为 IP3 和甘油二脂（diacylglycel，DG）。IP3 具有水溶性特点，从细胞质膜进入胞质后与位于肌质网膜上的 IP3 受体结合，激活该受体使钙通道开放，Ca^{2+} 内流引起胞质内水平升高，进而引起细胞的兴奋（收缩）。当 Ca^{2+} 达到一定的水平，又反过来抑制电压门控钙通道，防止 Ca^{2+} 进一步内流，同时激活钾离子通道，使 K^+ 内流增加，抑制 IP3 与其受体结合。另外，细胞膜和内质网膜上的钙泵也会将胞质内的 Ca^{2+} 泵出细胞外和回收入肌质网，从而降低胞质内的 Ca^{2+} 浓度，使平滑肌开始舒张。

（2）RYR 敏感的钙通道：分 RYR Ⅰ、RYR Ⅱ、RYR Ⅲ 三个亚型，其中 RYR Ⅰ 主要表达于骨骼

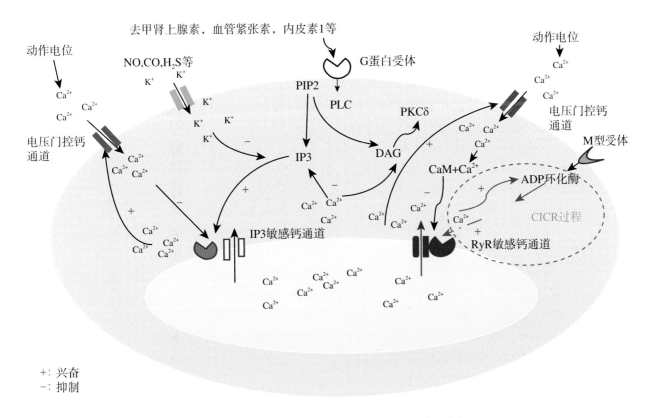

图 1-1 钙、钾离子对血管平滑肌细胞收缩和舒张作用

PIP2：4,5- 二磷酸磷脂酰肌醇；PLC：磷脂酶 C；cDAPR：环腺苷核酸核糖体；CICR：钙触发钙释放

肌，RYR Ⅲ 在许多组织中均有表达，而 RYR Ⅱ 主要表达于心肌和脑组织中。RYR 敏感的钙通道具有双相调节作用，胞质内低浓度 Ca^{2+} 可以使其开放，高浓度 Ca^{2+} 可使其关闭。肌质网上的 RYR 敏感的钙通道不仅与邻近的 IP3 敏感的钙通道有交互作用，也与邻近其他 RYR 敏感的钙通道存在交互作用，如果相邻的一簇 RYR 通道自发释放 Ca^{2+}，并介导一系列钙信号传递，称为钙火花（calcium sparks）效应，这种效应以往认为只在心肌细胞中出现，现在发现在骨骼肌和平滑肌细胞中也存在。钙火花其实就是单个钙通道释放的 Ca^{2+} 量（钙微粒）在空间上总和的结果，又称为基本钙火花，如果此时有 IP3 敏感的钙通道参与，可进一步增强 Ca^{2+} 释放量，形成集合性钙火花。RYR 敏感的钙通道与电压门控钙通道和钾离子通道形成相互作用，首先，少量 Ca^{2+} 从细胞外进入胞质，诱导 RYR 敏感的钙通道产生钙火花效应，引起胞质内 Ca^{2+} 的增加，导致膜的去极化，引起平滑肌细胞收缩，当 Ca^{2+} 增加到一定浓度后，可抑制 RYR 敏感的钙通道，使 Ca^{2+} 释放减少，钙泵将多余的 Ca^{2+} 泵回肌质网，在 Ca^{2+} 浓度增加的同时可激活胞膜上的钙依赖钾通道，产生瞬时外向钾电流，引起细胞膜的超极化，使平滑肌细胞舒张。RYR 敏感的钙通道介导的钙诱导钙释放（calcium induced calcium release，CICR）是指细胞外 Ca^{2+} 进入胞质，诱导肌质网上的 RYR 敏感的钙通道开放，使肌质网内的 Ca^{2+} 大量释放进入胞质内，引起平滑肌细胞的收缩过程。

无论如何，脑血流量受血管阻力的影响，其中血管平滑肌收缩与舒张又影响血管阻力，低氧下由于血液重新分布的差异，脑血管平滑肌细胞中的钙信号会呈现其特有的变化和机制。

（二）脑血流量的调节

血流量和氧含量是脑组织供氧的关键。全脑重量仅占全身重量的 2%，但对氧的消耗量占全身氧耗量的 20% 左右。因此，脑组织对氧的依赖程度是全身各组织器官中最高的，同时对动脉血氧浓度的下降也最为敏感，脑组织缺氧 5 分钟就会出现脑细胞坏死，缺氧 10 分钟就会出现不可逆的死亡。当机体出现缺氧等病理生理过程时，仍会通过血液重新分配等保护机制，保障脑组织的正常供血。正因为如此，在死亡诊断中，脑死亡被

作为最终死亡诊断的依据。一般而言，当急性暴露于海拔 7000 米、氧分压约 308 mmHg，而氧浓度仅为平原 37% 左右的环境中，理论上如此低的氧浓度会使意识在几分钟内丧失，但事实上，这并不会引起意识的丧失，即便是在氧浓度更低的环境依然如此，这是由于脑血流量的改变，即低氧会使脑灌注量增加，促进脑血液循环，改善脑缺氧状态，这是机体对外界环境改变而产生的代偿性保护反应。通常这种变化最易发生于暴露低氧的第 1 ～ 3 天，在此期间，脑灌注量可达到较高峰值，因此是机体能否发生脑损伤的关键期，也是平原人能否习服于高原的评估期。如果 3 天后高原反应症状呈现减轻趋势，表明机体具有较好的习服能力；如果出现越来越重的趋势，则表明机体出现失习服，脑组织细胞出现损伤。

（三）高原脑血液灌注量的变化

维持足够的脑血液灌注量，才能保证脑细胞发挥正常功能。脑灌注量受到许多因素的影响，低氧是其中之一。由于进入高原后受到海拔高度、进驻时间等不同影响，脑灌注量会出现相应的变化，其总的变化呈现先高后低的趋势。对于短暂（1 周内）进入高原的平原者而言，进入高原 2 ～ 3 天内脑血液灌注量达到峰值，返回平原 1 周后恢复到平原水平；对于长期进驻高原的平原人而言，仍然于 2 ～ 3 天达到峰值，4 天以后逐渐下降，并在 3 ～ 4 周时间内下降至高原世居者的水平。当人进入 3810 米地区 6 ～ 12 小时内，脑血流量比在平原水平增加了 24%；3 ～ 5 天内，增加的量只是平原水平的 13%，呈现出先高后低的变化趋势[4]。海拔高度对脑血液灌注量的影响更加明显，其变化趋势是随海拔高度的升高而增加。当人从 150 米海拔进入 3475 米的海拔时，脑血流量比在平原水平增加 24%；从 3200 米进入 5000 米左右海拔时，脑血流量增加 53%[5]。随着机体对低氧环境的习服，血氧分压升高和二氧化碳分压的下降，脑血流量也将呈现逐渐下降的趋势。有人研究发现喜马拉雅山地区世居者脑血流量轻度增高，甚至高于南美安第斯高原世居者[6]。

（四）高原脑血流量的调节

不同于胸腔的可变性，颅腔容积相对固定不变，其血液循环由脑动脉、脑大静脉构成的大循

环，以及脑脊液产生、吸收的小循环共同构成，从而使脑血流量的调节要比肺血流量的调节相对复杂而且精细。引起脑血流量发生较大变化的因素，离不开一些反射机制，比如呼吸调节反射、心血管调节反射等。目前，低氧下能够影响脑血流量的反射机制有：①低氧通气反应；②高二氧化碳通气反应；③低氧脑血管扩张反应；④低二氧化碳脑血管收缩反应。除以上四种反射之外，还有其他一些因素也会影响脑血流量，比如血管生成（血管密度）、血细胞生成（黏滞度），以及一些细胞因子如低氧诱导因子、血管内皮生长因子、内皮素、一氧化氮、腺苷等（表 1-2）。

表1-2 高原环境下影响脑血流量的因素

增加脑血流量的因素	降低脑血流量的因素
低氧通气适应下降（即 PaO_2/ $PaCO_2$ 比值下降）	低氧通气适应升高（即 PaO_2/ $PaCO_2$ 比值升高）
脑血流量对 PaO_2 的反应性增强	脑血流量对 PaO_2 的反应性钝化
脑血流量对低水平 $PaCO_2$ 的反应性减弱	脑血流量对低水平 $PaCO_2$ 的反应性增强
脑毛细血管密度和脑血容量增加	血细胞比容升高，血液黏滞度增大
动脉压升高或脑血管自主调节丧失	脑血管自主调节紊乱
肾上腺素（β受体）、腺苷、血管紧张素 II（AGT2 受体）等释放增加	肾上腺素（α受体）、去甲肾上腺素、血管紧张素 II（AGT1 受体）等释放增加
PGE、NO、CO、H_2S 等细胞因子增加	超氧化物、ET-1、5-HT 等细胞因子增加

在高原能够引起脑血流量在一定范围内改变的最主要因素是动脉氧分压的下降，还有二氧化碳分压、脑血管自主调节、神经体液调节等。

1. **脑动脉氧分压（PaO_2）** 正常情况下，在对脑血流量的调节因素中，PaO_2 仅起次要作用，主要因素是 $PaCO_2$。只有当氧分压低至 45 mmHg 以下，才会使脑血管出现扩张。另外，低氧本身就是一种血管扩张剂，当 $PaCO_2$ 不变，仅仅给予严重的低氧，就会使脑血流量出现相应的增加。通常，低氧引起的这种血管舒张反应会因为过度通气而呈现脑血管的收缩反应，看似完全矛盾的两种脑血管反应，其实是低氧过程中不同阶段的变

化，是由 $PaCO_2$ 发生改变所致。原因是低氧可使外周化学感受器（颈动脉体）活动增强，反射性引起通气反应增大，过度通气反而使 $PaCO_2$ 下降，引起血管收缩。另外，脑各个部位对 PaO_2 下降的敏感性是不同的，血流量分布也是不均匀的，脑组织急性暴露于低氧（$PaCO_2$ 不变）后，脑干区血流量远远大于脑皮质区。因此，当人进入高原地区而 $PaCO_2$ 又不变的情况下，PaO_2 在调节脑血流量方面发挥着十分重要的作用。

2. **脑动脉二氧化碳分压（$PaCO_2$）** $PaCO_2$ 在维持脑组织酸碱平衡和内环境稳态以及调控呼吸中枢活动等方面具有至关重要的作用，脑血流量的变化是其调节的关键环节，因此血流量对 $PaCO_2$ 的反应十分敏感。反过来，$PaCO_2$ 对血流量的调节也是极其精细的过程，特别是对小血管（脑阻力性血管）血流量的调节，具体调节部位主要分布于脑细小动脉和毛细血管前括约肌。由于小血管对 $PaCO_2$ 增加的反应最敏感，$PaCO_2$ 升高及其伴随的 pH 下降能够使血管直径发生快速的改变，使全脑所有血管平滑肌细胞呈现舒张状态而降低血管阻力，增加血流量。相比而言，$PaCO_2$ 下降可引起脑血管的收缩反应。$PaCO_2$ 对脑血管的作用机制并未完全阐明，但 $PaCO_2$ 增加引起的 pH 变化能够激活平滑肌细胞上的 K^+ 通道，使其开放，大量的 K^+ 内流可能扮演着重要的角色，因为 K^+ 通道广泛分布于血管内皮细胞和平滑肌细胞上，维持着血管的张力，保证血液在血管内呈现一定的流速。因此，$PaCO_2$ 对脑血流量的调节作用比 PaO_2 还显著。另外，被 CO_2/pH 诱导的一些血管活性物质如 NO 和前列腺素等，可调节脑血管进一步扩张。因此这也是 $PaCO_2$ 升高调节脑血流量变化的最主要因素之一。当然，大多数平原人进入高原遵循脑血流量先增高后降低的趋势，但也与个体差异相关，与高原习服者或世居者相比，失习服者脑血流量对 $PaCO_2$ 的反应呈现相反的结果，即脑血流量随 $PaCO_2$ 下降而增加，随 $PaCO_2$ 升高而减少。

3. **脑血管自主调节** 大脑血流量自主调节机制虽然不十分清楚，但肯定的是有一些心肌源性、神经源性以及代谢产物等因素参与了该过程，由于这些因素对低氧十分敏感，使得低氧下脑自主调节变得更加复杂。脑自主调节机制可发挥对脑细小动脉直径的精细调节（换言之，就是对脑血管阻力的调节），以满足脑组织代谢对其血流量水平

的需求。脑自主调节分为静态脑自主调节（static cerebral autoregulation，sCA）和动态脑自主调节（dynamic cerebral autoregulation，dCA）两种：sCA主要针对静态下脑灌注量稳定不变和逐渐或进行性出现变化的状态进行调节的过程，主要评估脑部的整体调节能力；dCA针对脑灌注量变化起伏大而快速的状态进行调节的过程，主要评估某一时间段的调节能力。相比于sCA，dCA的机制更加复杂，其中神经源性因素发挥着更重要的作用。通常情况下，脑自主调节的动脉血压范围在70～180 mmHg，虽然平原人进入高原后血流量会出现增加现象，但如果其动脉血压仍在正常范围内，脑血管仍可通过自主调节改变脑血管阻力，维持血流量在正常范围。然而，有研究[7]表明，生活在4000米以上的新移民和久居者，其自主调节会受到不同程度的损害，患有高原病者自主调节损害尤为严重。如果自主调节受损，就会导致灌注压过度增大，机械性损害血管壁，破坏血脑屏障，引起血管性水肿，继而加重细胞毒性水肿。但有报道[8]认为，脑血流量增加或减少与血管自身张力有关，换言之，血管张力是基于脑血流量减少或增多而趋向于收缩或舒张反应。

虽然影响血管张力的因素很多，如血压、神经递质、血管内皮活性物质、代谢产物等等，但导致血管张力的个体差异仍然是一个不可忽略的重要原因。脑血管平滑肌细胞在低氧下的反应与其细胞内的离子变化是分不开的，有报道[9]认为，将平滑肌细胞在中、重度低氧环境下培养，低氧早期Ca^{2+}浓度有轻度升高，4小时以后其胞质内Ca^{2+}浓度不同程度下降，而这种Ca^{2+}浓度下降的现象，可被一氧化氮合酶抑制剂L-NNA和GC所阻断，提示低氧下平滑肌细胞胞质内的Ca^{2+}减少与NO水平升高有关。NO一方面通过减少Ca^{2+}从电压门控钙通道进入胞质，防止CICR产生；另一方面通过提高胞质内的cGMP水平而降低细胞内的Ca^{2+}浓度，从而使脑平滑肌细胞在低氧环境下呈现舒张状态，使血流量增大。也有研究[10]发现，高原世居藏族人循环血液中的NO代谢产物氮氧化物（NOX）水平高于平原人，而移居高原的平原人其循环血液中的NOX反而高于高原世居藏族人，加之两组人群间的eNOS并没有差异，而高原世居藏族人群中与NO合成相关的基因gch1突变可能与循环血液中的NO水平有关。从生理学

特征看，这种结果与Hb在久居高原汉族人和世居藏族人中的变化特点是一致的，即久居高原汉族人Hb水平高于世居藏族人，这提示藏族人循环血液中NOX水平可能是使机体生理水平更适应高原低氧环境的一种结果，而久居高原汉族人NOX水平高于世居藏族人却是机体习服于高原低氧环境的一种代偿过程，会随着暴露低氧时间的延长（NO合成相关基因的发生突变）逐渐降低，并接近高原世居藏族水平，这就是为什么久居高原的平原人虽然脑血流量增大，但神经性症状仍然比世居藏族人显著的可能原因之一。另外，有研究[11]认为，低氧可以使脑脊液中的气体分子CO水平增高，阻断CO的生成，使低氧引起的血管舒张效应减弱，这可能与CO使钙依赖的K^+通道开放，K^+内流，引起血管平滑肌的舒张相关。

4．交感神经活动对脑血流量的影响　虽然脑循环系统中分布着丰富的交感神经纤维，但交感神经对脑血流量的调节仍然有争论。早期观点认为，交感神经活性的增加对脑血管和血流量的调节是有限的，特别是在静息状态下。这可能与一些更强的调节因素存在有关，比如，自主调节、脑血管CO_2活性以及心输出量等。近期对颈部神经节交感神经活性的研究发现，交感神经直接作用于脑血管的功能会随着急性高血压的发生而增加，但这种现象并未发生在低血压产生的过程中，表明交感神经具有保护脑微循环的作用，而非维持体循环压的调节因子。另外，交感神经也参与了脑自主调节的过程，它可以提高脑血流量对$PaCO_2$的敏感性。虽然常氧下交感神经对脑血管发挥着次要的作用，但是低氧环境下，交感神经活性的增加对脑血管及其血流量发挥着直接和间接（心输出量增加，血液重分布）的作用。

5．脑代谢量对脑血流量的影响　人的大脑重量仅占体重的2%，其耗氧量可达到50 ml/min，而体重70 kg的人其总耗氧量在250 ml/min左右。因此，静息状态下人脑耗氧量占人体总耗氧量超过了20%。因此，正常静息状态下，脑循环灌注压可达到80～100 mmHg（10.6～13.3 kPa），脑血流量可达到750 ml/min，相当于心输出量的15%，糖消耗占全身的25%。由于脑组织几乎不能储存能量，这就需要一定的脑血流量来维持脑的代谢水平，但由于颅内容积的不可变性，使脑灌注量增大就会引起颅内压升高，从而引发不利

后果，因此代谢水平可精确而快速地调节脑血流量，以满足脑组织功能需求。而且在同一时间内，脑各部分血流量是不同的，与其部分脑组织的氧代谢水平有关。如果氧代谢加强，血流量就会增加，比如低氧环境，就可以增加大脑循环灌注量，以满足氧代谢水平的提高。以乳酸穿梭机制[12]说明代谢对血流量的影响，由于星形胶质细胞和毛细血管之间连接十分紧密，将近90%的动脉血管表面被前者终足覆盖，使得前者成为营养其他细胞最理想的支持细胞，同时也成为调控脑细胞能量代谢最理想的细胞。当机体暴露于低氧环境下，血液中大量葡萄糖在其转运子帮助下通过血脑屏障进入星形胶质细胞，经过糖酵解生成乳酸，乳酸在一氧化碳合酶转运子作用下穿梭进入神经元，在神经元内，乳酸在乳酸脱氢酶作用下转化成丙酮酸，后者参与线粒体能量代谢，生成ATP，一方面促进谷氨酸神经递质释放，另一方面为一些离子泵提供能量。当神经元去极化时，谷氨酸从突触前膜被释放入突触间隙，激活突触后膜上的谷氨酸类神经递质发挥作用，其中大多数释放入突触间隙的谷氨酸又被星形胶质细胞通过其特殊的转运子如EAAT、GLT1、GLAST等摄取，同时摄取3个Na^+，细胞内增加的Na^+可被钠 - 钾泵泵出，消耗一定量的ATP，增加了能量代谢水平，使乳酸转化成丙酮酸速度加快，糖酵解水平增强，反射性引起血流量的增加，以供给更多的葡萄糖。

6. 体循环压对脑血流量的影响 大量研究证实，当机体暴露于急性低氧情况下，脑血流量会显著增加，同时伴随着心输出量增加、心率增快以及血压轻度升高，这就提示体循环压和脑血流量之间存在一定的关联，即在一定范围内，脑血流量会随着体循环压的升高而增加。由于颅腔容积有限，脑血流量改变与体循环压之间并非是线性相关，如果体循环压保持在70～180 mmHg之间，脑血管会通过自主调节保持正常范围内的脑血流量波动，防止脑水肿发生和神经细胞的损伤。如果自主调节能力丧失，就会出现脑高灌注现象，即使体循环压升高并不明显，脑血流量也会显著增大。低氧下体循环压的升高会使进入脑的灌注量增加，但脑血管通过自身调节包括血管扩张、血流量增大，一方面使其脑血管压力维持在正常范围，另一方面促进组织对氧的摄取，避免神经组织低氧损伤。严重低氧有可能使脑血管自身调

节丧失，脑灌注量骤然增大，易诱发血管性水肿，加之ATP生成减少，离子泵失活，触发脑细胞毒性水肿，发生严重的神经性损伤并危及生命。由于心血管系统与神经系统之间存在结构差异，神经递质不同，神经受体表达量及种类不同，激素作用靶点不同，代谢水平不同，自身调节能力不同，结合机体对暴露低氧时间长短、强度以及个体差异等，因此低氧对脑血流量的影响是非常复杂的。

7. 暴露低氧时间对脑血流量的影响 根据暴露低氧时间长短分为急性低氧和慢性低氧两种，然而机体能够完全习服于高原需要数周时间。机体到达高原的初期，脑血流量显著增大，随后出现逐渐下降的趋势，其过程分为两个阶段，最初血流量增大是由于PaO_2下降，$PaCO_2$上升，引起脑血流量增大，继而随着呼吸频率增快，通气量增大，使得PaO_2升高（诱导血流量增大的阈值＞45 mmHg），呼出的CO_2增多，脑血管收缩，脑血流量减少，其为第一阶段；第二阶段是由于长期低氧引起红细胞数增多，血细胞比容升高，血液黏滞度增加，导致脑血流量的进一步减少，如果红细胞数不至于过度增生，血液黏滞度虽有所提高，但机体仍会通过反射性扩张血管的方式维持正常的脑血流量或略高于平原水平。随机体暴露于低氧环境时间的延长，其脑血流量呈现先增高后降低的变化趋势，但这种变化也会根据个体差异而有所不同。

（五）低氧对脑血管的直接影响

轻中度低氧时机体可以通过一系列生理生化途径，增加血流量，加速氧传递和氧利用能力，获得习服低氧环境的能力，防止脑细胞的死亡。如果低氧严重或机体对低氧过度反应，就可能会通过血管壁破坏，血管活性物质过度增加，导致血管连续性破坏，钠 - 钾泵失活等引起血管性和脑细胞毒性水肿，继而启动细胞的凋亡或坏死[13]。

二、低氧对血脑屏障结构及功能的影响

维持CNS稳态最关键的结构就是血脑屏障（blood-brain barrier，BBB）。血脑屏障由大量的神经元、星形胶质细胞、周细胞、小神经胶质细胞和血管内皮细胞组成，又称之为神经 - 血管单

位。作为血管与脑实质之间具有选择性的生理屏障，血脑屏障控制着物质被动或主动从循环血液进入脑实质的过程，以保证神经细胞正常的功能活动。不同于其他脏器毛细血管中的内皮细胞，脑微血管内皮细胞之间存在复杂的紧密连接结构及丰富的连接蛋白表达，这种结构严格限制了细胞的旁转运，要求物质从血管进入中枢神经组织主要通过跨细胞转运，由于在靠血管腔内皮细胞膜上存在许多种物质转运蛋白，使得跨细胞转运具有高度选择性。而包裹于内皮细胞周边的周细胞、星形胶质细胞等除了可在结构上加固血脑屏障的完整性之外，也传递生物信号给内皮细胞，使内皮细胞及其膜转运蛋白、紧密连接蛋白等在功能上协同变化，维持血脑屏障的完整性。一旦血脑屏障的屏障效应受到损伤，就会引起神经元结构和功能障碍，导致神经性疾病发生。根据构成血脑屏障细胞成分的不同，低氧对血脑屏障生理功能特点的影响显得更加复杂。

（一）血脑屏障的构成及其细胞特异性功能

血脑屏障由微血管内皮细胞、星形胶质细胞终足（胶质膜）、周细胞共同组成（图 1-2）。基底膜是血脑屏障的基本构成部分，紧紧围绕毛细血管。脑微血管内皮细胞直接与周细胞相接，两者形成嵌合连接（peg-and-socket junctions）关系。两层细胞外基质将血管内皮细胞与脑实质分开，内层由血管基底膜构成，与周细胞相接触；外层由神经胶质细胞脚板形成的胶质界膜构成，直接形成了血管与脑实质之间的一个界面，成为脑代谢和功能正常发挥的关键部位。

血脑屏障具有不渗透性或低水平旁路转运的特点，细胞与细胞之间存在紧密连接结构，这种

结构比较复杂而精细，一方面形成非对称性"拉链"结构，将顶侧和基底侧细胞膜分开；另一方面形成"栅栏"结构，限制细胞旁通透性[14,15]，保证中枢神经系统的稳态。与该结构紧密相关的紧密连接蛋白主要有：封闭蛋白（occludins）、闭合蛋白（claudins）、缝隙连接黏附分子（junctional adhesion molecules）和衔接这些分子的闭锁小带蛋白（zonula occludens，ZO）等。紧密连接是一种高动态性结构，会随着亚细胞的重新分布、连接蛋白表达水平不同而发生改变，从而影响连接蛋白间的交互作用。除循环物质之外，细胞间交互作用和局部细胞因子释放也会显著影响紧密连接蛋白的表达，使其屏障作用更加完善。脑微血管内皮细胞自身并不会诱导这些连接蛋白的高表达，而是由血管周边的星形胶质细胞和周细胞所诱导。星形胶质细胞是脑组织中最丰富的细胞，其细长的终足结构可延长并包裹整个血管网表面，形成非常紧密的结构关系，有利于与血管内皮细胞进行信息传递，诱导连接蛋白表达，从而在调节血脑屏障完整性方面发挥至关重要的作用。周细胞与微血管内皮细胞接触最紧密，除在星形胶质细胞和血管内皮细胞之间传递信息之外，相当于在血管内皮细胞之外又加固的一条"屏障"，使得血脑屏障作用更加完善。近来研究揭示，周细胞主要在神经细胞发育和成熟中发挥对血脑屏障结构和功能稳定性的调节。血脑屏障的完整性与血管周围细胞的功能能否正常发挥有着直接关系，血管周围细胞的特性一旦发生改变，血脑屏障的完整性就会受到严重破坏，使渗透性增加，内外环境发生失衡，导致疾病的发生发展[16]。

1. 血脑屏障中的星形胶质细胞 与神经元和其他胶质细胞相似，星形胶质细胞也是由神经外胚层发育而来，星形胶质细胞有 11 种类型，其中 8 种与血管有联系。星形胶质细胞通过供给神经元能量和神经传递底物、回收神经递质等作用参与对神经元功能的调控，维持脑稳态，此外还承担着连接神经元和脑血管的作用。星形胶质细胞对血脑屏障的调节主要是通过对内皮细胞紧密连接的数量、长度和复杂度以及相关蛋白如闭合蛋白、紧密连接蛋白的表达量、结合蛋白重分配等的调控来完成。另外，星形胶质细胞可调节内皮细胞转运蛋白如 P 糖蛋白和血脑屏障特异酶系统 γ 谷氨酰转肽酶表达和局部极化，发挥调节内皮细胞

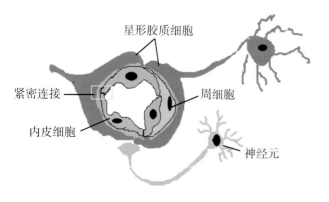

图 1-2 血脑屏障细胞组成成分及结构

功能的作用。星形胶质细胞可分泌大量物质，包括多肽类、生长因子和调节屏障功能的几种趋化因子，如碱性成纤维细胞生长因子（bFGF）、转化生长因子 β_1（TGF-β_1）、胶质细胞源性神经营养因子等。有研究证实，bFGF 具有屏障紧致效应，可降低屏障的渗透性，同时增加 γ 谷氨酰转肽酶和碱性磷酸酶活性。当敲除 *bfgf* 基因，可增加血脑屏障对白蛋白的通透性，降低 ZO-1、claudins 蛋白水平，同时降低星形胶质细胞的分化。星形胶质细胞分泌的 TGF-β_1 对血脑屏障的作用仍然存在争议，一些研究报道，TGF-β_1 能够降低血脑屏障通透性和增加 ZO 蛋白的表达；另一些研究却得出相反的结果。这种截然不同的结果可能与 TGF-β_1 高度依赖内皮细胞激活状态和组织环境有关[17]。

2．周细胞与血脑屏障 中枢神经系统中的周细胞起源并不十分清楚，可能与中胚层和神经外胚层有关。脑之所以有多样性功能归因于周细胞，后者参与了脑稳态调节、血管生成、血液流动、免疫活动和巨噬细胞活动等。周细胞对血脑屏障的调节和维护作用要比星形胶质细胞弱。发育中的周细胞主要作用是通过抑制内皮细胞增殖和迁移来维持血管的稳定。如果周细胞受到损伤，就会导致血管内径增大、血管瘤形成、内皮畸形生长、血管渗透性增大。特别是血管的完整性可因细胞膜内陷、转胞吐作用、异常紧密连接蛋白生成以及血管内皮生长因子（VEGF）、血管生成素2（ANG-2）等渗透性诱导因子表达增加而受到影响。在血脑屏障的正常维护中，周细胞数量也扮演着重要的角色，如果覆盖血管的周细胞数量减少，就会导致血脑屏障渗透性增大，内皮细胞基因表达改变和星形胶质细胞脚板极化的损失。血小板衍化生长因子（platelet derived growth factor, PDGF）对周细胞的影响显著，当敲除 *pdgf* 基因，就会使周细胞数量减少，同时降低了 ZO-1 和 claudins 蛋白的表达，其后果将导致血浆蛋白积累和神经毒素和血管毒素漏入脑实质。与星形胶质细胞一样，周细胞具有分泌能够调节血脑屏障通透性的因子的能力，如 ANG-1、TGF-β_1 和 GDNF（可增加 ZO-1、claudin-5 或 occludins 蛋白水平）[18]。

3．微血管内皮细胞、周细胞和星形胶质细胞间交互作用 微血管内皮细胞、周细胞和星形胶质细胞间相互作用仍然不十分清楚，但是三种细胞交互作用对血脑屏障的影响是十分明确的。由于血脑屏障的复杂性和在体研究的限制性，大多数通过离体研究来阐明这种关系。有研究发现，相比于双细胞共同孵育培养或单细胞培养，三种细胞共同孵育培养可增加血脑屏障的跨膜电阻抗，跨膜电阻抗的增大意味着血脑屏障完整性增强。但也有研究认为，跨膜电阻抗是下降的，这是由于周细胞存在所致。不论如何，三种细胞共同培养可增加 claudin-5 和 ZO-1 的表达，使细胞与细胞间连接更加紧密。有研究表明，许多信号通路参与了脑血管生成和血脑屏障的维护，其中 wnt7a/7b 配体和 wnt/β-catenin 途径是脑血管生成和屏障形成的主要分子驱动因素。wnt 配体结合的特异性和下游通路的激活依赖于内皮细胞中的特异性共受体，如 G 蛋白偶联受体 124（Gpr124）和含哈萨克基序的可逆性诱导半胱氨酸蛋白（RECK）。另外，脑微血管内皮细胞的一大特征就是具有由 claudin-5 和 occludin 蛋白形成的紧密连接结构，这些蛋白又通过 ZO 蛋白家族成员 ZO-1、ZO-2、ZO-3 等与细胞骨架相连。其中 claudin-5 在紧密连接形成和血脑屏障细胞旁路的屏障维持中扮演着关键角色，可受 wnt/β-catenin 通路的调节，其缺陷将导致脑水肿。然而，无论是在视网膜还是在小脑中都存在许多与血脑屏障相关的其他受体，如去甲素疾病蛋白（Ndp）配体、wnt 受体 Frizzled 4（Fzd4）、Lrp5 和共受体四分子交联蛋白（tetraspanin-12，tspan-12）等，用基因消融方法减弱这些蛋白的表达，会导致视网膜和小脑血管的血管生成缺陷和屏障破坏[19,20]。

4．基底膜 基底膜是血脑屏障中最重要的成分之一，也是容易被忽略的结构，其本身并没有防止物质扩散的作用，但它提供了一种结构支持的特性，即使某些细胞定位于特定的位置而发挥作用。因此，基底膜为细胞分化、增殖、迁移、黏附等活动以及血脑屏障功能的调节提供了一个十分重要的平台。基底膜的主要成分是结构型基质蛋白，这种蛋白由血脑屏障中某些细胞在分化时被分泌出来。基质受体也作为一个重要的调质在细胞适应于环境变化中发挥着重要的作用，血脑屏障细胞就是通过整合素、营养不良聚糖等基质受体而被固定于基质膜上。基底膜聚糖，一种内皮细胞基底膜中呈优势分布的蛋白多糖，与许多生长因子（如 VEGF、PDGF、TGF-β 等）有交互作用，它通过调节细胞信号转导来控制细胞的反应和保持血脑屏障功能和结构的正常。基底膜的某些化学成分也能够调节血脑屏障的紧密性，将微血管内皮细胞和脑源性细胞外基质一起培养，P糖蛋白出现明显增加。来源于周细胞和星形胶质细胞的细胞外基质对内皮细胞电阻抗会产生不同的效应，将微血管内皮细胞与星形胶质细胞源性基质共同培养，会产生较高阻抗；而与周细胞源性基质一起培养，则不会产生高阻抗。星形胶质细胞源性基质能够上调内皮特异性 γ 谷氨酰转肽酶的表达和活性。其他几种基底膜相关蛋白在维持血脑屏障结构和功能的正常方面也发挥着重要的作用：基底膜多糖的耗损对于脑囊泡退化是一个致命的特点，而内皮细胞基底膜中的特异性基底膜多糖耗损可导致微血管出血和内皮细胞间缝隙增加。聚集蛋白，另一种蛋白多糖，正常情况下，可在脑微血管中积累，维持血脑屏障结构的紧密性，一旦其耗损过多，将使血脑屏障的这种紧密连接结构遭到破坏，促使水通道蛋白 4（AQP4）重新分布。用一个中和抗体阻断 β_1 整合素就会改变 claudin-5 的位置，从而增加内皮细胞的通透性[21]。无论如何，基底膜参与血脑屏障调节的机制仍不清楚，需要进一步研究。

（二）低氧对血脑屏障的影响

当脑组织严重缺氧，就会使血脑屏障产生一系列的病理生理变化，如水和离子重分配、炎症反应、氧化应激、水肿、外周免疫细胞浸润、血浆蛋白漏入脑组织。另外，低氧可诱导血管结构最主要的改变就是微血管内皮细胞的增殖，这种增殖将导致新的血管形成，并进一步提高星形胶质细胞的活性和增殖能力。大量研究证实，低氧是使血脑屏障损伤的最重要的应激因子，暂时暴露于低氧时，血脑屏障将开放；暴露于 7% 低氧 6小时，血脑屏障对伊文思蓝的通透性增加；暴露于 8% 低氧 24 ~ 48 小时后，血脑屏障就会增加对荧光素钠的通透性[22]。血脑屏障开放不仅仅可感应低氧，对重新复氧也会感应。有研究发现，当给大鼠暴露于 6% 低氧 1 小时，随后复氧的实验中，血脑屏障出现两次开放，第一次出现于低氧 1小时内，第二次出现于复氧 6 ～ 24 小时之内[23]。血脑屏障通透性增大最主要是由内皮细胞间连接的紧密性下降所致。

低氧对血脑屏障造成的损伤发生在不同的分子水平，其中内皮细胞紧密连接成为低氧性血脑屏障损伤的最主要靶点。在分子水平上，低氧可调制蛋白的表达水平和闭锁蛋白、ZO-1 和 claudin-5 在亚细胞中的重新分布。重新分布的关键作用就是能够调节紧密连接的完整性，并且还能够调节丝氨酸、苏氨酸和酪氨酸残基的磷酸化作用。细胞膜内陷小窝介导的细胞内吞作用可明确其在胞质膜上的定位和与紧密连接处蛋白之间的交互作用。PKC 酶、肌球蛋白轻链激酶、RhoA 可调节紧密连接蛋白的磷酸化，并且参与低氧对血脑屏障的损伤机制。一旦脑微血管内皮细胞跨膜或胞饮活动增强，意味着低氧下血脑屏障通透性增大。低氧可使基底膜结构发生改变，甚至使其破坏，从而加重了血脑屏障的通透性。

1. 低氧诱导因子 脑组织在低氧环境中仍能够发挥正常生理功能并防止细胞坏死，提示组织已经习服于低氧。这种习服过程包括整体生理学水平、细胞学水平、分子水平及基因水平上的习服，许多细胞因子通过调控细胞生命活动，参与机体组织对低氧的习服过程，如代谢适应、细胞周期适应和基因突变型适应等等，这些习服过程有利于低氧环境下组织对氧的摄取和利用。随着低氧下细胞因子的习服性改变，其所涉及的不同信号通路参与了低氧反应，包括环磷腺苷（cAMP）信号通路、钙离子 - 钙调蛋白（Ca^{2+}-CaM）信号通路、雷帕霉素靶蛋白（mTOR）信号通路、三磷酸肌醇（IP3）介导的信号通路、低氧诱导因子（hypoxic inducible factor，HIF）介导的信号通路等。当前认为，HIF 信号通路是低氧反应最主要的调控方式，其中 HIF 蛋白是目前已被发现的、存在于机体各种组织细胞中最重要的、能够感受氧浓度变化的细胞因子，它是由感受氧浓度的 α 亚单位和结构性 β 亚单位构成的异源二聚体。常氧下，HIFα 亚单位很容易在溶酶体中被蛋白酶体降解，不能与细胞核内的 β 亚单位结合形成异源二聚体。只有当氧浓度下降时，由于脯氨酸羟化酶（proline hydroxylase，PHD）被抑制，羟化反应不能进行，HIFα 亚单位不能被降解，在胞质中的水平升高，经过磷酸化作用后转移至细胞核并与 β 亚单位结合成异源二聚体，并通过调控下游基因如 epo、vegf 等，发挥细胞代谢、细胞凋亡、自噬、血管形成、细胞增殖等低氧应激反应，以使细胞组织适应于低氧环境。因此，HIF 被认为是机体中最重要的氧感受器，参与许多生命活动，涉及肿瘤发生、低氧环境下的生命调控。由于 HIF 的发现对生命科学的促进作用，其发现者格雷格·赛门扎（Gregg L.Semenza）和发现其调控机制的彼得·拉特克利夫（Peter J.Ratcliffe）及威廉·凯林（William G.Kaelin）共同获得了 2019 年诺贝尔生理学或医学奖。

HIF 可调控上百个下游基因，被认为是细胞对低氧反应中最重要的信号通路，是细胞得以生存和适应低氧必需的细胞因子。许多 HIF 下游基因均具有神经保护作用。HIF 可调节参与糖酵解的一些蛋白的表达，如磷酸果糖激酶、烯醇酶 1、葡萄糖转运蛋白 1（GLUT1）等，以调节适应于低氧的代谢反应。另外，HIF-1 和核基因 κB（$NF\kappa B$）已经被确定为细胞和系统对低氧应激反应的关键成分，可通过调节氧依赖性靶基因转录水平参与低氧适应性反应[24]。低氧环境下，HIF-1 和 $NF\kappa B$ 在调节相关细胞通路中存在相互作用的关系。另外，HIF 也有对机体不利的一面，就是可以激活促死亡基因 bnip3、cox2 和 p53 等。

2．HIF 对血脑屏障通透性的调节 许多研究认为，HIF 在低氧环境中对血脑屏障通透性的调节具有十分关键的作用，用 HIF-1 抑制剂甲氧雌二醇和 YC-1 可降低脑水肿发生。而二甲氧乙二酰甘氨酸（DMOG）可通过诱导 HIF-1α 的水平增加脑水肿的发生。HIF-1 引起的这种效应与 VEGF 产生水平的调制有关。HIF-1 稳定直接与血脑屏障破坏有关，如果抑制了 HIF-1，就能够显著改善血脑屏障的稳定性。同样，如果抑制局部脑缺血大鼠体内 HIF-1 水平，其血脑屏障发生损坏的概率将降低，这与 VEGF 水平下降相关联[14]。HIF-1 稳定性可能是血脑屏障通透性增加的触发机，是通过对多靶点基因和信号通路激活的过程发生的。低氧下，HIF-1 和 $NF\kappa B$ 作为紧密连接蛋白的上游调节因子，可通过调节紧密蛋白来改变血脑屏障的通透性，其过程涉及 VEGF 诱导和表达，VEGF 与 ZO-1、Occuldin 蛋白再分配的变化以及肌动蛋白细胞骨架的改变呈正相关，VEGF 也可诱导下游具有调节内皮细胞紧密连接蛋白屏障功能的肌动蛋白细胞骨架的磷酸化信号通路，而其本身又受到 HIF-1 和 $NF\kappa B$ 信号通路的调节[24]。

3．低氧下星形胶质细胞和周细胞对血脑屏障的调节

（1）星形胶质细胞对血脑屏障的调节：星形胶质细胞对低氧的反应是有限的，相比于神经元，更具有抗低氧的能力，这可能与其具有较高的低氧代谢适应能力有关，因为星形胶质细胞具有能源替换和向无氧糖酵解转换的作用，从而保证了 ATP 水平的稳定。低氧下，星形胶质细胞被激活，分泌大量的神经毒性因子和神经保护因子。各种蛋白质参与调制提示血脑屏障具有极其复杂的调节状态。研究发现[25]，有超过 1100 个低氧反应基因参与了星形胶质细胞的功能，其中上调基因数量是下调基因的 5 倍。值得注意的是，许多上调基因基本上是糖酵解酶和血管生成分子。如果将星形胶质细胞和微血管内皮细胞共同培养，就会出现彼此上调，保存抗氧化酶活性，降低自由基诱导的微血管内皮细胞损伤，保证低氧下脑屏障功能的正常发挥，这种效果要比单纯培养血管内皮细胞好。星形胶质细胞能够保护紧密连接蛋白如 ZO-1、Claudin5 等在缝隙连接的定位，避免其被破坏。而低氧下，黏附结合蛋白钙黏蛋白 E 的下调可部分逆转星形胶质细胞的作用。无论低氧或复氧，星形胶质细胞含有的 ANG-1（血管生成素 1）可增加 Claudin 蛋白的表达，降低内皮细胞增殖，从而维持血管的稳定性。另外，与星形胶质细胞共同培养可减弱低氧下内皮细胞 caspase-3 的活性，从而减少细胞的死亡和由 caspase-3 介导的紧密连接的破坏。

在脑组织中，VEGF 主要来源于星形胶质细胞，低氧下可显著增加，增强内皮细胞的生存能力，因此 VEGF 又被称为内皮细胞生存因子。同时，VEGF 又可作为血管生成因子，显著诱导血管的通透性。将 VEGF 与星形胶质细胞共同培养，可维持正常的屏障功能，此时如果抑制 VEGF 信号通路，将会进一步改善屏障作用。暴露低氧下，星形胶质细胞产生的 VEGF 可加速血脑屏障的破坏。VEGF 的作用是多层面的，这与其受体有关。VEGF 受体主要有两个：VEGFR1（即 FLT1）和 VEGFR2（即 FLK1）。低氧引起内皮细胞出现高通透性与 VEGFR1 被激活有关。低氧不仅上调 VEGFR1 的表达，也会增加 VEGF 与 VEGFR1 受体的结合。VEGF 在外显子末端中的剪接会导致其出现变体，一种可作为抗血管生成的显性负剪接异构体，而低氧在剪切作用中扮演着重要的角色。

低氧下星形胶质细胞还可分泌 MMPs，后者

可引起基底膜重组和减弱屏障功能。低氧下，在星形胶质细胞上清液中的 MMP-2、MMP-9 和 MMP-13 活性显著增加，当用这种上清液处理微血管内皮细胞后，会导致 ZO-1 蛋白的移位和水解以及钙黏蛋白的破坏 [26]。

星形胶质细胞在低氧的刺激下还可表达各种其他细胞因子。IL-1β 是 HIF-1 的靶基因，能够激活星形胶质细胞中的 HIF-1α 和 VEGF 表达，并能下调血管稳定因子。低氧下有大量的单核细胞趋化因子蛋白（MCP）MCP-1 和 MCP-5 产生，其可通过紧密连接蛋白的重新分配增加内皮细胞旁路的通透性，从而引发血管性脑水肿 [27]。不论如何，星形胶质细胞的关键作用就是能够影响血脑屏障的稳定性。

（2）周细胞对血脑屏障的调节：周细胞对低氧的敏感性比星形胶质细胞还高。当周细胞暴露于 0.2% 氧浓度 48 小时，没有任何线粒体功能损伤的迹象；但暴露于缺血 24 小时后就有显著的线粒体功能降低 [28]。其实微血管内皮细胞对缺血的敏感性比星形胶质细胞和周细胞还要高。低氧刺激下，周细胞可迁移出微血管，促使血管结构发生改变。有报道认为低压低氧 1 周后，周细胞与内皮细胞的比值是下降的，这种改变与血脑屏障通透性增加相关，周细胞的减少是血管漏的主要原因。离体研究发现，周细胞的存在可以保护内皮单层的完整性，避免了低氧引起的屏障损伤，特别是长期、严重的低氧下更是如此，其主要原因是周细胞可以维持紧密连接蛋白定位在其特异的位置上，同时能够降低内皮细胞上的凋亡蛋白 caspase-3 被激活。周细胞与内皮细胞混合培养后，在维持跨内皮电阻抗、防止细胞旁物质流出的作用方面要比星形胶质细胞和内皮细胞混合培养好。低氧下，星形胶质细胞和周细胞还能够上调不同的生长因子：如视网膜周细胞中 ANG-1 mRNA 表达在低氧下显著增强，同时伴随着 HIF-2α 的表达；如果降低 HIF-2α 活性，可部分抑制 ANG-1 的表达，HIF-2α 过表达则可增强 ANG-1 的表达，提示低氧下 HIF-2α 可调节 ANG-1 的表达。低氧下周细胞可刺激内皮细胞的迁移和血管形成，如果阻断 ANG-1，内皮细胞迁移活动就会受到抑制 [29]。另外，用重组 VEGF 处理周细胞可以模拟出 ANG-1 的效果。在体研究发现低氧 24 小时内，周细胞内 VEGF 水平就会快速增加，而星形胶质细胞

内 VEGF 产生在暴露低氧 4 天后才能观察到 [30]。VEGF 介导 ANG-1 效果能够合理地解释低氧下周细胞具有稳定屏障效应，但 VEGF 的高表达不太可能对低氧屏障的破坏起主要作用，而其他脑细胞发出的 VEGF 信号也可能起作用。星形胶质细胞和周细胞也能分泌 MMPs，同时周细胞还能够诱导内皮细胞中 MMP 的表达。

总之，星形胶质细胞和周细胞具有重要的屏障稳定作用，但也能够分泌一些可引起血脑屏障重构或增加通透性的分子，这种截然相反的结果表明了星形胶质细胞和周细胞在神经系统中的重要性和其功能的复杂性，尚需要进一步的研究来阐明。

（3）神经递质、受体与血脑屏障稳定性：低氧下谷氨酸受体可被过度激活，钙离子内流增加，自由基过度产生，炎性细胞异常活动均可影响血脑屏障的稳定性。许多神经递质及其受体参与了低氧下对血脑屏障稳定性的调节。

腺苷 2A 受体（A$_2$AR）是 G 蛋白偶联受体（GPCRs）的一个亚型，常表达于毛细血管的腔侧。在缺氧环境中，A$_2$AR 呈现高表达，如果一侧脑发生缺血，那么同侧脑组织 A$_2$AR 出现高表达，但并不出现在对侧脑组织。在低氧下给予内皮细胞培养，A$_2$AR 表达比常氧下培养增加了 72%，使血脑屏障通透性显著增加。

（4）活性氧与血脑屏障稳定性：活性氧（reactive oxygen species，ROS）是氧化应激反应系统中的主要构成，具有改变蛋白结构、使 DNA 变性、引起脂质过氧化反应和氧化还原信使的作用，因此在调节缺血缺氧时血脑屏障的稳定性方面发挥着十分重要的作用。缺血缺氧可使线粒体电子传递链活动受到损伤，导致 ROS 的大量产生，后者通过使封闭蛋白、闭合蛋白 5 等表达下降而破坏内皮细胞紧密连接的密封性，使得血脑屏障通透性增大，影响血脑屏障的稳定性。其主要原因有：①脑是人体中耗氧量最大的器官，对缺氧十分敏感，线粒体电子传递过程易受阻，导致 ROS 大量产生；②脑组织缺乏内源性抗氧化物，并有大量的过氧化脂肪酸，ROS 易积累；③低氧的早期、中期和晚期均有过量 ROS 产生，其对血脑屏障稳定性的破坏效应始终出现在急性缺血缺氧和慢性缺血缺氧中，即对血脑屏障破坏持久。因此，低氧下防止活性氧增加是脑保护的措施之一。另外，NO、脂质过氧化反应产物、金属蛋白酶等均通过

对 ROS 的调控影响血脑屏障的稳定性[31,32]。

4. 低氧下内皮细胞对血脑屏障的重要性 血脑屏障保持结构和功能的稳定主要取决于脑血管内皮细胞和其周围细胞对低氧的耐受性及细胞间的协同反应能力。近年来由于研究发现星形胶质细胞和周细胞能够通过信号传递维持血脑屏障独特的特性而使其备受重视，但血管内皮细胞对低氧的耐受性仍然是血脑屏障稳定的最重要成分。有研究报道[33]，将脑微小血管内皮细胞、周细胞、星形胶质细胞同时暴露于 0.2% 或 1% 的氧环境下，血管内皮细胞对低氧的反应性和敏感性均显著大于周细胞和星形胶质细胞，同样的结果也被其他学者发现[34,35]。有报道发现，脑毛细血管化组织氧含量大概为 8%（PO_2 为 58 mmHg）[36]，脑实质组织氧含量仅为 4%（PO_2 为 35 mmHg）[37]，提示血管内皮细胞对低氧的耐受性低于星形胶质细胞和周细胞等。这与 HIF-1α 及其下游靶基因如 VEGF、GLUT-1、MMP-9 和 PHD2 等反应水平有关。即使血管周围细胞不受低氧的影响，血管内皮细胞骨架结构已经受到严重破坏，其主要原因：①血管周围细胞可通过诱导自噬活动对易受损细胞进行修复，而内皮细胞不能通过自噬活动发挥低氧下的自我保护作用；②周细胞和星形胶质细胞对低氧的耐受性显著高于对葡萄糖剥夺的耐受性，内皮细胞对低氧的耐受性显著低于血管周围细胞。此外，与星形胶质细胞不同，内皮细胞不能诱导低氧下的保护机制——自噬活动。

（三）低氧下脑血管重构特点

与低氧引起肺动脉平滑肌重构一样，低氧也会引起脑血管重构（remodeling）现象。特别是慢性低氧一方面可使脑血管密度增加，另一方面使脑血管内皮细胞、平滑肌细胞发生增殖反应。

脑血管与肺血管一样，在长期低氧刺激下可出现重构现象。有研究[38]发现，促进大多数脑血管重构的低氧阈值范围在 12% ~ 13%O_2 水平。血管重构主要体现在内皮细胞增生引起的毛细血管密度增加和内皮肥大导致大血管扩张。在血管重构过程中，除小血管数量增加外，大血管和中等血管的数量也增加，动脉血管生成反应呈现活跃状态。在低氧下，许多因子参与了血管重构过程，其中纤维连接蛋白（fibronectin）是十分重要的血管重构调节因子。当中枢神经系统处于低氧环境

时，纤维连接蛋白在生成的血管上被诱导，内皮素细胞对纤维连接蛋白受体 $\alpha_5\beta_1$ 和 $\alpha v\beta_3$ 整合素具有很强的诱导作用，其中 $\alpha_5\beta_1$ 在低氧诱导的脊髓血管、脑血管生成中发挥着十分关键的作用，一旦 $\alpha_5\beta_1$ 表达缺陷，低氧诱导的脊髓血管重构明显减弱[39]。有研究发现，一旦敲除编码 α_5 整合素的基因，血管内皮细胞对低氧的反应性将减弱，表现为血管密度低，内皮特异性蛋白 claudin-5 和葡萄糖转运蛋白 1（GULT-1）水平显著降低[40]。另外，低氧诱导的星形胶质细胞活化和增殖、星形胶质细胞 $\alpha_6\beta_4$ 整合素以及反义肌红蛋白表达增高均有规律地随内皮细胞增殖和移行之后出现，表明星形胶质细胞在低氧诱导的内皮细胞生成反应中起着不可或缺的作用，并显示出血管生成与星形胶质细胞终足形成存在内在关系。慢性低氧下纤维连接蛋白、$\alpha_5\beta_1$ 整合素、α_5 整合素和一种脑内皮标志物 MECA-32 蛋白紧随 HIF-1α、血管内皮生长因子 VEGF 和血管生成素 2 之后，在同一时间点与内皮细胞增殖均达到最大表达量，表明纤维连接蛋白、α_5 整合素是这些生长因子的下游作用靶点，加之星形胶质细胞足几乎完整包裹着血管基底膜，使内皮细胞间形成一个非常紧密的结构，形成"神经血管单元"。低氧下，血管内皮细胞增殖过程中星形胶质细胞也将产生新的终足，以促进内皮细胞成熟，形成完整的脑血管，并且从时间点上观察到纤维连接蛋白、$\alpha5$ 整合素与脑血管内皮细胞增殖之间存在时间和空间上的紧密联系，表明新毛细血管的生成与新星形胶质细胞终足生成也存在密切的联系。特别值得一提的是 $\alpha_6\beta_4$ 整合素，其在正常中枢神经系统中只在 10% 的血管上表达，但在低氧性中枢神经系统组织中显著上调，并活化星形胶质细胞，以保证血管的完整性。除上述因子之外，EPO、COX-2、Ang-2 也参与了脑血管的重构过程[41]。

另外有研究[42]发现，低氧能够通过促进脑微血管内皮细胞的分化和增殖，增强血脑屏障的屏障作用，结果表明低氧不仅仅可使脑微血管内皮细胞分化增强，而且使内皮细胞之间的膜-膜界面发育良好，促使紧密连接结构的形成，增强内皮细胞侧膜的 ZO-1、claudin-5、细胞-细胞黏附蛋白 1（PECAM-1）高表达，同时也使内皮细胞顶端膜上的 GLUT-1、胰岛素受体（INSR）、内皮细胞特异性钙黏附蛋白、P-gp 转运蛋白和溶质载体转

运蛋白等呈现高表达。有研究发现[43]，脑缺血小鼠脑梗死周围会出现显著的血管密度增加，并伴随着基质金属蛋白酶-9（matrix metalloproteinase-9，MMP-9）水平的增高，而 MMP-9 缺陷的小鼠没有血管密度增加的这种改变，提示 MMP-9 具有促血管生成和血管重建的作用。主要原因是缺氧能够通过增加 MMP-9 水平来动员内皮祖细胞，引起内皮细胞的分化和增殖。但也存在一个问题，就是抑制 MMP-9 活性，可使脑梗死面积减小，这可能与 MMP-9 抑制血脑屏障破坏、炎症反应和脑缺血后水肿有关。上述结果与大多数研究认为低氧可以影响内皮细胞紧密连接结构及其转运蛋白水平，从而影响血脑屏障完整性的结果不同的原因，与机体暴露低氧时间、强度、实验方法（离体或在体）、个体差异等不同有关。总之，长期低氧对脑血管重构的影响机制和对肺动脉血管重构的影响基本一致，只是脑血管重构更加复杂，涉及许多紧密连接蛋白、跨膜蛋白通道和载体、周细胞和星形胶质细胞的活化等。

参考文献

[1] LaManna JC. Hypoxia in the central nervous system. Essays in Biochemistry, 2007, 43：139-152.

[2] Roach RC, Wagner PD, Hackett PH. Hypoxia and the circulation. Advances in Experimental Medicine and Biology, 2007, 618：13-185.

[3] 石玉章，杨文杰，钱峥. 地质学基础. 5 版. 北京：石油大学出版社，1995.

[4] Severinghaus JW, Chiodi H, Eger II EI, et al. Cerebral blood flow in man at high altitude. Role of cerebrospinal fluid pH in normalization of flow in chronic hypocapnia. Circ Res, 1966, 19（2）：274-282.

[5] Jensen JB, Wright AD, Lassen NA, et al. Cerebral blood flow in acute mountain sickness. J Appl Physiol, 1990, 69（2）：430-433.

[6] Jansen GF, Basnyat B. Brain blood flow in Andean and Himalayan high-altitude populations：evidence of different traits for the same environmental constraint. J Cereb Blood Flow Metab, 2011, 31（2）：706-14.

[7] Jansen GF, Krins A, Basnyat B, et al. Role of the altitude level on cerebral autoregulation in residents at high altitude. J Appl Physiol, 2007, 103（2）：518-23.

[8] Ito H, Kanno I, Ibaraki M, et al. Relationship between baseline cerebral blood flow and vascular responses to change in $PaCO_2$ measured by positron emission tomography in humans：implication of interindividual variations of cerebral vascular tone. Acta Physiologica, 2008, 193（4）：325-330.

[9] 吕敏，顾正中. 低氧条件下大脑皮质微血管平滑肌细胞中 $[Ca^{2+}]_i$ 变化的研究. 中国应用生理学杂志，1999, 15（4）：339-341.

[10] Yaoxi H, Xuebin Q, Quzhu LB, et al. Blunted nitric oxide regulation in Tibetan under high altitude hypoxia. Nat Sci Rev, 2018, 5：516-529.

[11] Kanu A, Leffler CW. Carbon monoxide and Ca^{2+}-activated K^+ channel in cerebral arteriolar responses to glutamate and hypoxia in newborn pigs. Am J Physiol Heart Circ Physiol, 2007, 293（5）：H3193-H3200.

[12] Magistretti PJ, Pellerin L, Rothman DL, et al. Energy on demand. Science, 1999, 283：496-497.

[13] Wilson MH, Newman S, Imray CH. The cerebral effects of ascent to high altitudes. Lancet Neurol, 2009, 8（2）：175-191.

[14] Engelhardt S, Patkar S, Ogunshola OO. Cell-specific blood brain barrier regulation in health and disease：a focus on hypoxia. BJP, 2014, 171（5）：1210-1230.

[15] Liebner S, Dijkhuizen RM, Reiss Y, et al. Functional morphology of the blood brain barrier in health and disease. Acta Neuropathol, 2018, 135（3）：311-336.

[16] Engelhardt S, Huang SF, Patkar S, et al. Differential responses of blood brain barrier associated cells to hypoxia and ischemia：a comparative study. Fluids and Barriers of the CNS, 2015, 12：4-16.

[17] Cai YY, Liu XF, Chen WX, et al. TGF-β_1 Prevents blood brain barrier damage and hemorrhagic transformation after thrombolysis in rats. Exp Neurol, 2015, 266：120-126.

[18] Halliday MR, Rega SV, Ma Q, et al. Accelerated pericyte degeneration and blood brain barrier breakdown in apolipoprotein E4 carriers with alzheimer's disease. J Cereb Blood Flow Metab, 2016, 36（1）：216-227.

[19] Cho C, Smallwood PM, Nathans J. Reck and Gpr124 are essential receptor cofactors for Wnt7a/Wnt7b-specific signaling in mammalian CNS angiogenesis and blood-brain barrier regulation. Neuron, 2017, 95（5）：1056-1073.

[20] Hou Y, Wang Y, Tischfield M, et al. Canonical WNT signaling components in vascular development and barrier formation. J Clin Invest, 2014, 124：3825-3846.

[21] Rutkowsky JM, Wallace BK, Wise PM, et al. Effects of estradiol on ischemic factor induced astrocyte swelling and AQP4 protein abundance. Am J Physiol Cell Physiol, 2011, 301（1）：C204-212.

[22] Bauer AT, Burgers HF, Rabie T, et al. Matrix metalloproteinase-9 mediates hypoxia induced vascular leakage in the brain via tight junction rearrangement. J

Cereb Blood Flow Metab, 2010, 30: 837-848.

[23] Witt KA, Mark KS, Sandoval KE, et al. Reoxygenation stress on blood brain barrier paracellular permeability and edema in the rat. Microvasc Res, 2008, 75: 91-96.

[24] Witt KA, Mark KS, Huber J, et al. Hypoxia-inducible factor and nuclear factor kappa-B activation in blood brain barrier endothelium under hypoxic/reoxygenation stress. J Neurochem, 2005, 92 (1): 203-214.

[25] Mense SM, Sengupta A, Zhou M, Gene expression profiling reveals the profound upregulation of hypoxia-responsive genes in primary human astrocytes. Physiol Genomics, 2006, 25: 435-449.

[26] Lu DYY, Yu WHH, Yeh WLL, et al. Hypoxia induced matrix metalloproteinase-13 expression in astrocytes permeability of brain endothelial cell. J Cell Physiol, 2009, 220: 163-173.

[27] Majmundar AJ, Wong WJ, Simon MC. Hypoxia inducible factors and the response to hypoxic stress. Mol Cell, 2010, 40: 294-309.

[28] Ceruti S, Colombo I, Magni G, et al. Oxygen glucose deprivation increases the enzymatic activity and the microvesicle mediated release of ectonucleotidases in the cells composing the blood brain barrier. British J Pharmac, 2014, 171: 1210-1230.

[29] Yoon SP, Gyungah K, Yoon MJ, et al. Expression of angiopoietin-1 in hypoxic pericytes: Regulation by hypoxia inducible factor-2α and participation in endothelial cell migration and tube formation. Biochem &Biophysical Res Commun, 2016, 469 (2): 263-269.

[30] Dore-Duffy P, Wang S, Mehedi A, et al. Pericyte mediated vasoconstriction underlies TBI induced hypoperfusion. Neurol Res, 2011, 33: 176-186.

[31] Jin Q, Cai Y, Li SH, et al. Edaravone-encapsulated agonistic micelles rescue ischemic brain tissue by tuning blood brain barrier permeability. Theranostics, 2017, 7(4): 884-898.

[32] Amin B, Jennifer VWA, Richard M. Examining vascular remodeling in the hypoxic central nervous system. Cerebral angiogenesis, 2014, 1135: 177-186.

[33] Engelhardt S, Huang SF, Patkar S, et al. Differential responses of blood brain barrier associated cells to hypoxia and ischemia: a comparative study. Fluids Barriers CNS, 2015, 12: 4-19.

[34] Ceruti S, Colombo L, Magni G, et al. Oxygen-glucose deprivation increases the enzymatic activity and the microvesicle-mediated release of ectonucleotidases in the cells composing the blood-brain barrier. Neurochem Int, 2011, 59: 259-71.

[35] Redzic ZB, Rabie T, et al. Differential effects of paracrine factors on the survival of cells of the neurovascular unit during oxygen glucose deprivation. Int J Stroke, 2015, 10 (3): 407-14.

[36] Vovenko E. Distribution of oxygen tension on the surface of arterioles, capillaries and venules of brain cortex and in tissue in normoxia: an experimental study on rats. Pflugers Arch, 1999, 437: 617-23.

[37] Koh MY, Powis G. Passing the baton: the HIF switch. Trends Biochem Sci, 2012, 37: 364-72.

[38] Boroujerdi A, Milner R. Defining the critical hypoxic threshold that promotes vascular remodeling in the brain. Exp Neurol, 2015, 263: 132-140.

[39] Halder SK, Kant R, Milner R. Chronic mild hypoxia promotes profound vascular remodeling in spinal cord blood vessels, preferentially in white matter, via an $\alpha_5\beta_1$ integrin mediated mechanism. Angiogenesis, 2018, 21(2): 251-266.

[40] Li L, Welser JV, Vander FA, et al. An angiogenic role for the $\alpha_5\beta_1$ integrin in promoting endothelial cell proliferation during cerebral hypoxia. Exper Neuro, 2012, 237 (1): 46-54.

[41] Benderro GF, LaManna JC. HIF-1α/COX-2 expression and mouse brain capillary remodeling during prolonged moderate hypoxia and subsequent reoxygenation. Brain Res, 2014, 1567: 41-47.

[42] Park TE, Mustafaoglu N, Herland A, et al. Hypoxia enhanced blood brain barrier chip recapitulates human barrier function and shuttling of drugs and antibodies. Nat Comm, 2019, 10 (1): 2621-2630.

[43] Morancho A, Ma FF, Barcelo V, et al. Impaired vascular remodeling after endothelial progenitor cell transplantation in MMP-9 deficient mice suffering cortical cerebral ischemia. J Cereb Blood Flow Metab, 2015, 35 (10): 1547-1551.

（靳国恩）

第二章

低氧对神经系统的组成及其功能活动的影响

神经系统是人体最重要、最复杂的调节系统，由中枢神经系统和周围神经系统两部分组成。人体各器官、系统的功能都直接或间接处于神经系统的调节和控制之下。人体是一个极为复杂的有机体，各器官、系统之间互相联系、互相制约。由于人体所处的内外环境在不断地变化，这就需要对机体功能不断做出迅速而完善的调节，使其适应内外环境的变化，而实现这一调节功能的系统主要是神经系统。神经系统功能活动的基本形式是反射。中枢神经系统包括脑和脊髓，周围神经系统又分为躯体神经和自主神经两部分。

第一节　低氧下神经元及神经胶质细胞

神经系统由神经细胞（神经元）和神经胶质细胞构成。神经细胞又称神经元，是神经系统的基本结构与功能单位，具有接受刺激、整合信息和传递信息的功能。神经胶质细胞是神经系统内除神经细胞以外的另一大类细胞，分布在神经元和神经纤维之间，数量是神经细胞的 10～50 倍，对神经细胞起支持、保护和营养等作用，并与神经细胞之间进行物质、能量和信息的交换。

一、神经元与低氧耐受性神经元

（一）神经元

1. 基本结构　神经元（neuron）又称神经细胞，是一种高度分化的细胞，数量巨大，在人类的中枢神经系统内约有 10^{11} 个神经元，这些神经元组成复杂的神经元网络结构。各类神经元的大小、形态、功能差异很大，但基本结构和功能有共同之处。典型的神经元由胞体（soma）和突起两部分组成（图 2-1）。

（1）胞体：胞体是神经元的代谢和营养中心，主要集中于大脑和小脑皮质、脑干和脊髓的灰质

以及神经节内，是神经元的核心部分，大小不一，形状多样，其结构包括细胞膜、细胞核和细胞质。

1）细胞膜：神经元细胞膜的性质取决于镶嵌在膜上的膜蛋白的种类、数量、结构和功能。此外，神经元的细胞膜表面还有糖蛋白和糖脂，参与细胞识别等活动。

2）细胞核：细胞核一般位于神经元的胞体中央，大而圆，着色浅，核仁大而明显。

3）细胞质：神经元细胞核周围的细胞质又称为核周质，除含有线粒体、核糖体、滑面内质网、粗面内质网、高尔基体等细胞器外，还含有尼氏体、神经原纤维等。

（2）突起：分为树突（dendrite）和轴突（axon）。树突较短，一个神经元常有多个树突，呈树状分支；轴突较长，直径均匀，一个神经元只有一条轴突，长度从几个微米到 1 米不等。在轴突主干常有侧支呈直角发出；轴突末端会发出许多细小的分支，没有髓鞘包裹，称为神经末梢（neuron terminal）；轴突内的胞质称为轴浆，其内有细胞骨架、滑面内质网，但没有粗面内质网和高尔基体。胞体发出轴突的部位常呈圆锥状，称为轴丘

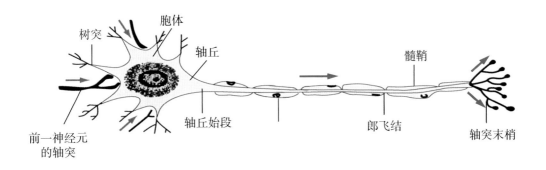

图 2-1　神经元模式图

(axon hillock)。轴突开始的部分称为始段（initial segment）。

1）树突：每个神经元有一个或多个树突，一般自细胞体发出后即反复分支，逐渐变细，形如树枝状。树突内的结构与神经元的细胞质基本相似，树突表面的棘状突起称为树突棘，是神经元之间形成突触的主要部位。树突具有接受刺激并将冲动传入神经元细胞体的功能，树突的分支和树突棘可扩大神经元接受刺激的表面积。

2）轴突：一个神经元一般只有一个轴突。轴突较细而长，表面光滑，直径均一。轴突分支少，通常在距细胞体较远或近终末处才有分支，多呈直角分出，称为侧支，直径一般与主干相同。轴突末端常有分支，称为轴突终末。神经元的细胞体发出轴突的部分常呈圆锥形，称为轴丘。光镜下，轴突与轴丘内无尼氏体，以此可以区分树突和轴突。轴突表面的细胞膜称为轴膜，其内的细胞质称为轴质。轴质内有大量与轴突长轴平行排列的微管和神经丝，并含有微丝、线粒体、滑面内质网和小泡，但无粗面内质网和高尔基复合体，故不能合成蛋白质。轴突的主要功能是传导神经冲动，能将冲动从细胞体传向终末。

氧是细胞产生能量的底物，是细胞代谢的快速调节因子。研究表明，氧及其信号转导通路在包括神经系统在内的许多组织的发育过程中控制着细胞的增殖、周期和结构。完好无损的大脑中的氧分压比室内空气中的氧分压要低得多。有证据表明，动态控制氧气利用率可能是体内神经干细胞维持稳态的一个组成部分。在较低的氧张力下，HIF-1α促进促进自我更新的信号转导通路，并抑制促进神经干细胞分化或凋亡的通路。增加氧张力降解 HIF-1α，从而促进神经干细胞和祖细胞的分化或凋亡[1]。缺氧是导致神经细胞坏死和凋亡的常见原因，对脊髓神经元有抑制生长及促进凋亡的作用[2,3]。间歇性低氧脑缺血再灌注大鼠神经元结构损伤加重，存活神经细胞数量减少，大鼠的学习记忆能力下降[4]。

低氧引起突触前兴奋性氨基酸大量释放，过度激活突触后电压依赖性 NMDA 受体门控通道，引起细胞外 Ca^{2+} 大量内流，导致细胞内 Ca^{2+} 超载，干扰线粒体的氧化磷酸化过程；细胞质 Ca^{2+} 浓度升高被认为是凋亡的第二信使，可以激活某些蛋白酶、内源性核酸酶和磷脂酶，这些酶的激活使细胞核结构受到破坏，从而造成神经元损伤。因此，细胞内 Ca^{2+} 超载被认为是神经元低氧损伤的最后通路[5]。

2. 分类　神经元种类繁多，分类方法有多种，常以神经元突起的数目、长短、功能及释放的神经递质进行分类。

（1）根据突起的数量分为 3 类（图 2-2）：①假单极神经元（pseudounipolar neuron）：如脑神经节和脊神经节细胞；②双极神经元（bipolar neuron）：具有两个突起，一个树突和一个轴突，如耳蜗螺旋神经节细胞和视网膜的双极细胞；③多极神经元（multipolar neuron）：只有一个轴突，但有两个或两个以上树突，是体内数量最多的一类神经元，如大脑皮质和脊髓灰质前角运动神经元。

（2）根据神经元的功能分为 3 类：①感觉神经元（sensory neuron）：又称为传入神经元（afferent neuron），多为假单极神经元，细胞体位于脑神经节或脊神经节内，可接受体内外刺激并将信息传入中枢；②运动神经元（motor neuron）：也称为传出神经元（efferent neuron），一般为多极神经元，负责将神经冲动传递给肌细胞或腺细胞；③中间神经元（interneuron）：也称为联络神经元（associated neuron），在人体神经系统中，中间神

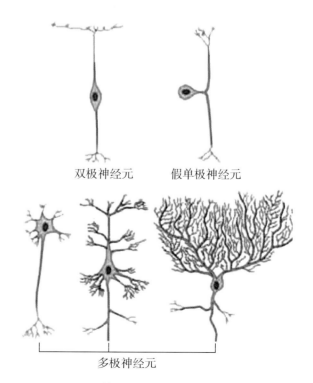

双极神经元　　假单极神经元

多极神经元

图 2-2　神经元的主要类型模式图

经元的数量占神经元总数的 99%，主要为多极神经元，细胞体位于中枢神经系统灰质内，其突起一般位于灰质，在感觉神经元和运动神经元之间起联络和信息加工作用。

（3）按照神经元轴突的长短分为 2 类：①高尔基 I 型神经元（Golgi type I neuron）：细胞体较大，轴突较长，如脊髓灰质前角运动神经元；②高尔基 II 型神经元（Golgi type II neuron）：细胞体小，轴突短，如大脑皮质内的联络神经元。

（4）根据神经元释放的神经递质（neurotransmitter）或神经调质（neuromodulator）分为 4 类：①胆碱能神经元（cholinergic neuron）：末梢释放乙酰胆碱，如脊髓灰质前角运动神经元；②胺能神经元（aminergic neuron）：能释放单胺类神经递质，根据所释放的胺类神经递质种类不同，可进一步分为肾上腺素能神经元、去甲肾上腺素能神经元、多巴胺能神经元、5- 羟色胺能神经元等，如交感神经节内的神经元属于肾上腺素能神经元；③氨基酸能神经元（aminoacidergic neuron）：能释放氨基酸类神经递质，根据所释放的神经递质种类不同，可进一步分为谷氨酸能神经元、γ- 氨基丁酸能神经元等；④肽能神经元（peptidergic neuron）：能释放肽类神经递质或神经调质，如脑啡肽、P 物质等肽类物质。

另外，根据细胞体的形态，神经元可分为锥体细胞、星形细胞和梭形细胞等。根据神经元引起的效应不同，可分为兴奋性神经元和抑制性神经元。总之，可以采取不同的分类方法对一种神经元进行分类，如脊髓灰质前角的神经元，可以归纳为多极神经元、高尔基 I 型神经元、星形细胞、运动神经元、胆碱能神经元、兴奋性神经元等。

（5）低氧耐受神经元：虽然神经元对低氧敏感，容易产生低氧损伤，但近来有研究发现，并非所有的神经元都对低氧毫无防御能力，有些神经元在无氧环境中可以生存很长时间，表明某些神经元具有低氧耐受特性[6]。由于神经元对低氧耐受能力差异很大，反映出神经元功能的多样性和种类的复杂性。在低氧环境中，具有低氧耐受的神经元对氧的利用率下降的承受能力增强，其机制可能与其具有良好的氧传递信号通路和能量代谢水平有关。低氧耐受神经元存在于大多数脊椎动物体内，最典型的低氧耐受神经元发现于巴西彩龟的大脑皮质中，因为这种龟可在深水无氧状态下生存 5 个月，其耐低氧能力是其他哺乳类动物的 100 ～ 1000 倍。胎儿在分娩过程中，其脑组织也由于受到子宫收缩压迫呈现缺氧的状态，但并不会造成明显的神经元损伤。低氧对神经元构成损伤的关键因素就是无氧酵解生成的 ATP 不能满足神经元的需求，低氧耐受性神经元能够耐受低氧并非靠增加无氧代谢，而是靠自身对能量需求的减少。这种方式一方面有利于对 ATP 的储存，另一方面有利于低氧"冲击"中恢复。急性代谢抑制是低氧耐受性神经元的一大特点，其具体机制不是十分清楚，但其结果十分明确，即氧化呼吸酶动力学下降、线粒体膜电位的蛋白活性下降、能量代谢的底物利用率降低，以避免能量的过度消耗。

3．功能　神经元的主要功能是接受刺激、传递信息和整合信息等。在胞体或树突膜上，能够特异性结合某些化学物质，发生等级性电位变化，故胞体和树突通常是接受和整合信息的部位；轴突始段是产生动作电位的部位；轴突形成神经纤维，是动作电位的传导部位，可将神经冲动传向胞体和末梢（见图 2-1）。

（二）神经纤维

神经纤维（nerve fiber）由神经元的长轴突和包在其外面的神经胶质细胞形成，习惯上把神经纤维分为有髓神经纤维（myelinated nerve fiber）和无髓神经纤维（unmyelinated nerve fiber）两种。

1．分类

（1）有髓神经纤维：周围神经系统的有髓神经纤维由施万细胞包绕神经元轴突构成（图 2-3），相邻施万细胞不完全连接而形成节段性缩窄，该缩窄部分称为郎飞结（ranvier node）。郎飞结部位轴膜裸露，可发生膜电位变化。中枢神经系统的有髓神经纤维髓鞘由少突胶质细胞突起末端的扁平薄膜包卷轴突形成。

（2）无髓神经纤维：周围神经系统的无髓神经纤维由较细的轴突及其外面的施万细胞构成。中枢神经系统的无髓神经纤维轴突外面无任何鞘膜而完全裸露，与有髓神经纤维混杂在一起。

2．功能

（1）传导兴奋：神经纤维的基本功能是传导兴奋，故将神经纤维上传导的兴奋即动作电位，

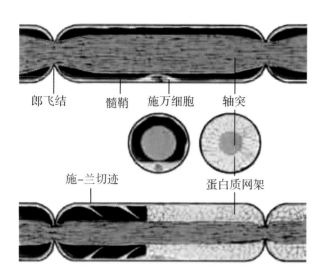

郎飞结　髓鞘　施万细胞　轴突

施-兰切迹　蛋白质网架

图 2-3　周围有髓神经纤维结构模式图

称为神经冲动（nerve impulse）。

1）神经纤维传导兴奋的主要特征

A．完整性：神经纤维传导兴奋是依靠局部电流来完成的，因此要求神经纤维在结构和功能上都是完整的。如果神经纤维受损伤、被切断或者冷冻、压迫、应用麻醉药等，则局部电流不能很好地通过断口或麻醉区，因而发生兴奋的传导受阻。

B．绝缘性：一条神经干虽然包含着多条神经纤维，但各条神经纤维同时进行兴奋传导时互不干扰，表现为传导的绝缘性。其主要原因是神经纤维间没有胞质的联系，传导的电流主要在一条纤维上构成回路，加之每条纤维上都有一层髓鞘起到绝缘作用。

C．双向性：人工刺激神经纤维任何一点产生动作电位时，局部电流可在刺激点的两端发生，且可以沿着神经纤维向两端传导，表现为传导的双向性。

D．相对不疲劳性：由于兴奋传导耗能极少，因此神经传导具有相对不疲劳性。

2）影响神经纤维传导速度的因素：不同种类的神经纤维具有不同的传导速度，用电生理方法记录神经纤维的动作电位，可以精确地测定各种神经纤维的传导速度。一般来说，神经纤维的直径越大，其传导速度也越快，这是因为直径大时神经纤维的内阻就小，局部电流的强度和空间跨度就大。有髓纤维的传导速度与直径成正比，其大致关系为：传导速度（m/s）＝ 6× 直径（μm）。

一般来说，有髓纤维的直径是指包括轴索与髓鞘在内的总直径，而轴索直径与总直径的比例又与传导速度密切相关，最适宜的比例为 0.6 左右。

直径相同的恒温动物与变温动物的有髓纤维其传导速度亦不相同；如猫的 A 类纤维的传导速度为 100 m/s，而蛙的 A 类纤维只有 40 m/s。神经纤维的传导速度与温度有关，温度降低则传导速度减慢。当周围神经发生病变时传导速度减慢。因此测定传导速度有助于诊断神经纤维的疾患和评估神经损伤的预后。

（2）轴浆运输：神经纤维内的轴浆可在胞体与轴突末梢之间进行流动，称为轴浆运输（axoplasmic transport）。轴浆运输是双向性的。胞体内物质向轴突末梢的转运过程称为顺向运输；轴突末梢内物质向胞体的转运过程称为逆向运输。轴浆运输以顺向运输为主，意义在于将胞体合成的蛋白质、神经递质及合成递质的酶类等物质运至轴突末梢，以维持末梢递质释放及神经内分泌或代谢所需的物质等。逆向运输可能与反馈控制胞体物质合成以及递质回收和异物处理有关。轴突末梢可以摄取神经毒和毒素类物质如破伤风毒素、狂犬病毒，经逆向运输而引起病变（图 2-4）。

（3）营养性作用：神经纤维对所支配的组织除发挥功能性的调控作用外，还能经常性地通过其末梢释放营养因子，持续性促进所支配组织的代谢活动，产生营养作用，称为神经的营养性作用（nerve nutritious role）。营养因子由胞体合成，通过轴浆运输流向末梢，因此当神经纤维被切断或变性时，会引起所支配的组织代谢活动异常，产生相应的改变。如实验切断运动神经后，其所支配的肌肉内的糖原合成减慢、蛋白质分解加速。临床上脊髓灰质炎、周围神经损伤的患者肌肉发生明显萎缩，就是肌肉失去了神经营养性作用的结果。

神经纤维所支配的组织以及胶质细胞也能够产生对神经元起营养作用的蛋白分子，称为神经营养因子（neurotrophin，NT）。目前已发现并分离出来的 NT 主要有神经生长因子家族、其他神经营养因子和神经营养活性物质三大类，其中以神经生长因子家族较为重要。其中神经生长因子（nerve growth factor，NGF）是较早被发现的、研究较多的一种。NGF 由神经末梢摄取后，经逆向轴浆运输运送到胞体，调节胞体合成相关蛋白质，

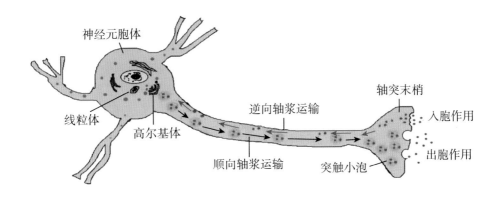

图 2-4 轴浆运输示意图

从而维持神经元的生长、发育、保护与修复等功能。

（三）神经（ nerve ）

由周围神经系统中许多神经纤维及其周围的结缔组织、血管和淋巴管等共同构成。大多数神经同时含有感觉和运动神经纤维。在结构上，多数神经同时含有有髓和无髓神经纤维。每条神经纤维周围的结缔组织，称为神经内膜。若干神经纤维集合而成神经纤维束（又称为神经束），包绕在神经束周围的结缔组织，称为神经束膜。神经束膜由外层的结缔组织和内层的神经束膜上皮组成，细胞间有紧密连接（tight junction），对进出神经纤维束的物质起屏障作用。许多神经束聚合成一根神经，其外围的结缔组织称为神经外膜。

（四）神经末梢（ nerve ending ）

神经末梢是周围神经纤维的终末部分，与其他组织共同形成感受器或效应器，分布于全身各组织或器官内。神经末梢按照功能分为感觉神经末梢和运动神经末梢。

二、神经胶质细胞

神经胶质细胞（neuroglial cell）简称为神经胶质（neuroglia）或胶质细胞（glial cell），广泛分布于中枢和周围神经系统，主要包括星形胶质细胞、少突胶质细胞、小胶质细胞等，其形态各异。胶质细胞没有产生动作电位的能力，不直接参与信息的传递和处理，但对神经元有支持、营养、保护、修复功能。近年来发现胶质细胞还参

与神经递质及生物活性物质的代谢等功能（图2-5）。

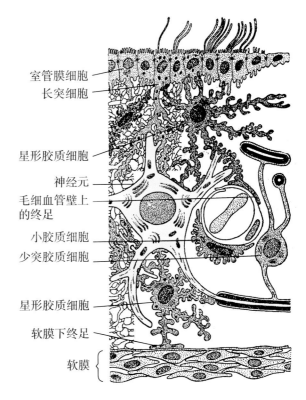

图 2-5 神经胶质细胞示意图

（一）分类

1. 中枢神经系统的神经胶质细胞

（1）星形胶质细胞（astrocyte）：是胶质细胞中体积最大的一种，细胞体呈星形，细胞核大，呈圆形或椭圆形，染色较浅。星形胶质细胞的突起多充填于神经元的细胞体及突起之间，起支持和绝缘作用；有些突起末端膨大形成脚板或终足，

贴附在毛细血管基膜上，参与构成血脑屏障；还有一些突起可伸到脑和脊髓的表面形成胶质界膜。星形胶质细胞可分泌神经营养因子（neurotrophic factor）和多种生长因子，对神经元的分化和功能维持等有重要作用。

大鼠在低压低氧的高海拔地区暴露以后，其大脑在结构和代谢物水平上发生了有害的变化。结果显示，急性低压低氧暴露后，大鼠即刻代谢物水平无变化，但正常缺氧第 1 天肌醇水平明显下降，可能是星形胶质细胞代谢改变所致 [7]。

（2）少突胶质细胞（oligodendrocyte）：数量较多，分布于灰质和白质内，位于神经元的细胞体及神经纤维的周围，细胞核小而圆，染色较深。在银染标本中突起比星形胶质细胞小和少，但用特异性的免疫组织化学方法显示，其突起并不少，而且分支极多。少突胶质细胞是中枢神经系统的髓鞘形成细胞，其突起末端扩展成扁平薄膜，包卷神经元的轴突形成髓鞘。

（3）小胶质细胞（microglia）：是胶质细胞中最小的一种，数量较少，分布于灰质和白质内，细胞体较小，呈长椭圆形。细胞核小，呈椭圆或三角形，染色较深。正常情况下，小胶质细胞处于静止状态，但当中枢神经系统受损时，可转变为巨噬细胞，清除细胞碎屑及退化变性的髓鞘。此外，小胶质细胞还具有免疫功能，是中枢神经系统的抗原呈递细胞和免疫效应细胞。

（4）室管膜细胞（ependymal cell）：为覆盖在脑室和脊髓中央管腔面的一层立方或柱状细胞，其表面有微绒毛或纤毛。室管膜细胞具有支持和保护作用，参与脑脊液形成。

2．周围神经系统的神经胶质细胞

（1）施万细胞（Schwann cell）：又称为神经膜细胞（neurolemmal cell），是周围神经系统的髓鞘形成细胞，包绕在神经纤维轴突的周围，形成髓鞘和神经膜。此外，施万细胞能产生神经营养因子，在神经纤维的再生中起重要作用。

（2）卫星细胞（satellite cell）：又称为被囊细胞（capsular cell），是包绕在神经节细胞周围的一层扁平或立方细胞，细胞核圆或卵圆形，染色较深，具有营养和保护神经节细胞的功能。

（二）功能

1．支持作用　神经胶质细胞充填于神经元及

其突起间，构成网架，起到支持和稳定神经元的作用。

2．绝缘和屏障作用　少突胶质细胞与施万细胞分别形成中枢与周围神经纤维的髓鞘，起到绝缘作用；星形胶质细胞形成血管周足，是构成血脑屏障的重要组成部分。

3．修复与再生作用　胶质细胞特别是星形胶质细胞，在神经元发生损伤或变性死亡时，能够通过有丝分裂进行增生，填补神经元死亡造成的缺损，从而起到修复和再生的作用。

4．物质代谢和营养作用　星形胶质细胞通过血管周足和自身突起，将毛细血管和神经元联系到一起，是神经元与血液之间进行物质交换的主要途径。此外，星形胶质细胞还能产生神经营养因子，维持神经元的生长、发育和生存，并保持其功能的完整性。

5．稳定细胞外液 K^+ 浓度　星形胶质细胞可通过加强膜表面 Na^+ 泵的活动，将细胞外液中多余的 K^+ 泵入胞内，并通过缝隙连接将其分散到其他胶质细胞，有助于神经元电活动的正常进行。当胶质细胞受损时，Na^+ 泵的功能减退可导致细胞膜外高 K^+，使神经元膜电位减小、兴奋性升高，从而形成局部性癫痫病灶。

6．参与免疫活动　星形胶质细胞膜上存在着能够与外来抗原进行特异性结合的蛋白质分子，在与抗原结合后可将其呈递给 T 淋巴细胞，以发挥免疫应答作用。

7．参与神经递质、生物活性物质的代谢与合成　星形胶质细胞能够摄取神经元释放的谷氨酸与 γ 氨基丁酸递质，及时消除这些递质对神经元的持续作用；同时又为神经元合成氨基酸类递质提供前体物质。

此外，星形胶质细胞还能合成并分泌血管紧张素原、前列腺素、白细胞介素以及多种神经营养因子等物质。

三、低氧下的脑结构

与对照组相比，慢性高原病患者右侧舌回、后扣带回、双侧海马旁回及左侧颞下回灰质体积增加；左侧前扣带回灰质体积减小 [8]。

与平原组比较，高原组正常成人左侧后扣带回、颞上回灰质体积增加；右侧岛叶灰质体积减

小；白质体积增加区域为左侧丘脑、右侧额上回、左侧豆状核、左侧枕叶[9]。

低海拔正常成人移居高海拔地区 2 年后，与移居前自身脑结构相比，未见显著性变化。与移居前相比，移居后左侧眶内额上回、左侧脑岛、

左侧顶下缘角回脑区 ReHo 增加，右侧楔叶、右侧顶上回、右侧梭状回脑区 ReHo 减低，左侧额中回、左侧背外侧额上回、左侧脑岛、左侧前扣带回和旁扣带脑回脑区 ALFF 增加，右侧舌回脑区 ALFF 减低[10]。

第二节　低氧下神经细胞生物电现象

神经细胞的生物电现象主要有两种表现形式，一种是在安静时所具有的静息电位（resting potential，RP），另一种是受到刺激时产生的动作电位（action potential，AP）。

一、神经细胞的静息电位

（一）概念

1. 静息电位　指安静情况下细胞膜两侧存在的外正内负且相对平稳的电位差。静息电位都表现为膜内较膜外为负，如规定膜外电位为 0，则膜内电位大都在 −10 ～ −100 mV 之间。测量细胞静息电位的方法：测量仪器包括示波器和与其相连的一对测量电极，有一个放在细胞的外表面，另一个连接微电极，准备刺入膜内。只要细胞未受到刺激或损伤，当微电极刺穿细胞膜进入膜内，那么在电极尖端刚刚进入膜内的瞬间，在记录仪器上将显示出一个突然的电位跃变，这表明细胞膜内外两侧存在着电位差。因为这一电位差是存在于安静细胞的表面膜两侧的，故称为跨膜静息电位，简称静息电位。

2. 细胞在安静（未受刺激）时，膜两侧所保持的内负外正的状态称为膜的极化；静息电位的数值向膜内负值增大的方向变化，称为超极化；相反，使静息电位的数值向膜内负值减小的方向变化，称为去极化或除极化；细胞受刺激后，细胞膜先发生去极化，然后再向正常安静时膜内所处的负值恢复，称为复极化（图 2-6）。

（二）产生机制

静息电位和 K^+ 平衡电位：Bernstein 最先提出，细胞内外钾离子的不均衡分布和安静状态下细胞膜主要对 K^+ 有通透性，可能是使细胞保持内

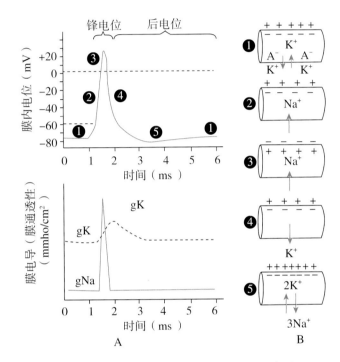

图 2-6　神经细胞跨膜电位变化及其形成的基本过程
A. 跨膜电位与细胞膜离子通透性的变化
B. 跨膜电位形成过程中主要离子的跨膜转运与膜两侧电荷分布的状态
①静息电位（极化状态）；②去极化；③反极化（超射）；②-③形成动作电位上升支（去极相）；④复极化形成动作电位下降支（复极相）；⑤超极化

负外正的极化状态的基础。这一观点被后来的实验得以证实。已知正常时细胞内的 K^+ 浓度总是超过细胞外 K^+ 浓度很多，而细胞外 Na^+ 浓度总是超过细胞内 Na^+ 浓度很多，这是 Na^+ 泵活动的结果。由于高浓度的离子具有较高的势能，K^+ 有向膜外扩散的趋势，而 Na^+ 有向膜内扩散的趋势。膜在安静状态下只对 K^+ 有通透的可能，那么就只有 K^+ 能以易化扩散的形式移向膜外，由于膜内带负电荷的蛋白质大分子不能随之移出细胞，于是随着

K⁺ 的移出，就会出现膜内变负而膜外变正的状态，而这将对 K⁺ 的进一步移出起阻碍作用。K⁺ 移出越多，膜的外正内负的情况越明显，于是很快会出现一种情况，即当移到膜外的 K⁺ 所造成的外正内负的电场力，足以对抗 K⁺ 由于膜内高浓度而形成的外移趋势时，膜内外不再有 K⁺ 的净移动，而膜两侧的电位差即内负外正的情况也稳定在某一数值。这一状态在非生物的人工膜物理模型中也可看到，称为 K⁺ 平衡电位。Bernstein 正是用这一原理来说明细胞跨膜静息电位的产生机制的。K⁺ 平衡电位所能达到的数值，是由膜两侧原初存在的 K⁺ 浓度差的大小决定的，其精确数值可根据物理化学上著名的 Nernst 公式（略）算出。

除 K⁺ 平衡电位外，静息时细胞膜对 Na⁺ 也有极小的通透性，由于 Na⁺ 顺浓度差内流，因而可部分抵消由 K⁺ 外流所形成的膜内负电位。这就是为什么静息电位的实测值略小于由 Nernst 公式计算所得的 K⁺ 平衡电位的原因。此外，钠泵活动所形成的 Na⁺、K⁺ 不对等转运也可加大膜内负电位。

膜对 K⁺ 和 Na⁺ 的相对通透性可影响静息电位的大小，如果膜对 K⁺ 的通透性相对增大，静息电位也就增大（更趋向于 E_k）；反之，如果膜对 Na⁺ 的通透性相对增大，则静息电位减小（更趋向于 E_{Na}）。

二、神经细胞的动作电位

（一）概念

1. 兴奋性（excitability）　指机体的组织或细胞接受刺激后发生反应的能力或特性，是生命活动的基本特征之一。

2. 动作电位　指细胞在静息电位基础上接受有效刺激后产生的一个迅速的、可向远处传播的膜电位波动。在神经纤维上，动作电位一般在 0.5～2.0 毫秒的时间内完成，这使其在描记的图形上表现为一次短促而尖锐的脉冲样变化，故称为锋电位。

当神经纤维在安静状况下受到一次短促的刺激时，只要刺激达到一定的强度，就会看到膜内原来存在的负电位迅速消失，进而变成正电位，即膜内电位在短时间内由原来的 -70～-90 mV 变到 +20～+40 mV 的水平，由原来相对的内负外正状态变为内正外负。这样，整个膜内外电位变化的幅度应是 90～130 mV，从而构成了动作电位变化曲线的上升支。如果计算这时膜内电位由零值变正的数值，则应在整个幅值中减去膜内电位由负上升到零的数值，约为 35 mV，称为超射值。但是，由刺激所引起的这种膜内外电位的倒转只是暂时的，很快就会出现膜内电位的下降，由正值的减小发展到膜内出现刺激前原有的负电位状态，从而构成了动作电位曲线的下降支。在描记的图形上表现为一次短促而尖锐的脉冲样变化，因而人们常把这种构成动作电位主要部分的脉冲样变化称为锋电位。在锋电位下降支最后恢复到静息电位水平以前，膜两侧电位还要经历一些微小而较缓慢的波动，称为后电位，一般是先有一段持续 5～30 ms 的负后电位，再出现一段延续更长的正后电位，见表 2-1。

动作电位或锋电位的产生是细胞兴奋的标志，它只在外加刺激达到一定强度时才能出现。但单一神经或肌细胞动作电位的一个特点是，在刺激过弱时不出现，当刺激达到一定强度以后，它并不随刺激的强弱而改变固有的大小和波形。此外，

表2-1　动作电位模式图各阶段意义

阶段	意义
动作电位上升支	膜对 Na⁺ 通透性增大，超过了对 K⁺ 的通透性。Na⁺ 向膜内易化扩散（Na⁺ 内移）
锋电位	大多数被激活的 Na⁺ 通道进入失活状态，不再开放
绝对不应期	Na⁺ 通道处于完全失活状态
相对不应期	一部分失活的 Na⁺ 通道开始恢复，一部分 Na⁺ 通道仍处于失活状态
动作电位下降支	Na⁺ 通道失活、K⁺ 通道开放（K⁺ 外流）
负后电位	复极时迅速外流的 K⁺ 蓄积在膜外侧附近，暂时阻碍了 K⁺ 的外流
正后电位	生电性钠泵作用的结果

动作电位在受刺激部位产生后，还可沿着细胞膜向周围传播，而且传播的范围和距离并不因原初刺激的强弱而有所不同。这种在同一细胞上动作电位大小不随刺激强度和传导距离而改变的现象，称作"全或无"现象（图 2-7）。

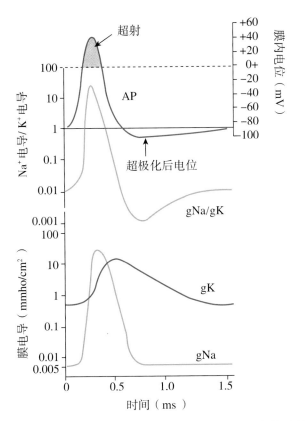

图 2-7　跨膜电位变化（AP）及其与膜 Na^+ 和 K^+ 电导（通透性）的对应关系

（二）动作电位的产生机制

1. **锋电位和 Na^+ 平衡电位**　Hodgkin 等根据兴奋时膜内不仅出现负电位的消失，而且出现一定数值的正电位（相当于前面提到的超射值）的事实，认为动作电位上升支的出现，是由于膜对 Na^+ 通透性的突然增大，超过了 K^+ 的通透性；由于细胞外高 Na^+，而且膜内静息时原已维持着的负电位也对 Na^+ 的内流起吸引作用，于是 Na^+ 迅速内流，结果先是造成膜内负电位的迅速消失；而且由于膜外 Na^+ 较高的浓度势能，Na^+ 在膜内负电位减小到零时仍可继续内移，直至内移的 Na^+ 在膜内形成的正电位足以阻止 Na^+ 净移动为止。这时膜内所具有的电位值，理论上应相当于根据膜内、外 Na^+ 浓度差代入 Nernst 公式时所得出的 Na^+ 平衡电位值。

膜对 Na^+ 的通透性的增加，实际是膜结构中存在的电压门控 Na^+ 通道开放的结果，从而造成 Na^+ 向膜内的易化扩散。用 70 年代建立起来的膜片钳实验技术可以直接观察单一的离子通道蛋白质分子对相应离子通透难易程度等特性。

2. **Na^+ 通道的失活和膜电位的复极**　Na^+ 通道的开放主要出现在人工去极化开始后的几个毫秒之内，以后去极化还在继续，但通道开放的概率几乎已下降到零，这显示出通道的一个重要功能特性，称为失活。Na^+ 通道失活的特点是其失活出现较其他离子通道为快。通道失活表现为通道不因为尚存在的去极化而继续开放，也不因为新的去极化再行开放，只有当去极化消除后，通道才可能解除失活，才可能由于新出现的去极化而再进入开放状态。通道的激活、失活和功能恢复，都是以蛋白质内部结构，即构型和构象的相应变化为基础的。

Na^+ 通道失活的迅速出现，可以解释神经或肌细胞的动作电位达到超射值的顶点后何以不能维持在这一数值，而是迅速下降，表现为锋电位的形式。因为这时大多数被激活的 Na^+ 通道已进入失活状态而不再开放。这也决定了神经和肌组织在接受刺激而兴奋，亦即正当出现锋电位的时期内，不可能再接受任何新的刺激而出现新的锋电位，因而也不可能发生两次锋电位的叠加，这一时期称为绝对不应期。绝对不应期之后，还接着有一个相对不应期出现，标志着一些失活的 Na^+ 通道已开始恢复，这时只有一些较正常时更强的刺激才能引起新的兴奋。

造成动作电位很快出现下降支的另一个重要因素，就是大约在 Na^+ 通道失活的同时，膜结构中的电压门控 K^+ 通道的开放。这一类 K^+ 通道不同于维持细胞静息电位的 K^+ 通道。这时由于膜内的高 K^+ 浓度，出现了 K^+ 的外流，使膜内电位变负，最后恢复到静息时的 K^+ 平衡电位的状态。

在静息状态时，细胞膜外 Na^+ 浓度大于膜内，Na^+ 有向膜内扩散的趋势，而且静息时膜内存在着相当数值的负电位，这种电场力也吸引 Na^+ 向膜内移动；但是，由于静息时膜上的 Na^+ 通道多数处于关闭状态，膜对 Na^+ 相对不通透，因此，Na^+ 不可能大量内流。当细胞受到一个阈刺激（或阈上刺激）时，电压门控 Na^+ 通道开放，膜对 Na^+

的通透性突然增大，并且超过了膜对 K^+ 的通透性，Na^+ 迅速大量内流，以至膜内负电位因正电荷的增加而迅速消失；由于膜外高 Na^+ 所形成的浓度势能，使得 Na^+ 在膜内负电位减小到零电位时仍可继续内移，进而出现正电位，直至膜内正电位增大到足以阻止由浓度差所引起的 Na^+ 内流时，膜对 Na^+ 的净通量为零，从而形成了动作电位的上升支，这时膜两侧的电位差称为 Na^+ 平衡电位。Na^+ 平衡电位的数值也可根据 Nernst 公式算出，计算所得的数值与实际测得的动作电位的超射值相接近，后者略小于前者。

但是，膜内电位并不停留在正电位状态，而是很快出现动作电位的复极相，这是因为 Na^+ 通道开放的时间很短，很快就进入失活状态，从而使膜对 Na^+ 的通透性变小。与此同时，电压门控 K^+ 通道开放，于是膜内 K^+ 在浓度差和电位差的推动下又向膜外扩散，使膜内电位由正值又向负值发展，直至恢复到静息电位水平。膜电位在恢复到静息电位水平后，钠泵活动加强，将动作电位期间进入细胞的 Na^+ 转到细胞外，同时将外流的 K^+ 转运入细胞内，从而使膜内外离子分布也恢复到原初静息水平。

锋电位具有动作电位的主要特征，是动作电位的标志。动作电位的峰值在 $+40 \sim +50$ mV，非常接近于 E_{Na}（$+50 \sim +70$ mv）。

大脑缺氧或缺血几秒钟即可产生脑电活性减慢，并伴有皮质激发动作电位的抑制和意识丧失，局部缺氧还可引起快速神经元损伤。氧剥夺对中枢神经元的损伤取决于离子稳态的破坏和兴奋性神经递质的释放。在早期阶段，神经元对低氧的反应依赖于离子通道的调节。在大多数皮质和海马神经元中，低氧引起神经细胞产生超极化，这主要是由 Ca^{2+} 激活钾通道（K_{Ca}）和 K_{ATP} 通道的激活引起的，神经细胞的这些反应具有保护作用。但持续发生严重低氧几分钟后，神经元即发生不可逆的除极化，伴有大量 Na^+ 和 Ca^{2+} 的摄取，加速神经元死亡[11]。

（三）兴奋性与兴奋

动作电位的产生是细胞兴奋的标志。一般来说，当机体、器官、组织或细胞受到刺激时，功能活动由弱变强或由相对静止转变为比较活跃的反应过程或反应形式，称为兴奋（excitation）。兴奋被看作是动作电位的同义语或动作电位的产生过程。并不是所有的细胞接受刺激后都能产生动作电位。凡在受刺激后能产生动作电位的细胞，称为可兴奋细胞。

可兴奋细胞受刺激后产生动作电位的能力称为细胞的兴奋性。如果细胞对很弱的刺激就能发生反应，产生动作电位，就表示该细胞具有较高的兴奋性；如果需要较强的刺激才能引起兴奋，则表明细胞的兴奋性较低。

（四）阈电位

不是任何刺激都能触发动作电位，只有当某些刺激引起膜内正电荷增加，即负电荷减小（去极化）并减小到一个临界值时，细胞膜中的 Na^+ 通道才大量开放而触发动作电位，这个能触发动作电位的膜电位临界值称为阈电位。

在自然情况下，到达阈电位值的去极化会引起一定数量的 Na^+ 通道的开放，而由此引起的 Na^+ 内流会造成膜的进一步去极化，这就会引起更多 Na^+ 通道开放和更大的开放概率，如此反复，就会出现一个"正反馈"，或称为再生性循环的过程，其结果是出现一个不再依赖于原刺激而使膜内 Na^+ 通道迅速而大量开放，使膜外 Na^+ 快速内流的过程，直至达到 Na^+ 的平衡电位，形成锋电位的上升支。膜原初的去极化在未达到阈电位的情况下，也会引起一些 Na^+ 通道的开放，并造成新的去极化；但较阈电位的去极化程度为小，它可被当时维持 K^+ 平衡电位的 K^+ 外流所抵消，不能引起动作电位。

所谓阈强度是指能使细胞产生动作电位的最小刺激强度。比阈强度弱的刺激，称为阈下刺激，它只能引起低于阈电位值的去极化，不能发展为动作电位。在刺激超过阈强度后，动作电位的上升速度和所能达到的最大值，就不再依赖于所给刺激的强度大小。

（五）神经细胞的兴奋性变化周期

在兴奋发生的当时以及兴奋后最初的一段时间，无论施加多强的刺激也不能使细胞再次兴奋，这段时间称为绝对不应期。处在绝对不应期的细胞，阈刺激无限大，表明细胞失去兴奋性。在绝对不应期之后，细胞的兴奋性逐渐恢复，在一定时间内，受刺激后可发生兴奋，但刺激强度必须大于原来的阈强度，这段时期称为相对不应期。相对不应期是细胞兴奋性从无到有直至接近正常的一个恢复时期。相对不应期过后，有的细胞还会出现兴奋性的波动，即轻度的高于正常水平或低于正常水平，分别称为超常期和低常期（图 2-8 和表 2-2）。绝对不应期大约相当于锋电位发生的时间，所以锋电位不会发生叠加，而且产生锋电位的最高频率也受到绝对不应期的限制。

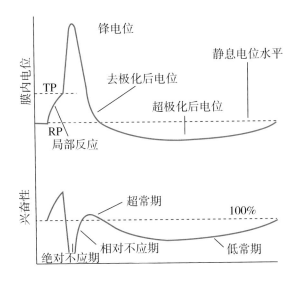

图 2-8　神经纤维兴奋过程中兴奋性的变化
横坐标为时间；TP. 阈电位；RP. 静息电位

response）或局部兴奋（local excitation）（图 2-9）。

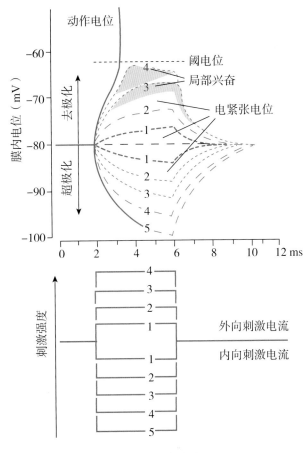

图 2-9　局部兴奋

三、局部兴奋

（一）概念

阈下刺激能引起该段膜中所含 Na^+ 通道的少量开放，这时少量 Na^+ 内流造成的去极化和电刺激造成的去极化叠加起来，在受刺激的膜局部出现一个较小的去极化，称为局部反应（local

（二）特点

1. 局部兴奋不是全或无的。
2. 局部兴奋不能在膜上远距离传播，可以电紧张性扩布的形式使邻近的膜也产生类似的去极化。
3. 局部兴奋可以总和，包括空间性总和与时间性总和。

表2-2　神经细胞兴奋性变化周期的特点

分期	与动作电位的相应关系	兴奋性	持续时间（ms）	机制
绝对不应期	锋电位	降至零	0.3 ~ 0.5	钠通道开放后完全失活，不能立即再次被激活
相对不应期	负后电位前期	逐渐恢复	3	钠通道部分恢复
超常期	负后电位后期	超过正常	12	钠通道大部分恢复，而膜电位靠近阈电位
低常期	正后电位	低于正常	70	钠泵活动增强，使膜电位值加大，膜电位与阈电位的距离加大

（三）局部兴奋与动作电位的区别

表2-3　局部兴奋与动作电位的区别

项目	局部兴奋	动作电位
刺激强度	阈下刺激	阈刺激或阈上刺激
不应期	无	有
开放的钠通道	较少	多
电位幅度	小（在阈电位以下波动）	大（达阈电位以上）
电位幅度的变化	随阈下刺激强度的增大而增大	一旦产生动作电位，增加刺激强度，幅度不再增加
总和	有（包括时间或空间总和）	无
"全或无"特点	无	有
传播特点	呈电紧张性扩布，随时间和距离的延长迅速衰减，不能连续向远处传播	能以局部电流形式连续而不衰减地向远处传播

四、兴奋在同一细胞上传导的机制和特点

（一）兴奋在同一细胞上传导的机制

可兴奋细胞的特征之一，是其任何一个部位的膜所产生的动作电位，都可沿着细胞膜向周围传播，使整个细胞的膜都经历一次与被刺激部位同样的跨膜离子移动，表现为动作电位沿整个细胞膜的传导。例如，一条枪乌贼的无髓鞘神经纤维的某一小段，因受到足够强的外加刺激而出现动作电位，即该处出现膜两侧电位的暂时性倒转，由静息时的内负外正变为内正外负，但和该段神经相邻接的神经段仍处于安静时的极化状态；由于膜两侧的溶液都是导电的，于是在已兴奋的神经段和与其相邻的未兴奋的神经段之间，将由于电位差的存在而出现电荷移动，称为局部电流。局部电流的运动方向是：膜外的正电荷由未兴奋段移向已兴奋段，而膜内的正电荷则由已兴奋段移向未兴奋段。这样流动的结果，是造成未兴奋段膜内电位升高而膜外电位降低，亦即引起该处膜的去极化；当膜的去极化达到阈电位水平时，就会大量激活该处的 Na^+ 通道而导致动作电位的出现。所谓动作电位的传导，实际是已兴奋的膜部分通过局部电流"刺激"未兴奋的膜部分，使之出现动作电位。这样的过程在膜表面连续进行下去，就表现为兴奋在整个细胞上的传导。

在有髓鞘神经纤维上，由于构成髓鞘的脂质是不导电或不允许带电离子通过的，只有在髓鞘暂时中断的郎飞结处，轴突膜才能与细胞外液接触，使跨膜离子的移动得以进行。因此，当有髓鞘纤维受到外来刺激时，动作电位只能在邻近刺激点的郎飞结处产生，局部电流也只能在相邻的郎飞结之间形成。因此，动作电位的传导表现为跨过每一段髓鞘而在相邻的郎飞结处相继出现，这称为兴奋的跳跃式传导。跳跃式传导时的兴奋传导速度，显然要比无髓鞘纤维或一般肌细胞的传导速度快得多，而且还是一种"节能"的传导方式（图2-10）。

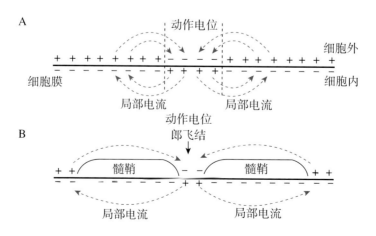

图 2-10　动作电位传导的过程

A．无髓鞘纤维的顺次传导；B．有髓鞘纤维的跳跃式传导

（二）传导的特点

（1）双向性：神经纤维上任何一点受到有效刺激而发生兴奋时，冲动会沿神经纤维向两端同时传导。

（2）绝缘性：一条神经干包含有许多神经纤维，各条纤维上传导的冲动互不干涉。

（3）安全性：对单一细胞来说，局部电流的强度常可超过引起邻近膜兴奋所必需的阈强度的数倍以上，因而以局部电流为基础的传导过程是相当"安全"的，一般不会出现传导"阻滞"。

（4）不衰减性：动作电位在同一细胞上传导时，其幅度和波形不会因传导距离的增加而减小，这种扩布称为不衰减性扩布。

（5）相对不疲劳性：兴奋在神经纤维上传导与经突触传递相比较，前者能够较为持久地进行，即兴奋在神经纤维上的传导具有相对不易发生疲劳的特征。

（6）神经纤维结构和功能的完整性：要实现冲动沿神经纤维传导的功能，要求神经纤维在结构和功能上都是完整的。

五、低氧与神经细胞生物电变化

轻度的低氧，可通过神经系统自身调节方式，利用血液重新分布的特点获得充足的氧，进而避免低氧对神经组织的损伤；在中、重度低氧或失代偿情况下，脑细胞将遭受显著的损伤，甚至出现不可逆死亡。低氧期间，无论是中枢神经系统还是周围神经系统均会出现不同程度的生物电变化，最初的改变与神经低氧习服活动有关，严重的低氧可能触发异常的生物电变化，出现各种临床症状和体征，继而诱导神经元及其周围组织的损伤。

（一）中枢神经元生物电变化

陈秀，陈莉芬等[12]应用原代培养海马神经元经混合气（95%N_2/5%CO_2）饱和人工脑脊液灌流缺氧，选取灌流10、15、20、25、30、35、40、45分钟后8个时段，采用全细胞记录模式测定神经细胞膜电位和神经细胞阈强度。结果显示缺氧处理15、20分钟后神经细胞膜电位数值升高；而缺氧处理30、35、40、45分钟后神经细胞膜电位数值低于对照组膜电位。神经细胞缺氧处理15、20分钟后，其阈强度高于对照组，而缺氧处理30、35、40、45分钟后神经细胞阈强度低于对照组。表明缺氧早期神经细胞膜电位呈现超极化，阈强度增高，兴奋性降低；随缺氧程度加剧，神经细胞膜电位呈现去极化，阈强度减低，兴奋性增高。

（二）周围神经元生物电变化

李爱等[13]应用新鲜分离的小鼠背根神经节小细胞，采用全细胞膜片钳记录I_K电流。当小细胞缺氧时，钾通道在3分钟之内即可发生变化，表现为绝大多数（86%，6/7）细胞的I_K减弱，1个细胞（14%，1/7）的I_K电流增强；缺氧1分钟时I_K减弱，3分钟时产生最大抑制。当测试电位从+10 mV增至+70 mV时，急性缺氧显著性降低I_K，I_K电流密度降低最大幅度从（304.4±122.9）降为（253.9±106.4）pA.pF-1，但I_K稳态激活曲线无明显变化。结果表明急性缺氧抑制小鼠背根神经节小细胞I_K电流，而I_K电流的抑制作用可能是周围神经细胞对缺氧的一种适应和保护机制。

参考文献

[1] David M. Panchision. The role of oxygen in regulating neural stem cells in development and disease. Cell Physiol，2009，220：562-568.

[2] Chen HL，Pistollato F，Hoeppner DJ，et al. Oxygen tension regulates survival and fate of mouse central nervous system precursors at multiple levels. Stem Cells，2007，25（9）：2291-2301.

[3] Fan X，Heijnen CJ，van der Kooij MA，et al. The role and regulation of hypoxia-inducible factor-1alpha expression in brain development and neonatal hypoxic-ischemic brain injury. Brain Res Rev，2009，62（1）：99-108.

[4] 郭向飞，赵雅宁，李建民. PI3K/mTOR/自噬通路在间歇性低氧加重全脑缺血大鼠神经损伤中的作用. 中国医科大学学报，2017（46）1：62-67.

[5] CHOI D W. Calcium-mediated neurotoxicity：relationship to specific channel types and role in ischemic damage. Trends Neural，1988，11（10）：465.

[6] Philip EB，Paul HD. Adaptive responses of vertebrate neurons to hypoxia，2002，205：3579-3586.

[7] Sunil K，Sonia G，Tanzeer K，et al. Neurometabolic and structural alterations in rat brain due to acute hypobaric hypoxia：in vivo 1H MRS at 7T.NMR Biomed，2014，27：341-347.

[8] 刘彩霞，鲍海华，李伟霞.慢性高原病患者脑灰质变化的VBM-MRI研究.磁共振成像，2014（5）3：211-215.

[9] 李超伟，鲍海华，孔德民.基于体素形态学测量技术对高原地区正常成人脑结构的研究.磁共振成像，2016（7）1：1-5.

[10] 何盈，鲍海华，王芳芳.低海拔正常成人移居高海拔地区2年后脑的适应性变化.山东医药，2017（57）38：92-94.

[11] Lipton P.Ischemic cell death in brain neurons. Physiol Rev，1999，79（4）：1431-568.

[12] 陈秀，陈莉芬，吴万福.缺氧对离体培养的海马神经元兴奋性的影响.重庆医学，2011，40（13）：1257-1259.

[13] 李爱，曹雪松，曹雪红.缺氧对小鼠背根神经节细胞 I_K 电流的影响（英文）.东南大学学报（医学版），2008（4）：233-237.

（曹成珠）

第三章

低氧与神经递质

神经系统对低氧敏感是不争的事实，但是否出现损伤与下列因素有关：①低氧程度：轻度低氧或机体代偿能力的增强能够完全预防低氧对神经系统的损伤，只有中、重度低氧或机体代偿能力下降才会出现神经系统的损伤；②神经功能分布区域：轻度低氧对心血管中枢和呼吸中枢而言，并不能引起显著损伤，反而使该区域神经活动增强，通过对呼吸系统和心血管系统活动的调控，增加对氧的摄取、传递和利用，以克服外界低氧对机体的损伤。而有些与学习、记忆相关的细胞，即使在轻度低氧下，也容易发生损伤。许多研究认为低氧对神经细胞的损伤可能与一些神经递质及其受体表达水平有关。比如，当给大鼠注射乙酰胆碱激动剂后，可显著降低海马组织小胶质细胞激活状态，并能够减轻低氧对海马组织的损伤。无论在体或离体（细胞培养）低氧均会使中枢胆碱能神经元出现不同程度的损伤，导致突触前膜中乙酰胆碱合成和释放减少，而其突触后受体数量也显著减少，影响胆碱能神经信号的传递；另一方面，乙酰胆碱受体的减少，使环－磷酸腺苷（cyclic adenosine monophosphate，cAMP）反应元件结合蛋白（cAMP response element binding protein，CREB）磷酸化水平下降，胞内的 cAMP 水平下降，蛋白激酶 A（protein kinase A，PKA）调节亚基不能解离而进入细胞核，无法启动下游靶基因转录，影响神经元突触可塑性和神经网络结构的形成。如果给予 M 型受体和 N 型受体激动剂，可提高 CREB 磷酸化水平，促进神经生长，防止认知功能障碍等脑部疾病的发生；给予间歇性低氧，会使大鼠前脑皮质和海马组织中的 N 型乙酰胆碱受体 α_4 亚单位表达显著降低，同时伴随大鼠在水迷宫中寻找平台的路径延长，以及在平台象限停留的时间比率下降，这种改变随暴露低氧时间的延长而显著变化，表明乙酰胆碱受体表达量可影响大鼠的认知功能。相比一般神经细胞，含有丰富 N 型受体的神经细胞在低氧环境中很少会发生浆膜降解和 DNA 片段的断裂，说明胆碱受体数量的增多能够防止低氧对神经细胞的损伤。机体暴露于高原低氧环境，容易发生睡眠呼吸紊乱，称之为高原睡眠呼吸暂停综合征，N 型乙酰胆碱受体 β_2 亚基的存在能够防止低氧性睡眠呼吸紊乱的发生，当敲除 N 型乙酰胆碱受体 β_2 亚基后，呈现觉醒机制减弱和呼吸驱动增强的趋势，低氧下通气反应比未敲除时显著增加，表明低氧下 N 型乙酰胆碱受体 β_2 亚基的缺失具有潜在的兴奋作用和减弱抑制性神经递质水平的作用。HIF-1 是组织细胞对低氧适应或反应的主要调节因子，除低氧能够使其水平增加外，其他非低氧性因素也能增加 HIF-1 水平，如内皮细胞生长因子、前列腺素、NO 供体等。M 型胆碱受体信号也能够诱导 HIF-1α 表达和转录活性，M 型胆碱受体（主要为 M1 和 M3 亚型）信号通路一方面抑制 HIF-1α 的羟基化和被降解反应，另一方面增加 HIF-1α 的合成，这种作用可被磷脂酰肌醇 3 激酶（phosphatidylinositol 3 kinase，PI3K）、丝裂原活化蛋白激酶（mitogen activated protein kinase，MAPK）和酪氨酸激酶（tyrosine kinase，TK）信号通路的抑制剂阻断。而 HIF-1 又能够调节大多数神经递质的合成、释放及其受体表达，调节低氧环境下的神经活动。因此，低氧下 HIF-1 与神经递质之间存在相互作用的特征。

第一节 神经递质和受体

一、神经递质和调质

神经递质（neurotransmitter，NT）是神经组织细胞间的信息载体，参与突触间的信息传递。神经递质由突触前神经元合成并运至末梢处释放，经突触间隙扩散至突触后膜，并与突触后神经元或效应器细胞上的相应受体相结合，根据递质所携带信息特性的不同，使突触后膜产生相应的生物效应，即兴奋或抑制。

作为经典神经递质的条件：①能够在富有递质前体物质和酶系统的突触前神经元中合成；②递质储存在突触囊泡内，当兴奋到达时，突触囊泡在骨架结构的引导下，通过轴浆运输过程到达突触前膜，并与突触前膜融合，将递质释放入突触间隙；③具有携带信息的能力，可将信息从突触前神经元传递到突触后神经元；④突触后膜上存在与递质相结合的特异性受体；⑤在某些酶的作用下失活或被突触前膜重新摄取；⑥用递质类似物或受体阻断剂能加强或阻滞突触间的传递作用。随着信息传递领域研究的发展，有些信息传递物质并不完全符合上述要求，如气体信号分子一氧化氮（NO）、一氧化碳（CO）、硫化氢（H_2S）以及神经肽物质等。

神经调质（neuromodulator，NM）：在神经系统中，仅对递质在突触传递的效率起调节作用，本身并不直接负责突触间的信息传递的一类化学物质，称之为神经调质。越来越多的研究发现，神经调质也可以作为"信使"，参与突触间的信息传递过程，其在某些状态下扮演着调质的角色，而在另一些状态下发挥递质的功能。因此，神经调质又可被认为是神经递质的一种。不同之处在于神经递质负责突触间信息传递的主要任务，能够与突触后相应受体结合，使突触后神经元产生兴奋或抑制的反应；而神经调质作用于突触后膜受体后，通过第二信使或膜的兴奋性而间接发挥突触间信号的传递作用。

作为神经内分泌细胞的中枢和周围神经元可合成和分泌不同的神经递质/调质，有多种神经递质或调质的合成会受到有氧氧化限速酶的调控。外界低氧可扰乱机体内环境氧的稳态，后者可通过改变神经递质的合成影响神经元的功能。神经系统调控全身各系统，其中神经递质扮演着关键的作用。

机体通常暴露于两种低氧环境，一种为持续性低氧，如高原世居者和长期移居者（久居者）；另一种为间歇性低氧，如伴随周期性呼吸障碍的夜间睡眠呼吸暂停综合征和平原地区间断吸氧实验。两种低氧环境对神经递质或调质合成的影响不尽相同。根据化学特性，神经递质被分成：

1．生物胺类　包括多巴胺（dopamine）、去甲肾上腺素（norepinephrine）、肾上腺素（epinephrine）、5-羟色胺（5-hydroxytryptamine）、组胺（histamine）等。

2．乙酰胆碱类　乙酰胆碱（acetylcholine）。

3．兴奋和抑制性氨基酸　如谷氨酸（glutamate）、天冬氨酸（aspartate）、γ氨基丁酸（γ-amino butyric acid）、甘氨酸（glycine）、牛磺酸（taurine）等。

4．生物活性肽　①α酰胺肽类：肾上腺髓质素、P物质、神经肽Y、血管活性肠肽、缩胆囊素、神经节肽、胃泌素、抗利尿激素、降钙素、催产素等；②非α酰胺肽类：血管紧张素Ⅱ、内皮素1、心钠素、神经降压素、脑啡肽、β内啡肽等。

5．气体分子　如一氧化氮、一氧化碳、硫化氢等。

二、受体

（一）受体的概念和特性

1．受体的概念　受体（receptor）是指细胞膜或细胞内能与某些化学物质（如递质、调质、激素等）发生特异性结合，并诱发生物效应的特殊生物分子。能与受体发生特异性结合并产生生物效应的化学物质称为受体的激动剂；能与受体发生特异性结合但不产生生物效应的化学物质称为受体的拮抗剂；二者统称为配体。

2．受体的特性　①特异性；②饱和性；③可逆结合性；④活性可变化性，包括反应性增高（致敏现象）或受体数目增加（上调），和反应性减弱（脱敏现象）或受体数目减少（下调）。

3．受体的分类

（1）以不同的天然配体进行分类和命名：如以乙酰胆碱为天然配体的胆碱受体，和以去甲肾上腺素为天然配体的肾上腺素受体。各类受体还可进一步分出若干层次的亚型。受体亚型的出现，表明一种递质能选择性地作用于多种效应器细胞而产生多种多样的生物学效应。

（2）根据受体激活的机制将受体分为：①离子通道型受体或促离子型受体：如神经-骨骼肌接头处的N型ACh门控通道；②G蛋白偶联受体或促代谢型受体：如肾上腺素受体。

（二）根据神经递质分类的受体

1．胆碱受体（ACh-R）　胆碱受体分为毒蕈碱受体（muscarinic receptor，M-R）和烟碱受体（nicotinic receptor，N-R）两型。①M-R分M_1～M_5五个亚型。M-R兴奋表现为平滑肌收缩、心脏抑制、消化腺分泌、汗腺分泌和骨骼肌血管舒张等，可被阿托品阻断。②N-R分神经原型烟碱受体（N_1）和肌肉型烟碱受体（N_2）2个亚型。N_1

被筒箭毒碱和六羟季铵阻断，N_2 被筒箭毒碱和十羟季铵阻断。

2. 肾上腺素受体（adrenergic receptor） 能与肾上腺素（adrenaline，Adr）和去甲肾上腺素（noradrenaline，NA）结合的受体称为肾上腺素受体，分 α（$α_1$、$α_2$）和 β（$β_1$、$β_2$ 和 $β_3$）受体两型。肾上腺素受体特征：①肾上腺素受体与 M 受体具有高度同源性，结构十分相似，作用机制也通过 G 蛋白介导；②α 受体（主要是 $α_1$ 受体）产生的效应主要是兴奋性的，β 受体（主要是 $β_2$ 受体）产生的效应主要是抑制性的；③去甲肾上腺素对 α 受体的作用较 β 受体强；肾上腺素对 α 和 β 受体的作用都强；异丙肾上腺素主要对 β 受体有强烈作用。

肾上腺素受体阻滞药：①α 受体阻滞：酚妥拉明（主要是 $α_1$ 受体）和育亨宾（$α_2$ 受体）；②β 受体阻滞：普萘洛尔（$β_1$、$β_2$ 受体）、阿替洛尔（$β_1$ 受体）和丁氧胺（$β_2$ 受体）。

3. 氨基酸受体 ①谷氨酸受体：有促代谢型（metabotropic）glu 受体（L-AP4-glu-R、ACPD-glu-R）和促离子型（ionotropic）glu 受体（NMDA-glu-R 促 Na^+ 和 Ca^{2+} 内流、K^+ 外流，KA-glu-R 和 AMPA-glu-R 促 Na^+ 内流、K^+ 外流）两类；②GABA 受体：分为 GABAA（Cl^- 通道）和 GABAB（促代谢型受体，激活后可增加 K^+ 通道的电导）两型。

4. 阿片样肽受体 属 G 蛋白偶联受体，其配体是阿片肽物质。经典的阿片肽受体有 μ（β- 内啡肽）、κ 和 δ（强啡肽）三种受体。20 世纪 90 年代发现了孤啡肽受体（orphanin-FQ，OFQ）。

5. 其他受体系统

（1）嘌呤受体：又称为腺嘌呤核苷受体（adenine nucleoside receptors，AR），也称 P_1 受体，分为 A_1R、$A_{2A}R$、$A_{2B}R$、A_3R。AR 受体如同 G 蛋白受体，也为膜蛋白组成部分。在中枢神经系统，腺嘌呤核苷由神经元释放，可以激活 AR 发挥生物学效应；反过来，腺嘌呤核苷又可抑制神经元活性及神经递质的释放，并对局部缺血起保护作用。

（2）嘌呤 P_2 受体：P_2 受体分为 P_2X、P_2Y、P_2T、P_2Z、P_2D 和 P_2U 亚型。

（3）组胺受体：分为 H_1、H_2、H_3（突触前）三种亚型，可通过 G 蛋白介导与不同的第二信使产生效应。H_1 受体被激活，可通过 IP_3 途径引起细胞内 Ca^{2+} 增加，主要分布于脑血管以及肥大细胞中，在中枢其他组织中也有分布；H_2 受体在脑组织分布很不均匀，以下丘脑和网状结构含量较高，H_2 受体激动呈现抑制（H_1 受体激活呈现兴奋），分布的受体被激活可增加细胞内的 cAMP；H_3 受体主要分布的中枢与周围神经末梢（突触），该受体被激活可减少 Ca^{2+} 内流。

（4）内皮素受体：内皮素受体（endothelin receptors，ETRs）属于 G 蛋白偶联受体家族，分为内皮素 A 受体（ET_A）、B 受体（ET_B）和 C 受体（ET_C）。在中枢神经系统，ET_A 主要分布于脑血管，ET_B 主要分布于脉络丛上皮细胞、神经胶质细胞和其他脑组织，ET_C 主要分布于神经组织。

（5）血管内皮生长因子受体：主要分布于脑血管，属于酪氨酸激酶受体，包括 VEGFR-1（Flt-1）、VEGFR-2（KDR）、VEGFR-3 和非酪氨酸激酶受体，还包括神经纤维网蛋白（NRP-1 和 NRP-2）。

6. 非受体性信号递质 NO、CO、H_2S 等气体分子直接进入细胞，激活鸟苷酸环化酶。

（三）根据突触部位分类的受体

1. 突触前受体 分布于突触前膜的受体称为突触前受体。突触前受体的作用是调节神经末梢的递质释放，主要抑制突触前膜对相关递质的过度释放（图 3-1）。

2. 突触后受体 是一种膜蛋白，能与相应的神经递质结合而使突触后膜产生兴奋或抑制。神经递质的种类很多，受体的种类相应也很多。虽然一种受体只与相应的一种神经递质结合，但一种神经递质却有不止一种受体。如乙酰胆碱受体就有 N 型（兴奋型）和 M 型（多数为兴奋型，少数为抑制型），去甲肾上腺素受体亦有 α 和 β 两类。所以，突触的兴奋或抑制，不仅取决于神经递质的种类（如 γ- 氨基丁酸是脑内一种抑制性神经递质），更重要的还取决于受体的类型。

3. 受体的调节 递质分泌不足时，受体的数量逐渐增加，亲和力逐渐升高，称为受体的上调。递质释放过多时，受体的数量逐渐减少，亲和力逐渐降低，称为受体的下调。

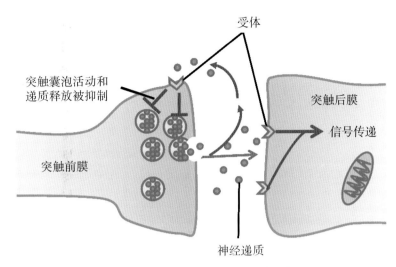

受体

突触囊泡活动和
递质释放被抑制

突触后膜

信号传递

突触前膜

神经递质

图 3-1　突触前受体调节递质释放示意图

三、主要的递质和受体系统

（一）去甲肾上腺素、肾上腺素及其受体

在中枢，以去甲肾上腺素为递质的神经元称为去甲肾上腺素能神经元。胞体主要位于中脑网状结构、脑桥的蓝斑以及延髓网状结构的腹外侧。纤维向上投射到大脑皮质、边缘前脑和下丘脑；向下投射至脊髓；其余分布在低位脑干内部。以肾上腺素为递质的神经元称为肾上腺素能神经元。胞体主要位于延髓。纤维向上投射到脑干、间脑和边缘前脑；向下投射至脊髓侧角。在外周，多数交感节后纤维释放去甲肾上腺素。以去甲肾上腺素为递质的神经纤维称为肾上腺素能纤维。能与去甲肾上腺素结合的受体称为肾上腺素受体，分为 α 受体和 β 受体两种。α 受体又有 α_1 和 α_2 两种亚型，β 受体可分为 β_1、β_2、β_3 三种亚型。所有的肾上腺素受体都属于 G 蛋白偶联受体，广泛存在于中枢和周围神经系统。分布有肾上腺素受体的神经元称为肾上腺素能敏感神经元。中枢去甲肾上腺素能神经元参与心血管活动、情绪、体温、摄食和觉醒的调节；肾上腺素能神经元参与心血管活动的调节。

在外周，多数交感节后纤维支配的效应器细胞膜上都有肾上腺素受体，但不同效应器上分布的受体种类有所不同，有的仅有 α 受体或 β 受体，有的两者兼有。例如，心肌有 β_1 受体，血管平滑肌上有 α 和 β 两种受体，皮肤、肾、胃肠平滑肌以 α 受体为主，肝和骨骼肌血管以 β 受体为主。

去甲肾上腺素对 α 受体作用强，肾上腺素对 α 受体和 β 受体的作用都强，异丙肾上腺素对 β 受体作用强。

去甲肾上腺素与 α 受体结合引起血管、子宫、瞳孔括约肌收缩，但使小肠舒张。去甲肾上腺素与平滑肌的 β_2 受体结合使平滑肌舒张，与心肌的 β_1 受体结合使心脏活动加强。β_3 受体分布于脂肪组织，与脂肪分解有关。酚妥拉明阻断 α_1 和 α_2 受体，哌唑嗪阻断 α_1 受体，育亨宾阻断 α_2 受体。普萘洛尔（心得安）阻断 β_1 和 β_2 受体，阿替洛尔和美托洛尔阻断 β_1 受体，丁氧胺（心得乐）阻断 β_2 受体。可乐定是 β_2 受体激动药（表 3-1）。

（二）乙酰胆碱及其受体

以乙酰胆碱为递质的神经元称为胆碱能神经元。在中枢，胆碱能神经元包括脊髓前角运动神经元、丘脑的特异性感觉投射神经元以及脑干网状结构上行激动系统的各个环节，同时胆碱能神经元也分布在纹状体、边缘系统的梨状区、杏仁核、海马等部位。以乙酰胆碱为递质的神经纤维称为胆碱能纤维。在外周，支配骨骼肌的运动神经纤维、所有自主神经节前纤维、大多数副交感神经节后纤维、少数交感神经节后纤维，都属于胆碱能纤维（表 3-2）。

能与乙酰胆碱特异性结合的受体称为胆碱受体。根据其药理特性，胆碱受体可分为毒蕈碱受体（M 受体）和烟碱受体（N 受体）两类。两类受体广泛分布于中枢和周围神经系统。分布有胆

表3-1 胆碱和肾上腺素受体分布、主要效应及受体阻滞药

受体	分布部位	主要效应	受体阻滞药
胆碱受体			
M 受体	副交感神经节后纤维支配的效应器，交感神经节后纤维支配的汗腺，交感舒血管纤维	副交感神经兴奋的效应，汗腺分泌，血管舒张	阿托品
N 受体			
N₁ 受体	神经节突触后膜	节后神经元兴奋	六烃季胺
N₂ 受体	运动终板	骨骼肌兴奋	筒箭毒
肾上腺素受体			
α 受体	大多内脏血管平滑肌、腺体	平滑肌兴奋、收缩	酚妥拉明
β 受体			
β₁ 受体	心脏、脂肪组织	心肌兴奋、脂肪分解	普萘洛尔
β₂ 受体	支气管、胃肠、血管等平滑肌	效应器官平滑肌舒张	吲哚洛尔

表3-2 外周神经递质及分泌部位

递质名称	递质分泌部位
乙酰胆碱（ACh）	躯体运动神经末梢
	交感、副交感神经节前纤维
	副交感神经节后纤维
	少数交感神经（汗腺、骨骼肌舒血管神经）节后纤维
去甲肾上腺素（NE）	大多数交感神经节后纤维

碱受体的神经元称为胆碱能敏感神经元。中枢胆碱能系统参与学习与记忆、觉醒与睡眠、感觉与运动、内脏活动以及情绪等方面的调节。

在外周，M 受体分布于大多数副交感神经节后纤维支配的效应器细胞、交感节后纤维支配的汗腺、骨骼肌血管的平滑肌细胞膜上。M 受体有 $M_1 \sim M_5$ 五种亚型，均为 G 蛋白偶联受体，可激活磷脂酶 C 和钾通道，抑制腺苷酸环化酶和钙通道，其中中枢神经系统主要分布的是 M_1、M_3、M_4 亚型；周围神经系统主要分布的是 M_1、M_2、M_3 亚型。乙酰胆碱与 M 受体结合，产生副交感末梢兴奋的效应，包括心脏活动抑制，平滑肌舒张，消化腺、汗腺分泌增加，骨骼肌血管舒张，称为 M 样作用。阿托品是 M 受体阻滞药。

N 受体存在于自主神经节的突触后膜和神经 - 骨骼肌接头的终板膜上，由 4 种亚单位组成，分别为 α、β、γ 和 δ，亚单位相互吸引构建出一个通道样结构，其中 2 个 α 亚单位是与 ACh 结合的部位，当其与 ACh 结合后，通道开放，调节钠离子、钙离子和钾离子的流动。乙酰胆碱与 N 受体结合，能兴奋自主神经节后神经元，也能引起骨骼肌收缩，称为 N 样作用。筒箭毒碱是 N 受体阻滞药。N 受体分为 N_1 和 N_2 两种亚型，前者分布于自主神经节突触后膜上，可被六烃季铵阻断；后者位于神经 - 骨骼肌接头的终板膜上，可被十烃季铵阻断。

（三）多巴胺及其受体

多巴胺系统存在于黑质 - 纹状体、中脑边缘系统和结节 - 漏斗部。脑内的多巴胺主要由黑质产生，沿黑质 - 纹状体投射系统分布，在纹状体储存。多巴胺受体有 $D_1 \sim D_5$ 五种亚型，都是 G 蛋白偶联受体。多巴胺系统参与对躯体运动、精神情绪活动、垂体内分泌功能及心血管活动的调节。

（四）5- 羟色胺及其受体

5- 羟色胺能神经元集中在低位脑干的中缝核内，纤维向上投射到纹状体、丘脑、下丘脑、边缘前脑和大脑皮质，向下投射到脊髓，其余分布在脑干内部。5- 羟色胺有 $5\text{-}HT_1 \sim 5\text{-}HT_7$ 七种受体。其中 $5\text{-}HT_3$ 是离子通道型受体，其余为 G 蛋白偶联受体。5- 羟色胺系统调节痛觉、精神情绪、睡眠、体温、性行为、垂体内分泌等功能。

（五）组胺及其受体

下丘脑结节乳头核内的组胺能神经元，发出纤维到达中枢的所有部位。组胺的 H_1、H_2、H_3 三种受体，广泛存在于中枢和周围神经系统内。组胺系统参与觉醒、性行为、腺垂体激素的分泌、血压、饮水和痛觉的调节。

（六）氨基酸类递质及其受体

氨基酸类递质有谷氨酸、天冬氨酸、γ- 氨基丁酸和甘氨酸，前两种为兴奋性氨基酸，后两种为抑制性氨基酸。轻度低氧并不影响某些氨基酸，如丙氨酸、天冬氨酸、γ- 氨基丁酸、谷氨酸、谷氨酰胺、丝氨酸等的合成。

1．兴奋性氨基酸　谷氨酸在中枢内分布极为广泛。谷氨酸受体有促离子型受体和促代谢型受体两类。促离子型受体又分为海人藻酸（KA）受体、使君子酸（AMPA）受体和 *N*- 甲基 -*D*- 天冬氨酸型（NMDA）受体三种类型。海人藻酸受体和使君子酸受体激活引起 Na^+ 内流、K^+ 外流，*N*- 甲基 -*D*- 天冬氨酸型受体激活还引起 Ca^{2+} 内流，使神经元兴奋。促代谢型受体有 11 种亚型。目前有关天冬氨酸的资料尚不多。

2．抑制性氨基酸　γ- 氨基丁酸存在于大脑皮质、小脑皮质和纹状体 - 黑质纤维中。γ- 氨基丁酸受体也分为促离子型（GABAA）受体和促代谢型（GABAB）受体两类，前者激活时增加 Cl^- 内流，后者激活时增加 K^+ 外流，引起突触后膜超极化产生抑制效应。甘氨酸分布于脊髓和脑干中，是脊髓闰绍细胞释放的递质。甘氨酸受体同时也是 Cl^- 通道，可被士的宁阻断。

（七）神经肽及其受体

神经肽是指分布于神经系统内起递质或调质作用的肽类物质。

1．速激肽　哺乳动物的速激肽包括 P 物质、神经激肽 A、神经激肽 K、神经肽 α、神经激肽 A（3-10）、神经激肽 B。神经激肽受体有 NK-1、NK-2、NK-3 三种，都是 G 蛋白偶联受体。P 物质是脊髓慢痛传入第一级突触的调质，在下丘脑起神经内分泌调节作用；也能引起肠平滑肌收缩、血管舒张和血压下降的效应。

2．阿片肽　阿片肽包括 β- 内啡肽、脑啡肽和强啡肽三类。β- 内啡肽分布于下丘脑、丘脑、脑干、视网膜和腺垂体等处，起抑制性调制作用。脑啡肽在脊髓后角调制痛觉的传入。强啡肽分布于中脑中央灰质、延髓头端腹侧和脊髓后角，阿片受体有 μ、κ、δ 三型，均为 G 蛋白偶联受体。激活 μ 受体可增加 K^+ 外流，引起中枢神经元和初级传入神经元超极化；激活 κ 和 δ 受体可导致 Ca^{2+} 通道关闭。

3．下丘脑调节肽和神经垂体肽　下丘脑调节腺垂体功能的肽类激素称为下丘脑调节肽。其中大部分激素及其受体也存在于下丘脑以外的脑区，如促甲状腺激素释放激素和生长抑素，在许多脑区作为递质调节感觉传入、运动传出和智能活动。生长抑素有 $SSTR_1$ ~ $SSTR_5$ 五种受体，都是 G 蛋白偶联受体。室旁核释放催产素和血管升压素的纤维向脑干和脊髓投射，具有调节交感和副交感神经活动的作用，并能抑制痛觉。

4．脑 - 肠肽　脑 - 肠肽是指在胃肠道和脑内双重分布的肽类物质，主要有缩胆囊素（CCK）、血管活性肠肽（VIP）、神经降压素、胃泌素释放肽等。脑内有 CCK-4 和 CCK-8 两种缩胆囊素，以及 CCK-A 和 CCK-B 两种缩胆囊素受体。缩胆囊素在脑内具有抑制摄食行为等多种作用。神经降压素和血管活性肠肽的受体均为 G 蛋白偶联受体。

5．其他　血管紧张素 II、心房钠尿肽、降钙素基因相关肽、神经肽 Y 等均存在于许多脑区，参与中枢神经系统的调节活动。

（八）嘌呤类递质及其受体

嘌呤类递质主要有腺苷和三磷酸腺苷（ATP）。腺苷是中枢神经系统中的抑制性调质。腺苷受体有 A_1、A_2A、A_2B、A_3 四种类型，均为 G 蛋白偶联受体。三磷酸腺苷有 P_2Y、P_2U、P_2X 和 P_2Z 四种受体，参与自主神经系统的快速突触反应和缰核的快反应。

（九）血管内皮生长因子（VEGF）

在脑组织中广泛表达，是血管形成的主要促进因子，也具有很高的血管通透性，特别是在低氧或炎症条件下呈现高表达，致血脑屏障通透性增大。VEGF 对中枢神经系统和周围神经系统内的神经元、胶质细胞具有神经营养和神经保护作用，特别是可以促进胚胎时期的轴突和新生儿树突的生成，以及促进受损区胶质细胞增生，促进脑保护作用。如果改变 VEGF 受体表达模式，可以促进突触的可塑性[1]。低氧能够引起血脑屏障通透性增加，这与 VEGF 等血管活性物质的参与有关，但是一般低氧情况下，血脑屏障的完整性并没有受到严重破坏，其原因就是大量 VEGF 的生成，促进了星形胶质细胞的增殖和耐低氧能力，一旦 VEGF 受到抑制，就会增加胶质细胞的死亡。低氧情况下，脑组织中 VEGF 高表达，HIF-1α 仅起部分作用，表明 VEGF 表达可能还受其他机制的调控。暴露于低氧环境下，脑组织就会产生大量的 VEGF，有人利用该原理对神经损伤区域进行低氧或 VEGF 基因 + 神经干细胞结合的方式治疗，这种方法能够通过触发生物通路显著提高基因传递效率[2]。

（十）其他

气体分子一氧化氮（NO）和一氧化碳（CO）具有神经递质的特征，能直接结合并激活鸟苷酸环化酶，引起生物效应。前列腺素和神经类固醇也被视为可能的递质。

低氧或周围神经损伤均会改变 NMDA 受体的活性，后者将诱导一氧化氮（NO）和与代谢通路相关的神经化学物质过量，导致神经细胞的退变或细胞死亡。急性低氧处理后，神经节中一氧化氮合酶（NOS）、NMDA 受体和降钙素基因相关肽免疫反应活性均上调，而线粒体色素氧化酶和乙酰胆碱酯酶活性下调。这种反应与低氧下产生过多的自由基，使能量代谢途径和神经递质功能受到干扰有关，最终结果是直接导致神经元损伤或死亡。随着暴露低氧时间的延长，神经节中的神经元细胞显著减少。但低氧并不会使低位脑干运动神经元出现显著的变化，剪断单侧迷走神经和舌下神经，会使损伤部位神经细胞中的 NOS 免疫活性迅速增加，NOS 水平上调与严重的神经元损伤呈正相关。低氧情况下，褪黑素可抑制 NOS 表达而减轻神经元损伤，具有剂量依赖性。

四、神经系统中的特殊蛋白及其特性

（一）脑红蛋白

脑红蛋白（neuroglobin，Ngb）于 2000 年由 Thorsten Burmester 首次发现并报道。该蛋白在中枢和周围神经系统中广泛表达，存在于整个新皮质，也存在于中脑、脑脊液、视网膜的感光层、丛状层和神经节细胞内以及内分泌系统，其中在鼻周、内嗅、颞侧皮质区、丘脑、下丘脑、脉络丛、嗅球和脑干神经核等区域表达最为丰富。脑红蛋白是一种球蛋白家族成员，参与对细胞氧稳态的维持功能，是一种能够与氧可逆性结合的细胞内血红蛋白，又称为神经球蛋白，其与氧的亲和力要比血红蛋白与氧的亲和力还要高，具有增加脑组织的氧利用率功能，可在低氧下维持脑细胞对氧的利用和能量代谢，发挥脑保护作用，因此具有"氧储备"的能力。低氧情况下，一种能够透过血脑屏障的脑红蛋白，即 TAT PTD/Ngb 可显著增强神经元的生存能力，提高抗凋亡蛋白 Bcl-2 的表达水平和降低凋亡因子 caspase-3 和 caspase-9 的水平，从而发挥保护脑细胞、防止低氧损伤的作用[3]。有研究发现，当 SD 大鼠暴露于低氧环境后，脑红蛋白及其 RNA 表达水平呈现"双峰"升高特点，即暴露于急性低氧时，出现一个显著上升状态，1 周后恢复正常；随后又开始缓慢升高，至 1 个月保持于一个较高水平。由此认为低氧时，脑红蛋白水平增加可以增强神经细胞对低氧的耐受性，是脑组织对缺氧的一种内源性保护反应[4]。有研究发现，脑红蛋白可受 HIF-1α 蛋白的调控，当 HIF-1α 蛋白过表达时可使脑红蛋白水平也增高；而敲除 HIF-1α 基因，可使神经细胞中的脑红蛋白水平显著降低，两者之间存在正相关。另外，脑红蛋白还参与了神经发育过程，神经干细胞上有丰富的脑红蛋白表达，并随神经干细胞分化而进一步诱导表达，其与神经元谱系标记物双皮质素蛋白表达一致，而与波形蛋白或胶质纤维酸性蛋白表达不一致，表明其参与了早期神经元的发育。脑红蛋白的高表达还可改善脑卒中、阿尔茨海默病以及其他神经性紊乱的症状[5]。

但也有研究认为中枢神经系统的脑红蛋白并不受低氧的影响，这与胞红蛋白不同，脑红蛋白可能是受其他低氧反应元件调控的。

（二）胞红蛋白

胞红蛋白（cytoglobin，Cygb）又名细胞球蛋白，也属于球蛋白家族成员，最早由日本科学家 Norifumi Kawada 于 2001 年在大鼠肝细胞中发现。

Thorsten Burmester 于 2002 年将该蛋白命名为胞红蛋白。胞红蛋白与脑红蛋白一样，主要参与对氧的储备和运输。胞红蛋白在所有大脑区域均有表达，包括大脑皮质所有层、嗅球、海马、杏仁核、基底节、丘脑、下丘脑、后丘脑、上视核、脊髓等部位，而且胞红蛋白与一氧化氮合酶的共定位水平很高，表明两种蛋白之间存在功能性关联机制[6]。编辑胞红蛋白的 CYGB 基因包含有保守的低氧反应元件（hypoxic response element，HRE）和 mRNA 稳定区，表明胞红蛋白受低氧的影响，受 HIF-1α 的调节[7]。胞红蛋白是一种广泛表达的六配位血红蛋白，可促进氧在组织中的传递。胞红蛋白不仅在神经元胞质中表达，也在细胞核中表达，无论是在离体或在体实验中，低氧均可上调 CYGB 基因和胞红蛋白水平，具有清除一氧化氮或活性氧的作用，降低脑细胞的氧化应激反应，从而增加脑组织对低氧的耐受能力；胞红蛋白水平的升高也会改善低氧对认知功能的损伤；胞红蛋白水平上调可以上调 VEGF mRNA 和蛋白水平，促进脑组织微小血管密度增大和直径增宽，同时可抑制 caspase-2、caspase-3 等凋亡因子的活性。因此，与脑红蛋白一样，胞红蛋白也是一种新的脑保护因子，通过抗氧化、抗凋亡以及促进脑微小血管生成等机制发挥低氧下脑保护作用。另外，胞红蛋白也参与低氧预处理脑保护作用的过程，因为低氧预处理后胞红蛋白水平远高于由直接低氧刺激所产生的水平。

但也有研究认为，无论持续性或间歇性低氧均不会增加脑组织中胞红蛋白表达量。

（三）突触蛋白

突触蛋白（synapsins）属神经元突触囊泡蛋白家族，黏附于突触囊泡表面，又称为外周性膜蛋白。目前已知的能够编码突触蛋白的基因有 3 个，分别编码突触蛋白 Ⅰ、突触蛋白 Ⅱ 和突触蛋白 Ⅲ。每一种突触蛋白又分为 α 亚型和 β 亚型，所有的突触蛋白都有一个功能未知的保守 N 末端磷酸化位点，是 cAMP 依赖性蛋白激酶 A、Ca^{2+}、钙调素依赖蛋白激酶的底物。其中突触蛋白 Ⅰ 在神经元中最为丰富，突触蛋白 Ⅱ 次之，突触蛋白 Ⅲ 最少。其主要功能就是通过逆行将突触小泡固定于肌动蛋白细胞骨架，调节突触前膜终末端的神经递质释放。除此之外，还具有使突触小泡对

接、融合和循环的作用。因此，突触蛋白成为突触功能和可塑性发挥作用的关键因子。突触蛋白可受到几种蛋白激酶和磷酸酶的精细调控，调控突触蛋白对突触小泡活动的作用。突触蛋白在神经元细胞外刺激至细胞内信号传递之间发挥着联结作用，也在神经可塑性调整过程中发挥着重要作用。一些神经性及行动异常疾病往往就是由于缺乏突触蛋白而引起。当敲除突触蛋白 Ⅱ 或同时敲除突触蛋白 Ⅰ 和 Ⅱ 后，动物仍可存活和生育，无明显的解剖学异常，但会使等位基因突变的数量和神经异常放电的频率成比例增加，也使突触电位降低，突触信号传递受到严重抑制，这种现象在双蛋白敲除中更为严重。突触蛋白的缺失会影响突触小泡的募集和成熟，导致突触小泡活动不稳定，影响突触信号传递。突触蛋白在兴奋性突触和抑制性突触中所扮演的角色是不同的，在兴奋性突触中，突触蛋白的缺失，并不影响单次刺激所引起的信号传递，但会对连续刺激引起的信号传递产生抑制作用，主要原因是第一次刺激引起突触小泡内容物完全释放后，没有足够的突触小泡能够感应第二次、第三次及以后的刺激，即突触小泡内容物释放后回收受阻，不能及时形成新的突触小泡，这表明突触蛋白具有调节突触小泡的募集作用，同时发现，当突触蛋白减少的同时，突触小泡的数量也平行减少。因此，突触蛋白是维持兴奋性突触中突触小泡数量的关键调节因子。相比之下，在抑制性突触中，突触的信号传递随突触蛋白的减少而被抑制，但并不影响突触抑制的动力学。另外，突触蛋白还参与对谷氨酸囊泡、γ 氨基丁酸突触囊泡的维持作用。突触蛋白 Ⅰ 的缺失可减少连续刺激引起的谷氨酸释放，增加兴奋性突触的易化性，减少抑制性突触的信号传递。突触蛋白 Ⅱ 缺失不会对单个动作电位释放的递质量产生影响，但能够易化突触抑制和强直后增强。突触蛋白 Ⅲ 的缺失将会降低抑制性突触的基础传递，但不影响兴奋性突触的基础传递。

突触蛋白对低氧比较敏感，当神经组织暴露于低氧后，突触蛋白 Ⅰ 在大脑皮质、海马的分布与常氧下相比无异，但在脑室下区，突触蛋白 Ⅰ 水平显著增高。无论在海马或脑室下区，低氧下突触蛋白 Ⅱ 表达均有显著增高[8]。低氧下突触蛋白水平的升高很容易促进谷氨酸等兴奋性神经递

质的释放，发生谷氨酸毒性反应，出现神经元异常放电和病理性改变。低氧预处理可以对神经组织起到保护作用，并促进神经细胞的生长。低氧预适应过程中神经细胞凋亡减少，谷氨酸和γ氨基丁酸水平增高，伴随着突触蛋白表达的增高[9]。

第二节　低氧对神经递质及其受体的影响

一、低氧对儿茶酚胺类物质的影响

（一）低氧对儿茶酚胺类物质合成的影响

儿茶酚胺类物质属于生物胺的一种，由多巴胺、去甲肾上腺素和肾上腺素组成，在脑、肾上腺、颈动脉体中广泛表达。儿茶酚胺类物质除参与细胞发育和能量代谢之外，在对中枢和外周心血管 - 呼吸功能调节中发挥着重要的作用。儿茶酚胺类物质来源于酪氨酸，在酪氨酸羟化酶的作用下，L- 酪氨酸转变成 L- 多巴，继而分别在芳香氨基酸脱氢酶、多巴胺 -β- 羟化酶和苯乙醇胺 N 甲基转移酶的促进下，转化为多巴胺、去甲肾上腺素和肾上腺素。

持续低氧期间，儿茶酚胺合成呈现先降后升的变化特征。低氧初期（几分钟至几小时），脑内的儿茶酚胺合成是下降的，之后逐渐恢复到正常水平（机体仍暴露于低氧环境）。肾上腺中儿茶酚胺合成也出现与脑内合成相似的变化。但在颈动脉体中，慢性低氧可促进多巴胺和去甲肾上腺素合成的增加，这可能与酪氨酸羟化酶活性出现变化有关，但相对于多巴胺脱羧酶活性，急性低氧下酪氨酸羟化酶活性变化并不明显。在中枢和周围神经系统中，持续性低氧对儿茶酚胺类物质的合成发挥着不同的效应。无论是常压低氧还是低压低氧，当机体持续暴露于低氧下，多巴胺和去甲肾上腺素水平均呈倍数地增加。间歇性低氧可使脑干中的多巴胺水平和肾上腺髓质中的去甲肾上腺素水平显著增加。因此，低氧可提高组织和细胞中的多巴胺和去甲肾上腺素水平。

（二）低氧对儿茶酚胺合成酶的影响

低氧除影响儿茶酚胺类物质的合成之外，也影响其合成酶的活性。儿茶酚胺合成的限速酶——酪氨酸羟化酶，和去甲肾上腺素合成酶——多巴胺 -β- 羟化酶需要大量的氧分子才能发挥其催化作用。

1. 酪氨酸羟化酶（tyrosine hydroxylase，TH）持续性低氧会增加颈动脉体、脑皮质和脑干中的酪氨酸羟化酶活性，同时伴随着酪氨酸羟化酶水平的上调，也使酪氨酸羟化酶的 mRNA 转录水平增加。同样的结果也在一些培养的细胞中出现，这与 HIF 有关，因为在 TH 启动子区域存在与 HIF 结合的反应元件。

间歇性低氧也会增加 TH 活性和 TH mRNA 的转录水平，但 TH 蛋白水平并无变化。尽管如此，间歇性低氧引起 TH 活性的增加与低氧通过 CaMK 和 PKA 途径对 TH 磷酸化过程中的翻译后修饰有关。给予短时程间歇性低氧，会使脑干中的酪氨酸活性增强，其机制为短时程间歇性低氧增加了活性氧（ROS）水平，ROS 继而激活 PKA/CaMK 等蛋白激酶及其信号通路，同时抑制脑干中的蛋白磷酸酶，这种蛋白激酶和磷酸酶之间的不平衡促使丝氨酸发生磷酸化作用，从而激活酪氨酸羟化酶的活性，增加了儿茶酚胺类递质的合成。给予长时程间歇性低氧，反而降低了脑干中酪氨酸羟化酶的活性，这与 ROS 水平有关，相比短时程低氧，长时程低氧下 ROS 水平显著下降。总之，间歇性低氧对酪氨酸羟化酶的影响效应有赖于其低氧程度以及暴露低氧的时程。另外，间歇性低氧对脑组织不同部位的酪氨酸羟化酶的影响也不同，给予同样强度的长时程低氧，脑干中酪氨酸羟化酶的活性下降，颈动脉体、皮质层中的酪氨酸羟化酶的活性却出现增强趋势，而颈上神经节和肾上腺髓质中的酪氨酸羟化酶无变化。间歇性低氧引起脑干中酪氨酸羟化酶活性的增加可诱发其区域的多巴胺（dopamine，DA）水平的升高，后者可引起心血管 - 呼吸中枢的交互（cross talk）调节异常，产生周期性呼吸暂停（recurrent apnea），这也许就是高原地区容易发生周期性睡眠呼吸障碍的可能原因之一。

2. 多巴胺 -β- 羟化酶（dopamine-β-hydroxylase，DBH）　给予低氧的形式不同（持续性低氧和间歇性低氧，急性和慢性低氧等），对 DBH 水平影响也有所不同。当机体长期暴露于高原后，肾髓质中的 DBH 蛋白和 mRNA 表达水平是下降的，而短时程间歇性低氧下，肾髓质中的 DBH 蛋白水平是增加的，同时伴随着 NE 水平的升高。至于间歇性低氧下，是否是升高的 NE 上调了 DBH 蛋白或 mRNA 表达水平尚需要进一步的研究。另有研究发现，长期低氧会使颈动脉体中的 NE 含量增加。但短期低氧则不然，暴露低氧 12 小时可使 DBH 水平增加；暴露低氧 18 ～ 24 小时，DBH 水平反而下降，这就意味着短期低氧下 NE 的生物合成呈现临时性反应。

二、低氧对 5- 羟色胺的影响

5- 羟色胺是单胺类神经递质，由左旋色氨酸经过色氨酸羟化酶（tryptophan hydroxylase，TPH）和芳香族氨基酸脱羧酶催化反应而生成。色氨酸羟化酶是 5- 羟色胺生成的限速酶，其催化过程需要氧，其有两个异构体，即 TPH1 和 TPH2。TPH1 可在许多组织中表达，但 TPH2 目前报道仅在脑组织中表达。给予短时程低氧后，许多组织中的 TPH 活性均下降；当延长低氧时程为 2 周以上，TPH 活性在不同组织变化各异，其中在脊髓背根、延髓中缝核、纹状体、延髓背内侧、蓝斑核和下丘脑前核等组织中呈减弱趋势，而在延髓腹外侧、视叶前区组织呈现增强趋势。

三、低氧对乙酰胆碱合成的影响

乙酰胆碱（acetylcholine，ACh）是神经系统中最重要的神经递质，广泛分布于自主神经系统、中枢神经系统和神经肌肉接头等部位。ACh 由乙酰辅酶 A 和胆碱在乙酰胆碱转移酶催化作用下于细胞胞质中合成。短时程低氧会引起乙酰胆碱合成的下降，具体机制及其所带来的后果并不十分清楚，可能的原因是合成 ACh 的前体物质含量受低氧影响而减少，无法合成 ACh。不论如何，ACh 含量的下降可能具有保护脑组织的作用，有研究发现 [10] 阻断乙酰胆碱受体可降低低氧对新生大鼠脑组织的损伤。但间歇性低氧对 ACh 的影响

尚缺乏有力的证据，在细胞培养实验中发现，间歇性低氧并不能影响 ACh 水平。

四、低氧对氨基酸合成及其受体的影响

（一）γ- 氨基丁酸（γ-aminobutyric acid，GABA）

GABA 由 L 型谷氨酸经脱羧作用合成，其过程受谷氨酸脱羧酶（glutamic acid decarboxylase，GAD）和吡哆醛磷酸酶（pyridoxal-L-phosphate，PLP）调控。持续性低氧可增加神经元组织中的 GABA 水平，这与 GAD 活性在低氧下增强有关。然而间歇性低氧对 GABA 合成的影响与慢性低氧截然不同，经过间歇性低氧处理的 PC12 细胞中的 GAD 活性显著下降，这可能与 cAMP-PKA 依赖的、并参与多巴胺 1 受体激活的 GAD 磷酸化作用有关，也与多巴胺能系统与 γ- 氨基丁酸能系统之间交互作用（cross-talk）有关。虽然慢性低氧能够引起神经组织中 GABA 水平的升高，但会降低其受体的表达，特别是其 B1 受体，并伴随着海马区神经组织的损伤以及学习记忆能力的下降。给予药物干预后，神经组织损伤程度减轻的同时，伴随 B1 受体水平的升高和学习记忆能力的增强，而且 B1 受体表达增强与记忆蛋白叉头框蛋白 P2（FOXP2）呈显著正相关 [11]。由此提示，GABA B1 受体表达的增加具有保护脑组织、避免低氧损伤和改善认知功能的作用。

（二）谷氨酸（glutamate）

谷氨酸主要由谷氨酰胺在磷酸激活谷氨酰胺酶（phosphate-activated glutaminase，PAG）作用下生成。谷氨酸在细胞质中产生，然后被转运到细胞囊泡中，并在一定条件下通过轴浆运输至突触前膜并释放。有研究发现，持续性低氧下，PAG 活性将下降，并随暴露低氧时间的延长，下降更加明显，同时伴随细胞外谷氨酸水平的降低。持续性低氧引起 PAG 活性的下降与 PAG mRNA 和其蛋白表达降低有关。间歇性低氧则相反，会引起脑干背侧和腹侧区域 PAG 活性和谷氨酸水平的增加，易发生谷氨酸兴奋毒性反应。中枢神经系统中生成谷氨酸的主要途径有：① α- 酮戊二酸途径；② γ- 氨基丁酸途径；③ 鸟氨酸途径；④ 谷氨酰胺途径（又称谷氨酸 - 谷氨酰胺循环）

1. 谷氨酸 - 谷氨酰胺循环（glutamate-glutamine

cycle）脑组织中谷氨酸的主要来源，也是发挥神经递质功能的谷氨酸的主要来源。在正常情况下，突触终端谷氨酸浓度可达 100 mm/L，突触间隙谷氨酸浓度在 1 μm/L 左右，因此神经元胞体内外谷氨酸浓度相差近万倍。当动作电位传递到突触前膜，使其去极化，谷氨酸以胞吐方式释放入突触间隙，瞬间使突触间歇谷氨酸水平由 1 μm/L 上升到 1 mm/L 左右，并作用于突触后膜上的谷氨酸受体（包括离子型和代谢型受体），诱导突触后膜产生动作电位，传递兴奋信号，发挥生物学效应，同时，也触发谷氨酸负反馈机制，紧邻神经元的星形胶质细胞膜上富含谷氨酸转运体和谷氨酰胺合成酶（glutamine synthetase，GS），能够将突触间隙的谷氨酸重摄取，并使其转化成谷氨酰胺，再转运至神经元突触前膜，在 PAG 的作用下，生成谷氨酸，以接受下一次神经冲动的到来，由此构成了谷氨酸 - 谷氨酰胺循环。如果该循环发生障碍，特别是星形胶质细胞重摄取谷氨酸能力严重不足，就会使谷氨酸持久作用于突触后膜，诱发突触后膜过度兴奋，而产生谷氨酸兴奋毒性反应。

2．谷氨酸兴奋毒性反应（excitotoxicity of glutamate）当脑组织受到严重缺氧、出血、创伤等理化因素的刺激时，会导致突触间隙谷氨酸水平的急剧增加，并持久作用于突触后膜谷氨酸受体，引起下一神经元的过度兴奋，致使其产生神经兴奋毒性反应。产生神经毒性反应的机制（图3-2）：①谷氨酸 - 离子型非 NMDA 受体途径：当

谷氨酸与谷氨酸离子型受体 AMPA 和 KA 结合，钠离子通道被激活而开放，大量的 Na⁺ 进入细胞内，伴随大量的水进入细胞内，加之缺氧使其钠 - 钾泵出现功能障碍，无法排出 Na⁺ 和水，引起神经元肿胀，甚至触发凋亡或坏死信号途径，加速细胞的溶解和死亡；②谷氨酸 - 离子型 NMDA 受体途径：大量的谷氨酸与 NMDA 受体持久结合，导致钙通道的反复开放，大量 Ca²⁺ 内流，出现钙诱导钙超载过程，激活细胞死亡信号，促进细胞的死亡；③谷氨酸 - 代谢性谷氨酸受体途径：谷氨酸与代谢性谷氨酸受体结合，同样会促使钙通道开放，出现钙诱导钙超载过程，与谷氨酸 -NMDA 受体途径形成协同效应，加速细胞死亡。引起谷氨酸兴奋毒性反应的核心环节之一，在于线粒体功能下降，一方面生成的 ATP 不足，出现离子泵功能障碍，不能及时维持细胞内外离子平衡，而引起细胞毒性水肿；另一方面大量增加活性氧，后者破坏细胞膜结构，使其通透性增加，使 Ca²⁺ 和水大量进入细胞内，同时也使细胞色素 C 水平增加，共同激活外源性和内源性细胞死亡信号通路。谷氨酸兴奋毒性反应的核心环节之二，在于谷氨酸重摄取能力下降，低氧可显著降低星形胶质细胞上的谷氨酸转运体表达水平，使谷氨酸大量积聚于突触间隙，持久刺激突触后谷氨酸受体，发挥兴奋毒性反应。另外，低氧促使谷氨酸受体表达水平增加也是其发生的原因之一。

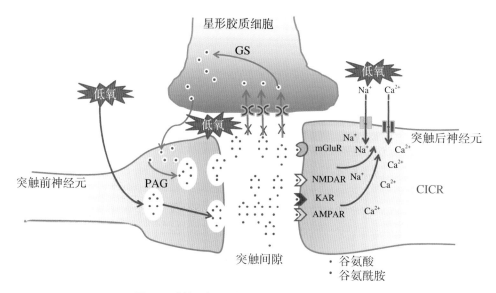

图3-2 低氧诱导谷氨酸兴奋毒性反应示意图

五、低氧对生物活性多肽的影响

生物活性多肽（bioactive peptides，BAP）是一类分子量小于 6000 kD 的肽类物质，具有多种生物学功能，在中枢和周围神经系统均广泛分布。BAP 的羧基端经酰胺化作用后可在神经元组织中表达，并发挥其生物学作用。现已发现的生物活性多肽有很多，主要分 α- 酰胺肽类和非 α- 酰胺肽类两大类。生物活性肽在调节神经元信号传递过程中发挥着十分重要的作用。

（一）低氧对 α- 酰胺肽类的影响

1. 速激肽（tachykinin）　哺乳动物的速激肽包括 P 物质、神经激肽 A、神经肽 K、神经肽 α、神经激肽 B。神经激肽受体有 NK-1、NK-2、NK-3 三种，都是 G 蛋白偶联受体。P 物质是速激肽家族第一个被发现的成员，是脊髓慢痛传入第一级突触的调质，在下丘脑起神经内分泌调节作用；也有引起肠平滑肌收缩、血管舒张和血压下降的效应。速激肽在神经系统中分布很广泛，不仅存在于中枢神经系统，也存在于外周，如脊髓、颈动脉体等组织。速激肽还参与了低氧下对呼吸的调节，但参与的方式极其复杂。由于速激肽种类很多，有些起正性调控作用，有些起负性调控作用，还有一些起双向调控作用，其在低氧下的表达和作用原理还不是十分清楚，只能根据已有的研究对部分速激肽进行描述。

2. P 物质（substance P，SP）　广泛分布于神经纤维内的一种神经肽，是速激肽家族的成员之一，与疼痛和情绪相关。可在神经中枢端和外周端末梢释放，与其相应的受体 NK1 结合，发挥生物学效应。不同端的 P 物质释放发挥不同的效应，中枢端释放的 P 物质参与疼痛反应，其中 C 末端通过直接或间接促进谷氨酸等神经递质的释放参与疼痛的传递；N 末端释放的 P 物质通过促进脑啡肽的释放参与镇痛作用。外周端释放的 P 物质可扩张该神经分布区域的血管，增加血管的通透性，参与神经源性炎症反应。近年来发现 P 物质也参与认知功能。

长期暴露于持续性低氧，中枢和周围神经系统中的 P 物质发挥不同的生理作用。持续性低氧可增加具有 SP 免疫反应性的周围神经纤维的密度。由于 SP 是初级感觉神经元的主要信号肽之一，SP 高表达神经纤维密度的增加可能意味着感觉机制的增强（或敏感性增强），但在颈动脉体的 SP 样免疫反应性反而是减弱的，有学者认为这种变化可能是颈动脉体适应持续低氧的一种特征。也有研究认为，低氧下，颈动脉体中的 SP 水平增强，给予 SP 阻断剂后，显著降低了颈动脉体对低氧的反应。在中枢神经系统，持续性低氧可使胎兔脑干的 SP 增加，但成兔的脑干并无变化。

3. 神经激肽 A（neurokinin A，NKA）　又称作 K 物质，属速激肽家族成员，广泛存在于中枢和周围神经组织，尤其在兴奋性神经元和下丘脑 - 垂体 - 肾上腺轴的分泌细胞中广为分布，也在某些感觉神经元中分布，参与炎症反应和组织修复。作为兴奋性递质，NKA 在神经系统中可作用于血管外平滑肌细胞，促进一氧化氮水平升高，参与血管活动，也通过激活花生酸类和其他激肽类物质参与炎症和疼痛反应。NK2R 是速激肽受体之一，属 G 蛋白偶联受体，主要分布于中枢神经系统的前额皮质、扣带回、杏仁核等部位，参与情绪处理等活动。NKA 与 NK2R 有很高的亲和力，当 NKA 与 NK2R 结合后，可增加磷酸肌醇和第二信使 Ca^{2+} 的释放[12]。有关神经激肽 A 在低氧下的作用特点，目前研究不多。当前普遍认为低氧可降低中枢神经组织的 NKA 水平，降低程度与低氧程度成正相关，与 Apgar 评分成正相关。因此 NKA 已经成为新生儿低氧性脑病的重要检测指标。NKA 不仅在中枢神经系统中表达，也在周围神经系统中表达，比如颈动脉体、胃肠道内丛神经。但研究发现，与常氧相比，低氧下颈动脉体 SP 显著增加而 NKA 没有变化；而当暴露于高浓度氧时，SP 无变化，而 NKA 明显下降。由于低氧环境下出现截然不同的变化，使得 NKA 的作用显得更加复杂。

4. 神经激肽 B（neurokinin B，NKB）　属于速激肽家族成员，主要功能与妊娠和成熟有关。有研究[13]发现与正常孕妇相比，先兆子痫孕妇更容易出现胎盘的缺血缺氧，但是 NKB 水平在正常孕妇血清中更高，显然 NKB 并不参与低氧调节通路。也有研究认为胎盘组织中的 NKB 在低氧或氧化应激时可通过旁分泌方式生成，并作为抗血管生成因子发挥降低胎盘血管阻力、血管紧张度和压力的作用，以保证妊娠过程的稳定。但在先兆子痫孕妇的胎盘中，高水平 NKA 反而会升高血压和增加压力的敏感性。

5．血红速激肽 又名血激肽，由 *TAC4* 基因编码，最近才被列入速激肽家族。血红速激肽与神经肽 SP 关系最近，由于其具有鲜明的非神经组织表达模式，故得以从其他速激肽中区分出来。它不仅表达于神经系统，也在一些免疫组织中表达，如 T 细胞、B 细胞和巨噬细胞。血红速激肽最初通过多个位点进行转录，其 5' 非编码保守区域引导其在不同组织中的表达。低氧对血红素激肽的影响，目前尚缺乏依据。

6．神经肽 Y（neuropeptide Y，NPY） 是由 36 个氨基酸组成的多肽，属胰多肽家族，在中枢和周围神经系统均有广泛表达，是含量最丰富的神经肽之一。在中枢，NPY 具有抑制交感神经兴奋、抑制肌肉收缩、抑制生殖、抗焦虑、促进食欲等作用；外周的 NPY 具有和糖皮质激素、儿茶酚胺共同增强的应激反应，因此具有交感神经传递和能量代谢平衡的作用。另外，NPY 还参与了机体免疫反应。

持续性低氧会使颈动脉体、延髓腹外侧、纹状体、脑垂体部的 NPY 样免疫反应性增强，但在其他脑组织中并未发现有显著变化。这种变化与颈动脉体形态学变化、交感神经控制和神经内分泌功能的适应性机制有关。间歇性低氧也能够增强脑干中 NPY 样免疫反应性和上调肾嗜铬细胞中 NPY 的表达。给予 NPY 抑制剂可逆转间歇性低氧诱导的血压升高，这表明 NPY 参与了间歇性低氧对血压的调节。

7．肾上腺髓质素（adrenomedullin，ADM）肾和心血管系统的重要调节因子，具有剂量依赖性地促血管舒化作用。ADM 在下丘脑和脑干均有分布，但低氧对中枢神经系统 ADM 表达的研究尚未见报道。但有研究认为外源性 ADM 可以对缺血再灌注引起的脑损伤产生神经保护效应。对非神经元细胞的研究显示，持续性低氧（重度缺氧，1%O$_2$）几小时内就可使 ADM 在心肌细胞和冠状动脉内皮细胞中高表达，这与 ADM mRNA 和 HIF-1 转录因子增加有关。间歇性低氧对 ADM 的研究也未见报道。

8．阿片肽（opioid peptide） 包括内啡肽、脑啡肽、强啡肽和孤啡肽四类。内啡肽分布在下丘脑、丘脑、脑干、视网膜和腺垂体等处，起抑制性调制作用。脑啡肽在脊髓后角调制

痛觉的传入。强啡肽分布在中脑中央灰质、延髓头端腹侧和脊髓后角，阿片受体有 μ 型阿片受体（μ-opioid receptor，MOR）、κ 型阿片受体（κ-opioid receptor，KOR）、δ 型阿片受体（δ-opioid receptor，DOR）、N 型阿片受体（nociceptin/orphanin FQ receptor，NOP-R）、ε 型阿片受体（ε-opioid receptor，EOR）五型，均为 G 蛋白偶联受体。其中前三种受体研究得比较多，后两种较少。激活 MOR 可增加 K$^+$ 外流，引起中枢神经元和初级传入神经元超极化；激活 KOR 和 DOR 可导致 Ca^{2+} 通道关闭。低氧对阿片肽的影响比较复杂，有些阿片肽在低氧初期有所下降，随后逐渐升高；有些初期下降，但之后低氧暴露期间含量并没有变化；而有些阿片肽受低氧刺激后，其水平显著升高，这种反应的差异性与暴露低氧时间、低氧强度和阿片肽种类有关。

β 内啡肽释放对低氧十分敏感，并且随低氧程度的增加而增高[14]。低氧可以改变肽类物质的释放方式，比如 β 内啡肽与抗利尿激素通常呈现平行释放的特点，但在低氧刺激下这两种肽可独立释放。有研究发现[15]，新生儿缺氧缺血性脑病患儿出生后 72 小时内，其脑脊液中的 β 内啡肽显著升高，而且与脑损伤程度相关，于出生后第 4 天逐渐降低，10 天后恢复正常。也有研究[16]提示在急性失血早期，血浆中的脑啡肽和 β 内啡肽迅速升高，其增加的目的可能与应激性保护脑组织有关，因为给大鼠注射 MOR 激动剂 DAGO 后可显著降低出血后的死亡率。有人认为阿片肽类与低氧下的通气反应有关[17]，但其在外周和中枢的增高对低氧通气反应的影响存在不同的效果，当使外周的 β 内啡肽活性降低一半，对动物低氧呼吸抑制不产生明显影响，但当破坏含有丰富 β 内啡肽的下丘脑弓状核后，低氧呼吸抑制则被翻转。也有研究认为此二者无关[18]。低氧还可以促进下丘脑室旁核的 β 内啡肽水平增加，并且与促肾上腺皮质激素释放激素（CRH）变化基本一致，提示在下丘脑存在"应激平衡机制"（促应激反应和抑制应激反应之间保持平衡），用以调节低氧下的阿片肽释放[19]。低氧可使动物的疼痛阈提高，而纳络酮可阻断这种变化，表明低氧下内啡肽参与了疼痛的调节活动。脑啡肽可以抑制颈动脉体活动和低氧通气反应的作用，急性低氧促进呼吸频率的增加可能与脑啡肽水平下降有一定的关联。

低氧也能够诱导下丘脑强啡肽 A 及其 mRNA 的表达。孤啡肽（orphanin FQ，OFQ）是新发现的一种内源性阿片肽，参与多种生理学功能，特别是与疼痛和认知等功能密切相关。但孤啡肽与上述五种阿片类受体的亲和力很弱，其与特有的孤啡肽受体（ORL1）结合，发挥生理学作用。有研究发现缺血性低氧能够引起下丘脑和外周组织孤啡肽含量的增加，并与缺血低氧程度和时间呈正相关[20]。给予急性低压低氧后，大鼠海马组织中的孤啡肽含量显著增加，并伴随学习记忆能力的下降；反之，则学习记忆能力增强[21]。这可能与孤啡肽时间和剂量依赖地降低海马神经细胞膜上 AMPA 受体的数量，抑制 AMPA 介导的中枢神经系统兴奋性突触传递，改变长时程增强（long-term potentiation，LTP）和长时程抑制（long-term depression，LTD）活动有关。总之，阿片肽类物质对低氧的反应比较敏感，但其变化又因为种类、结合受体的类型以及暴露低氧程度和时间等不同而异。

9. 下丘脑调节肽和神经垂体肽　下丘脑调节腺垂体功能的肽类激素称为下丘脑调节肽。其中大部分激素及其受体也存在于下丘脑以外的脑区，如促甲状腺激素释放激素和生长抑素，在许多脑区作为递质调节感觉传入、运动传出和智能活动。生长抑素有 SSTR1 ～ SSTR5 五种受体，都是 G 蛋白偶联受体。室旁核释放催产素和血管升压素的纤维向脑干和脊髓投射，具有调节交感和副交感神经活动的作用，并能抑制痛觉。关于低氧下的表达和释放机制，仍不是十分清楚。

10. 脑 - 肠肽　脑 - 肠肽是指在胃肠道和脑内双重分布的肽类物质，主要有缩胆囊素（CCK）、血管活性肠肽（VIP）、神经降压素、胃泌素释放肽等。脑内有 CCK-4 和 CCK-8 两种缩胆囊素，以及 CCK-A 和 CCK-B 两种缩胆囊素受体。缩胆囊素在脑内具有抑制摄食行为等多种作用。神经降压素和血管活性肠肽的受体均为 G 蛋白偶联受体。这些肽类物质对低氧的敏感程度不同，但均能对氧浓度下降产生反应。VIP 在低氧下能够通过扩张血管保护脑组织，避免低氧损伤，同时具有维持血脑屏障和脑 - 脑脊液屏障完整性的作用，防止液体和有毒物质渗透入脑细胞。

（二）低氧对非 α- 酰胺肽类的影响

非 α- 酰胺肽类包括内皮素 -1、血管紧张素 Ⅱ、神经降压素、心房钠尿肽等。

1. 内皮素 -1（endothelin 1，ET-1）　当前已知的最长效、最强缩血管物质，是由 21 个氨基酸残基组成的活性多肽，不仅存在于血管内皮细胞，也广泛存在于各种组织和细胞中，包括神经细胞，心血管和呼吸中枢神经元。大量研究已经表明，无论在脑内皮细胞或周围和中枢神经细胞，ET-1 合成和表达均受到低氧的上调作用。低氧导致脑组织损伤的同时，伴随大脑皮质内皮细胞和星形胶质细胞中的 ET-1 及其 mRNA 的高表达。低氧下，脑血管内皮细胞中 ET-1 水平增加可通过蛋白激酶 C（protein C，PKC）介导的钙信号诱导脑微血管内皮细胞通透性的增加，而 ET-1 受体阻滞药可防止这种结果的发生；ET-1 也可以通过改变某些蛋白转运体如 P- 糖蛋白（P-glycoprotein，P-gp）和乳腺癌耐药蛋白（breast cancer resistance protein，BCRP）活动调节 BBB 的通透性[22]。另外，有研究发现[23]，星形胶质细胞中 ET-1 过表达转基因小鼠在脑缺血缺氧状态下，脑损伤更加严重，损伤面积更大，表现为 BBB 屏障作用减弱，脑水肿严重，并伴有水通道蛋白（aquaporin-4，AQP4）表达上调。由此提示，不仅是中枢和周围神经微血管内皮细胞，星形胶质细胞等周边细胞内 ET-1 水平的增高也易导致血管性脑水肿的发生。ET-1 适当增加也具有保护脑组织的作用，在脑缺氧模型中，侧脑室注射 ET-1 可延长小鼠的存活时间，并且呈现剂量依赖性[24]。ET-1 对脑血管损伤和保护的双重作用可能与机体暴露低氧程度、低氧时间、神经部位和信号通路不同有关，如轻度低氧引起的 ET-1 水平增加，有利于血液流速的增加，加速氧传递，保护脑；而严重缺氧可能会诱发 BBB 通透性增加，发生脑水肿。因此，ET-1 参与了脑血管的自身调节过程。ET-1 又被认为是一种神经肽，作为神经递质参与多种神经生理活动。低氧诱导神经组织中 ET-1 升高，可以促进神经干细胞发育、分化。有研究发现低氧可促使颈动脉体 Ⅰ 型细胞大量合成和释放 ET-1，ET-1 与存在于神经干细胞（颈动脉体 Ⅱ 型细胞，作为潜在的神经干细胞）上的 ET 受体 A 和 B 结合，通过激活丝裂原活化蛋白激酶（mitogen-activated

protein kinase，MAPKs）信号通路，促进神经干细胞分化为 I 型细胞，增强颈动脉体活动[25]。在神经系统中，ET-1 与儿茶酚胺能神经元有"共存"现象[26]，提示 ET-1 可能是一种神经调节剂，可增强低氧下儿茶酚胺类物质的释放。由于 ET-1 同谷氨酸一样，均能提高神经元活性，而且还能增强后者的作用，这种现象可被 ET_A 受体拮抗剂 BQ-123 所阻断[27]。

2．血管紧张素 II（angiotensin II）　一种极强的缩血管因子，属于肾素 - 血管紧张素系统（renin-angiotensin system，RAS）成员，通常参与血压和体液的调节。血管紧张素 II 是由肝生成的血管紧张素原（angiotensinogen）在肾素（renin）作用下水解为血管紧张素 I（angiotensin I），后者在肺经血管紧张素转换酶（angiotensin converting enzyme，ACE）进一步分解而来。血管紧张素 II 可保护低氧所致的神经元损伤。RAS 系统在脑组织中参与了对人的认知、痴呆、神经退行性病变等重要的调节作用。血管紧张素受体是以血管紧张素作为配体的 G 蛋白偶联受体，现已经发现其有四种亚型，分别为血管紧张素 1 型受体（angiotensin type 1 receptor，AT1）、血管紧张素 2 型受体（angiotensin type 2 receptor，AT2）、血管紧张素 3 型受体（angiotensin type 3 receptor，AT3）和血管紧张素 4 型受体（angiotensin type 4 receptor，AT4）。其中 AT1 和 AT2 是血管紧张素 II 最主要的受体，参与了脑血管和神经元兴奋性活动，也参与大脑的学习记忆过程。近来研究发现，AT2 和 AT4 在大脑学习记忆过程中发挥着十分重要的作用。血管紧张素 II 与其 AT1 受体结合可增强低氧下氧化应激反应和神经细胞的凋亡，增加神经性炎症和 BBB 通透性，降低脑血流量，造成脑组织损伤，包括促使认知功能障碍出现。用 AT1 受体阻断剂（ARBs）后，可显著减轻神经损伤，因此该阻断剂具有神经保护作用[28]。但当血管紧张素 II 与 AT2 受体结合，可出现与 AT1 相反的结果，即降低低氧下的氧化应激反应，降低神经细胞凋亡，减轻神经性炎症，增加脑血流量，促进神经元分化和神经突起增生，对脑组织起保护作用。目前关于 AT3 的作用研究很少，其功能也不清楚。最新研究发现 AT4 在脑组织中的表达比较丰富，认为与大脑学习记忆等功能有关。

六、其他类型递质和受体

1．促红细胞生成素（erythropoietin，EPO）　EPO 是一种造血细胞因子，主要产自肾和肝，对低氧敏感。近来研究发现 EPO 也存在于脑组织中的许多区域，激活后有助于对损伤神经元的修复。研究发现 EPO 可使延髓头端腹外侧（rostral ventrolateral medulla，RVLM）神经元去极化，而其拮抗剂可溶性 EPO 受体（soluble erythropoietin receptor，SEPOR）可使 RVLM 神经元超极化。因此，低氧诱导的 RVLM 神经元去极化可被 SEPOR 显著反转为超极化。主要原因是 EPO 去极化的 RVLM 神经元上分布有丰富的 EPO 受体（EPOR），而拥有大量 EPO 受体的神经元所处区域，低氧下可产生大量的 EPO 和 HIF-2。因此，低氧下，EPO 作为一种新的神经递质可通过神经元细胞上的 EPO 受体向细胞内传递信息，引导神经元的保护作用[29]，故又将其称之为神经保护剂。

2．一氧化氮（nitric oxide，NO）　NO 是一种由 L- 精氨酸合成的气体信号分子，参与了脑血管、神经细胞、神经免疫等多种生物学活动，其中在神经递质合成、信号传递、神经生长发育、脑血管调节等活动中发挥着重要的角色。同时，NO 也作为一种神经递质在脑组织中传递着不同的信号。NO 在神经组织中的作用依赖于其生物合成酶，即一氧化氮合酶（nitric oxide synthase，NOS）的调节。NOS 有三种类型：内皮型 NOS（eNOS）、诱导型 NOS（iNOS）和神经型 NOS（nNOS）[30]。其中 nNOS 是神经组织中 NO 生成的主要作用因子，主要集中于神经元突触上，在中枢和周围神经系统不同区域也存在。NOS 和一氧化氮合酶相互作用蛋白（nitric oxide synthase-interacting protein，NOSIP）共定位于神经突触，NOSIP 能够显著降低 NOS 活性，从而调节 NO 的合成。NOS 也参与神经元的生长发育，一般而言，成年动物神经元轴突远端切除并不会导致脊髓运动神经元的丢失。轴突损失能否引起运动神经元丢失与轴突切除点与脊髓的距离有关。当于离脊髓 4 毫米之内切除轴突，就会使 NOS 表达阳性的运动神经元数目显著下降，而且离脊髓越近，此类神经元丢失越明显；但于 4 毫米以外切除轴突，则未能观察到有此类运动神经元丢失的现象。这表明，成年大鼠切断轴突后脊髓运动神经元的存活在很大程度上取决于剩余轴突的长度。短期暴露于低氧，颈动脉体中的 nNOS 活性将显著下降，由于 NO 具有抑制颈动脉体活动的作用，当 nNOS 合成降低，NO 生成减少后，解除了 NO 对颈动脉体的抑制作用，从而引起颈动脉体活动增强，呼吸调节能力增强。这种变化也存在于中枢神经其他部位，特别是小脑。短期低氧对 nNOS 活性的抑制与氧利用率下降有关，与精氨酸、NADPH 利用率或 NOS 二聚体总量下降无关。但长期低氧反而会增加颈动脉体 nNOS 活性，NO 生成增多，抑制颈动脉体的兴奋性，降低通气反应，这可能就是引起世居藏族人或久居高原人群通气量不再增大的原因之一。长期低氧也会增加小脑、结状神经节等部位 nNOS 活性及其 mRNA 表达，同时也促进 iNOS 的高表达。间歇性低氧对脑组织 nNOS 的影响根据部位不同其影响程度不一样。有研究认为间歇性低氧对大脑皮质 nNOS 活性无影响，但可降低下丘脑室旁核、侧脑室和穹隆下组织中的 nNOS 活性，这与暴露低氧的程度、时间及区域脑组织对低氧敏感性不同有关。

七、神经递质的合成、释放和失活过程

（一）神经递质的合成

神经递质主要在神经细胞胞体合成。不同的神经递质，在低氧下存在不同的合成水平。如胆碱和乙酰辅酶 A 在胆碱乙酰移位酶的作用下合成 ACh，急性低氧可抑制 ACh 的合成过程；酪氨酸经羟化酶加上一个羟基后生成多巴，后者经脱羧酶作用生成多巴胺（dopamine，DA），多巴胺经 β- 羟化酶作用合成去甲肾上腺素（norepinephrine，NE），低氧对儿茶酚胺类合成的影响因其神经部位不同而有所差别，如多巴胺对颈动脉体具有抑制性调节作用，增加多巴胺含量可使低氧通气反应降低；如果阻断多巴胺 D_2 受体，低氧通气反应就会增强。因此，急性低氧引起通气反应的增强，与颈动脉体内多巴胺合成减少有一定的关联，因为多巴胺水平下调能够增加颈动脉体对低氧的敏感性[31]。慢性低氧可使颈动脉体中的多巴胺合成显著增加，这种增加受 5- 羟色胺（5-HT）受体 3 介导。多巴胺合成增加可抑制低氧通气反应，这就是为什么高原世居藏族人或久居高原人颈动脉体低氧反应"钝化"的原因之一。中枢神经系统

的多巴胺无论在急性或慢性低氧，合成水平都是增加的，只是慢性低氧下增加的幅度低于急性低氧。另外轻度低氧引起 DA 合成水平增加，重度低氧反而会引起 DA 合成减少，并损伤 DA 信号通路及其功能[32]。研究发现化学性缺氧不能改变纹状体中 DA、5-HT 的浓度，但可降低酪氨酸向 DA 转化和色氨酸向 5-HT 转化的速率以及二羟基苯乙酸（DOPAC）水平和 DOPAC/DA 比例。表明多巴胺、5- 羟色胺合成同样受到低氧的影响，但与乙酰胆碱的合成相比，其敏感度显著降低。

许多神经递质如乙酰胆碱、丙氨酸、天冬氨酸、谷氨酸、γ 氨基丁酸、谷氨酰胺、丝氨酸等在神经系统中的合成会随年龄的增长而下降，这种变化很容易使大脑受到损伤，低氧会进一步降低这些神经递质在所有年龄段人群体内的合成。

（二）神经递质的释放

当神经纤维末梢有动作电位传来时，引起细胞外 Ca^{2+} 的内流，激活胞内骨架蛋白活动，促使一定量的含有神经递质的囊泡向突触前膜移动，并与突触前膜融合，再以胞吐方式释放递质。一旦抑制 Ca^{2+} 内流，递质释放量就会显著降低，甚至消失。低氧对神经细胞胞体内的细胞骨架蛋白的调控机制是十分复杂的，低氧是否兴奋或抑制神经递质的释放与递质的性质及其功能特性相关，当然与低氧程度也有关。通常，重度低氧会破坏骨架蛋白及神经递质的合成，导致递质释放减少，但轻中度低氧会促进神经细胞骨架相关蛋白显著增加，同时提高骨架蛋白的运动和递质的合成速度，从而增加递质的释放。特别是低氧对骨架蛋白的调控涉及许多信号通路，不同的信号通路对骨架蛋白的影响会有所不同。其中 Rho GTPase 家族信号通路在细胞骨架蛋白活动调节中发挥着重要的作用，G 蛋白偶联受体（GPCR）和受体酪氨酸激酶（RTKS）是该信号通路中两种重要的蛋白，可受 HIF-1 的调节，其结果是激活骨架蛋白的活动，包括骨架蛋白的极化、组装、聚合、收缩和伸展、滑行等作用[33]。低氧除可对骨架蛋白产生直接作用之外，其他神经递质或细胞因子也可因低氧变化而间接影响神经递质的释放。比如，低氧会引起神经细胞膜的去极化，促使去甲肾上腺素递质的释放，如果低氧增强了腺苷与腺苷受体 A1 的结合，就会消除低氧引起的细胞膜的去极

化，从而抑制去甲肾上腺素的释放[34]；持续低氧会显著促进大脑皮质谷氨酸释放，减少 GABA 的释放，如果给予短暂的低氧预适应处理，再给同样的持续性低氧刺激，可明显降低大脑皮质中谷氨酸的释放，增加 GABA 的释放，而 GABA 增多可减少谷氨酸的释放，从而发挥减轻谷氨酸神经毒性的作用[35]。

（三）神经递质的失活

神经递质发挥作用后，随后通过酶解（如 ACh 被胆碱酯酶水解为胆碱和乙酸）、被血液带走、重新利用等方式失活。低氧对神经递质失活的影响是肯定的，如低氧下，谷氨酸细胞毒性作用就是因为谷氨酸不能被及时失活，使其持久作用于突触后膜上的 NMDA 受体，使靶细胞出现钙超载、氧自由基生成增加、死亡信号通路启动等，诱发神经毒性反应。低氧除能够降低乙酰胆碱合成之外，也能增加对乙酰胆碱的失活。有研究发现，大鼠血清中的乙酰胆碱酯酶活性在低氧环境刺激下是增强的[36]，间接反映在中枢神经系统中增强的乙酰胆碱酯酶可以将突触间隙中的乙酰胆碱水解为胆碱和乙酸，从而使乙酰胆碱失去作用。另一研究证实低氧能够直接使脑区的乙酰胆碱酯酶活性增强，导致突触间隙中的乙酰胆碱迅速降解，而且会诱导突触后乙酰胆碱受体的下调[37]。同样低氧也可能会通过降低儿茶酚胺类物质和 5-HT 转运体活性，减少对相应神经递质的重摄取[38]，和对能够降解去甲肾上腺素的儿茶酚氧位甲基转移酶的活性产生抑制作用，从而导致去甲肾上腺素作用的持续发挥。

第三节 低氧下突触及突触间信号传递

一、神经 - 骨骼肌接头处的兴奋传递

（一）神经 - 骨骼肌接头处的结构

运动神经纤维分支的末梢在接近肌纤维处失去髓鞘，以裸露的轴突末梢嵌入肌膜的终板凹陷中，构成神经 - 肌肉接头。轴突末梢含有许多线粒体和囊泡，一个囊泡内约含有 10 000 个乙酰胆碱分子。神经 - 骨骼肌接头由接头前膜、接头后膜和接头间隙三部分组成。接头前膜是运动神经末梢嵌入肌细胞膜的部位，因此，接头前膜就是神经轴突的细胞膜；接头后膜又称终板膜，是与接头前膜相对应的肌细胞膜，较一般的肌细胞膜厚，并有规则地向细胞内凹陷，形成许多皱褶，这样可以扩大其与接头前膜的接触面积，有利于兴奋的传递；接头后膜上含有 N 型乙酰胆碱受体，能选择性地与乙酰胆碱结合，也含有胆碱酯酶，可以水解乙酰胆碱，使其失活。接头前膜与接头后膜并不接触，间隔 20 ~ 50 纳米，此称为接头间隙，与细胞外液相交通。

（二）神经 - 骨骼肌接头处兴奋的传递过程

传递是指信息由一个细胞传到另一个细胞的过程。神经 - 骨骼肌接头是将运动神经的兴奋（动作电位）传给骨骼肌细胞，故属于兴奋在细胞间的传递，也是离子通道介导的信号转导的典型例子。

神经 - 骨骼肌接头处的兴奋传递过程，实际上是电 - 化学 - 电的过程。当动作电位沿着神经纤维传导到神经末梢时，轴突末梢的电压依从性钙通道开放，Ca^{2+} 顺着电位差进入末梢的轴浆内。在 Ca^{2+} 的作用下，轴浆的黏稠度降低，同时也消除了接头前膜的负电荷，从而促使囊泡向接头前膜移动，并与之接触、融合、破裂，以出胞的方式使贮存在囊泡中的乙酰胆碱分子"倾囊"释放进入接头间隙，这种释放方式称为量子式释放。按每个囊泡含有 5000 ~ 10 000 个乙酰胆碱分子估算，一次动作电位能使 200 ~ 300 个囊泡内的乙酰胆碱全部释放，约有上百万乙酰胆碱分子进入接头间隙。乙酰胆碱通过接头间隙到达终板膜后，立即与终板膜上 N 型乙酰胆碱受体结合，使通道开放，允许 Na^+、K^+ 等通过，但以 Na^+ 内流为主，因而引起终板膜静息电位减小，即产生终板膜的去极化，此称为终板电位。终板电位属于局部电位，不表现"全或无"，没有不应期，具有总和效应。其大小与接头前膜释放的乙酰胆碱的数量呈正变关系。一次终板电位一般都大于相邻肌膜阈值的 3 ~ 4 倍，所以很容易引起邻近肌膜去极

化到达阈电位，使肌膜上的电压门控 Na^+ 通道大量开放，而爆发动作电位。此动作电位沿着整个肌膜进行不衰减性传导，再通过"兴奋 - 收缩耦联"，引起肌细胞出现一次机械收缩，从而完成神经纤维与肌细胞之间的信息传递。乙酰胆碱发挥作用后就被终板膜上的胆碱酯酶分解为胆碱和乙酸，进而失去作用，这样就保证了一次神经冲动仅引起肌细胞兴奋一次，表现为"一对一"的关系。

与兴奋在神经纤维上的传导相比较，神经 - 肌肉接头处信息传递过程具有以下特点：①单向性传递：即信息只能由接头前膜传向接头后膜，而不能反向传递。这是因为乙酰胆碱只存在于神经末梢的囊泡中，而乙酰胆碱受体只存在于接头后膜上；②时间延搁：指兴奋在此处传递耗时较长，需要 0.5 ~ 1.0 毫秒，时间延搁的产生与递质的合成、释放及与受体结合等需要耗费较多时间有关；③保持"一对一"的传递关系：如前所述，每一次动作电位所诱发的乙酰胆碱释放量足以引起一次肌肉兴奋，随后乙酰胆碱又可被乙酰胆碱酯酶及时水解清除；④易受环境因素和药物的影响：各种因素可以通过影响乙酰胆碱的释放、与受体的结合及降解等环节而影响兴奋在神经 - 肌肉接头的传递过程（表 3-3）。

大量的研究证实，低氧能够降低中枢神经乙酰胆碱合成，并促进其失活的过程，使其与突触后膜上的乙酰胆碱受体结合效率降低。然而低氧对终板膜上乙酰胆碱及其受体的影响，尚缺乏研究。但低氧可以使微型终板膜电位频率和振幅成循环方式倍增，如果此时增加细胞外 Mg^{2+} 浓度，

就可抑制电位频率和振幅的增加。其他突触后的变化以膜电位下降为主。低氧对终板膜信号传递的影响是通过减少钠 - 钾泵活动、增强神经 - 肌肉去极化过程完成的。也有一些研究发现低氧可通过提高钙蛋白酶活性而增强大鼠骨骼肌的收缩能力 [39]，其中 Ca^{2+} 发挥着主要作用，Mg^{2+} 作用比较轻微 [40]，但其机制并未涉及终板膜神经递质及其受体的改变。如果终板膜上乙酰胆碱释放减少或乙酰胆碱受体下调，均会导致肌细胞兴奋性降低，表现出肌无力的结果。有研究发现，甲亢引起的骨骼肌肌无力病变可能与乙酰胆碱酯酶活性和含量降低有关 [41]，通常乙酰胆碱酯酶和乙酰胆碱的表达存在依存性，故乙酰胆碱酯酶含量的下降意味着乙酰胆碱水平的降低。另有研究也发现，缺血再灌注损伤中，可使延伸成终板突触前膜的运动神经末梢及其内含的突触囊泡迅速减少 [42]，由此提示，低氧再灌注可显著降低乙酰胆碱的释放。而平原人进入高原地区后所表现出疲乏和肌无力的症状是否与乙酰胆碱及其受体变化有关，尚需要进一步证实。

二、突触传递的类型

（一）突触的概念

神经系统使生命体能够感知、处理和整合内外环境因素的刺激，并做出判断和指令，在帮助机体在新的外环境刺激下保持内环境的稳态及各组织器官正常工作过程中发挥着重要的调节作用。这种调节过程十分复杂，呈网络性调节，其调节基础就在于突触（synapse）。所谓突触就是指神经

表3-3　影响神经-肌肉接头兴奋传递的因素

影响环节	代表性药物或疾病	作用机制
影响乙酰胆碱的释放	细胞外 Mg^{2+} 浓度增高	与 Ca^{2+} 竞争，使 Ca^{2+} 内流减少，递质释放量减少
	细胞外 Ca^{2+} 浓度降低	Ca^{2+} 内流减少，递质释放减少
	肉毒素中毒	肉毒毒素抑制递质释放
	肌无力综合征	自身免疫性抗体破坏了神经末梢的钙通道
影响递质与受体结合	重症肌无力	自身免疫性抗体破坏终板膜上的 N_2 型受体通道
	筒箭毒碱	阻断终板膜上的 N_2 型受体通道
影响乙酰胆碱的降解	新斯的明	抑制胆碱酯酶活性
	有机磷农药	抑制胆碱酯酶活性
	碘解磷定	使被抑制的胆碱酯酶的活性恢复

元之间相接触的部位，是神经元之间传递信息的部位。因此，有人如此形容：神经元是大脑的计算引擎，突触则是信息的传递者。

1897 年，Charles S. Sherrington 提出了"突触"这个概念，原意为"握手""连接"之意。19 世纪末，Ramony Cajal 发明了银染法，详细研究了神经元之间的联系，将突触定义为一个神经元的轴突及其分支与另一个神经元树突或胞体相接触的部位。

（二）突触的结构

经典的突触由突触前膜、突触间隙和突触后膜三部分组成。在突触前膜内侧的轴浆内，含有较多的线粒体和大量的囊泡（突触小泡），内含高浓度的神经递质。前膜释放递质的区域称为激活区，与其相对应的突触后膜上存在相应的特异性受体或化学门控通道。

最初，突触被认为是一种"静态"的结构，发挥着突触前刺激 - 神经递质释放 - 突触后动作电位的简单过程。新的观点认为突触是一种"动态"结构，其位置不是固定不变的，而是受突触前、突触后信号的影响，即根据具体信号传递特性而改变的，同时这种改变也受外界环境（低氧）的影响。根据突触可塑性和作用时间的特点，突触的作用更倾向于对信息的处理。突触的长时程改变是大脑学习记忆的生理基础，而短时程改变参与了各种复杂的数学计算，也参与了注意、启动效应、睡眠节律和学习记忆等活动，通过突触可塑性变化，可以使单个神经元将一系列不同的信号传递到其所在的神经环路中。

轻中度低氧下突触的结构并没有发生大的变化，但其功能可能仍会受到影响。研究表明，低氧下某些神经细胞的突触数量会增多，比如在海马组织中，神经激肽 Y 阳性细胞数目及其突触小泡数量在低氧下显著增加。给予低氧预处理，可使海马内的神经肽 Y 阳性和突触蛋白阳性的细胞数显著增加，并伴随不对称突触（突触前后膜厚度不同）数量的减少[43]。这意味着低氧预适应可以通过改变中枢神经突触的结构和数量，降低神经元的兴奋性，从而增强神经细胞对低氧的耐受性。

（三）突触的分类

1. 根据神经元接触的部位分类 ①轴突 - 树突突触：前一神经元的轴突与后一神经元的树突接触形成突触。②轴突 - 胞体突触：前一神经元的轴突与后一神经元的胞体接触形成突触。③轴突 - 轴突突触：前一神经元的轴突与后一神经元的轴突接触形成突触。

2. 根据对后继神经元的影响分类 ①兴奋性突触：突触前膜释放的递质引起突触后膜去极化，使后继神经元兴奋性升高。②抑制性突触：突触前膜释放抑制性递质，引起突触后膜超极化，使后继神经元兴奋性降低。

3. 根据信息传递的性质分类 ①化学性突触：由神经递质在突触间传递信息。②电突触：依靠局部电流在突触间传递信息。

（四）化学性突触传递过程

突触前神经元的兴奋传到神经末梢，突触前膜发生去极化。前膜上电压门控 Ca^{2+} 通道开放，Ca^{2+} 进入突触前末梢内，导致突触小泡内递质的量子式释放。进入突触间隙的递质扩散至突触后膜，与后膜上的受体结合，引起后膜某些离子通道开放，某些带电离子进入后膜，使后膜发生去极化或超极化，称为突触后电位（图 3-3）。神经递质作用于受体产生生物效应后，以酶促降解、突触前末梢摄取或胶质细胞摄取的方式被消除。由于低氧能够引起突触前膜神经递质合成、囊泡移动、离子通道开放、神经递质重摄取和突触后膜受体调节等异常活动，从而影响突触的信号传递。

1. 兴奋性突触后电位（excitatory postsynaptic potential，EPSP） 突触前膜释放兴奋性递质，与突触后膜受体结合，引起后膜 Na^+、K^+ 通道开放，Na^+ 内流，使后膜去极化，产生兴奋性突触后电位。兴奋性突触后电位增大到一定数值，便可引起突触后神经元发生动作电位。轻度低氧可以引起 EPSP 抑制，恢复氧供后，EPSP 兴奋度短暂高于低氧前状态，但在中度低氧后这种兴奋状态持续存在。这种不同的变化与神经元内的 Na^+ 和 K^+ 水平有关，轻度低氧期间，由于位于膜上的钠 - 钾泵损伤，以及神经元丢失大量 K^+ 所致，而在轻度低氧向中度低氧变化过程中，由于代谢性酸中毒，使得细胞间质内 K^+ 水平升高，而 Ca^{2+} 水平不变，因此使得兴奋性突触后电位的兴奋状态保持不变[44]。另有研究报道，慢性间歇性低氧可提高突

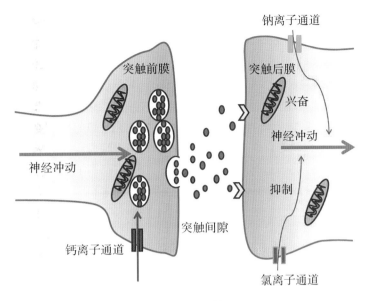

钠离子通道

突触前膜

突触后膜

兴奋

神经冲动

神经冲动

抑制

突触间隙

钙离子通道

氯离子通道

图 3-3　化学性突触传递过程

触后神经元的 EPSP 阈值，使神经元兴奋性降低，同时伴随 NMDA 受体表达上调，由此认为低氧下兴奋性突触传递出现异常可能与 NMDA 受体介导的信号通路异常有关[45]。

2. 抑制性突触后电位（inhibitory post-synaptic potential，IPSP）　突触前膜释放抑制性递质，与突触后膜受体结合，引起后膜 Cl⁻ 或 K⁺ 通道开放，由于 Cl⁻ 内流或 K⁺ 外流，使后膜超极化，产生抑制性突触后电位。抑制性突触后电位阻止突触后神经元发生兴奋，呈现抑制效应。有研究报道，短暂的低氧可使 GABA 诱发 IPSP 的降低，随后出现显著的低氧性去极化过程，提示抑制性突触传递对低氧的敏感性是增强的[46]。另一研究也证实了低氧能够抑制大脑皮质 IPSP 的增幅，而且对 IPSP 的抑制率大于对 EPSP 的抑制率。这种改变与神经元内的 Na⁺ 无关，而与 ATP 依赖的 K⁺ 通道（KATP）有关。因为应用 KATP 阻滞药格列喹酮后，可显著改变低氧引起的 IPSP 变化。由于低氧下细胞内 ATP 生成减少，故低氧可激活突触前和突触后 KATP 电导率[47]。

（五）突触可塑性

所谓突触可塑性是指突触前膜受到刺激后使突触信号传递的效能发生改变的现象。神经元之间的联系并不是静止稳定的状态，而是呈现动态稳定的状态，这是根据内外环境不同的刺激而发生效能增强或减弱变化以及时程的缩短或增长的过程。短时程改变有易化、抑制和增强等，而长时程改变是突触可塑性最主要的表现，包括长时程增强（long term potentiation，LTP）和长时程抑制（long term depression，LTD）。

1. 急性间歇性低氧对皮质脊髓运动神经突触可塑性的影响　急性间歇性低氧（acute intermittent hypoxia，AIH）对心血管、呼吸、免疫、代谢以及神经系统均有显著的影响。越来越多的研究提示，AIH 可以影响受损伤的中枢神经系统，使损伤神经元有机会恢复。因此，AIH 成为一种在神经康复治疗上安全和具有前景的策略。Lynch 等[48]用 AIH 方法对慢性脊髓损伤患者进行康复治疗，发现给予 AIH 约 30 分钟以上时，受损神经元所支配的肌群扭矩显著增加，并随 AIH 延长进一步增加，表明 AIH 可增强受损脊髓所支配的肢体力量，间接反映了 AIH 对受损脊髓神经元的修复能力。Navarrete-Opazo 等[49]也对不完全脊髓损伤患者进行了 AIH 康复治疗，同样发现，AIH 能够提高患者的步行速度和耐力，验证了 AIH 可以改变突触的可塑性。这可能与 AIH 能够提高具有修复神经元作用和有助于皮质脊髓神经元突触可塑性的血清素和神经生长因子（BDNF）水平有关，因为皮质脊髓信号的传递依赖于皮质脊髓神经元与脊髓运动神经元之间突触的可塑性[50]。

另外，AIH 对某些神经递质水平的影响也有助于神经突触的可塑性变化，如 AIH 诱导的膈肌运动易化与 NMDA 受体被激活以维持突触的可塑性相关，而这种现象可被 NMDA 受体拮抗剂阻断，膈肌运动易化是膈神经运动神经元可塑性的表现，可增强脊髓呼吸运动前神经元向膈神经元突触的信号传递。5-HT 也会影响皮质脊髓的可塑性，当阻断 5-HT 再摄取途径，突触间 5-HT 浓度升高会显著增强和延长 NMDA 介导的皮质脊髓可塑性，但 5-HT 对 STDP 的效应以及在 AIH 中的表现尚不清楚。短期皮质内抑制（short interval intracortical inhibition，SICI）和皮质内易化（intracortical facilitation，ICF）是短时程比较典型的突触可塑性特点，SICI 反映初级运动皮质 γ- 氨基丁酸（GABA）抑制性回路被激活的过程，ICF 对初级运动皮质的 GABA 能神经递质和谷氨酸水平变化均比较敏感。但是，AIH 并不能改变 SICI 和 ICF，这表明 AIH 并不影响皮质运动神经元可塑性，最有可能影响皮质下运动神经元可塑性，特别是脊髓运动神经元可塑性改变[51]。峰值时间依赖性可塑性（spike timing dependent plasticity，STDP）可反映脊髓突触可塑性，在保持脊髓运动神经元兴奋性不变的情况下，给予 AIH 后，可增加 STDP 值，表明 AIH 能够通过改变皮质脊髓运动神经元的突触可塑性，影响其运动功能，以达到康复的作用[51]。

通过对脊髓运动神经元诱发电位的记录，发现 AIH 可使皮质脊髓运动神经元兴奋持续较长时间，这与外周肢体功能康复表现相一致，相比之下，持续性低氧无法改变皮质脊髓的兴奋性。因此，无论是低氧持续时间模式（急性低氧或慢性低氧）还是低氧刺激特征模式（间歇性或持续性低氧），对于神经突触可塑性的影响是不同的，而间歇性低氧对神经突触信号传递的改变更有利于神经损伤的康复治疗。

2. 急性间歇性低氧对海马学习记忆及其突触可塑性的影响 海马 CA1 区是研究学习记忆最常测定的区域，CA1 区锥体细胞顶树突层的场兴奋性突触后电位（field excitatory postsynaptic potential，fEPSP）和 CA1 区锥体细胞层的群体峰电位（population spike，PS）是研究学习记忆中 LTP 和 LTD 的常用观察指标。来自 DG 和 CA3 的锥体神经元轴突经过谢弗侧枝（Schaffer collateral，SC）通路延伸至 CA1 区，并与 CA1

区锥体神经元形成突触，刺激 SC 通路，即可引起 CA1 区的 fEPSP 和 PS 电位变化。由于 SC 通路是单突触谷氨酸能神经传导通路，用双脉冲易化（paired pulse facilitation，PPF）刺激 SC 通路，可产生第二个 PS 电位幅度大于第一个 PS 电位的现象，反映 GABA 能抑制神经元突触前功能状态。Barnard 等利用 PPF 方法对 AIH 条件下去甲肾上腺素对海马神经元可塑性进行了探讨，单独用去甲肾上腺素时，PPF 并没有增强或减弱，单独用 AIH 时，PPF 显著增强，一旦将去甲肾上腺素和 AIH 结合应用，反而对 PPF 产生抑制作用，这就表明 AIH 能够改变 CA1 区神经群的短期突触可塑性，而去甲肾上腺素可改变 AIH 的作用。

3. 慢性间歇性低氧对神经突触可塑性的影响 慢性间歇性低氧（chronic intermittent hypoxia，CIH）被证明对神经元具有损伤和破坏作用，能够严重损伤海马 CA1 区的突触可塑性，从而影响记忆能力，特别是对 LTP 造成损伤。有研究发现，当给予大鼠 CIH 和 PHD 抑制剂处理后，海马 CA1 区 LTP 均受到损伤，但这种方式能够改善急性低氧损伤后的 CA1 和齿状回突触传递的恢复。但也有研究认为，CIH 虽然可能造成某个部位神经元损伤，但也能引起其他部位神经元代偿性生长，而且低氧会引起许多神经营养因子表达，这些因子既可以直接促进神经细胞因子的生长，同时可以诱导成纤维细胞转化为多能干细胞，并使其神经元前体移行至损伤部分，促进神经元生长。而内质网应激反应可能是慢性间歇性低氧诱导突触可塑性的关键因素之一。CIH 下，海马神经元中的内质网结构遭到严重破坏，内质网应激标记物如葡萄糖调节蛋白 78、caspase-12、C/EBP 同源蛋白等上调，同时活性氧增加，线粒体功能受到抑制，导致突触活跃区长度缩短，树突状棘突数量减少，海马 SC 通路神经元 LTP 效应降低，从而影响长期识别记忆和空间记忆能力[52]。

4. 持续性低氧对突触可塑性的影响 一般情况下，连接膈运动神经元的呼吸运动神经元下行支被切断后，会导致同侧膈核的形态学改变，包括该区域突触数量、树突状棘突数量、不对称突触或对称突触活跃区延长。然而给予持续性低氧后，除增加对侧呼吸运动神经元下行支活动外，膈核区突触数量、突触活跃区数量和长度均无明显改变，提示持续性低氧对膈核区突触可塑性没有影响。也有研究发现，慢性低氧能够影响认知功能，特别是能影响 LTP 和 LTD，因为慢性低氧会显著增加海马中的突触小泡蛋白（synaptophysin）和突触后致密蛋白 -95（postsynaptic density protein- 95，PSD-95）水平，这两种蛋白与神经突触的可塑性密切相关。到目前为止，没有更多的数据能够证明慢性持续性低氧对神经突触可塑性的影响。

三、低氧下髓鞘形成及突触结构和功能改变

许多研究发现，急性低氧[53]和慢性低氧[54]均会引起认知功能障碍，而髓鞘形成减少[55]，突触数量、结构和功能的改变[56]是引起认知功能障碍的主要机制之一。

1．低氧下突触结构和功能改变 低氧对突触结构和功能的影响一直以来存在两种截然相反的观点，一种认为低氧可使突触出现发育缺陷，甚至损伤，从而影响突触间信号的传递；另一种观点认为，低氧能够促使神经元的可塑性变化，即神经元重建。这两种不同的观点可能与暴露于低氧的时间、强度以及神经元种类和研究对象种类存在差异有关，也可能是神经组织暴露于低氧不同阶段的变化特点。无论如何，神经细胞对低氧的早期反应就是突触功能的改变，即低氧可诱导突触后电位和突触后反射输出信号增加，但随后出现突触信号传递的阻断而使突触后功能衰退，这种现象在大脑皮质、脊髓、视网膜、交感神经节和神经 - 肌肉接头等区域可观察到。低氧突触损伤论：有研究发现，低氧时伴随 HIF-1α 蛋白水平的增加，突触小泡蛋白水平显著下降，如果 HIF-1α 被抑制，可显著逆转突触小泡的下降，同时低氧会使轴突密度下降，突触形成减少。也有研究认为，当脑缺血或缺氧时，就会启动内源性修复系统，使突触的可塑性增强，有利于生存。突触的可塑性机制：正常情况下，谷氨酸能突触的传导可被 Na^+ 内流通过 AMPA 型谷氨酸受体继而持续激活 AMPA 受体活动所介导。短而强呈"爆发性"的突触刺激将导致 Ca^{2+} 通过 NMDA 型谷氨酸受体内流，继而增强 AMPA 受体介导的突触信号传导，称为长时程增强（long-term potentiation，LTP）。

2．低氧下髓鞘对突触结构和功能的影响 髓鞘是中枢神经系统少突胶质细胞（oligodendrocyte，OL）的突起反复包绕神经轴突所形成的同心圆状多层细胞膜结构。髓鞘具有绝缘作用，确保信号能够快速、准确地在轴突中传播，同时也为轴突提供支撑和营养作用。人类髓鞘从孕期 32 周开始形成，发育至青春期，大量的突触、神经环路和功能也逐渐建立并成熟，期间若出现缺氧就会影响脑神经发育。机体内氧浓度下降不仅可以使少突胶质细胞减少，还可以使突触结构数量减少，从而影响突触间化学信号和电信号的传递。近来研究认为低氧不仅直接影响突触结构和功能，还可以通过少突胶质细胞间接影响突触的结构和功能：慢性低氧可影响少突胶质细胞的发育，从而导致髓鞘生成减少，较少的髓鞘不仅不能够准确、快速地传递信号，而且还会导致皮质兴奋性突触出现结构和功能上的缺陷，使运动神经元活动发生障碍，这也证实了某些与髓鞘形成减少相关的基因表达状态与慢性低氧下突触数量减少和功能缺失有关，而髓鞘形成增加可促进突触前神经功能的发挥，并能够增加突触结构的数量，加强与下一级神经元的联系[57]。

慢性低氧影响少突胶质细胞的可能机制：① olig2 低表达或缺表达：olig2 基因是少突胶质细胞发育中必不可少的转录因子，具有细胞分化、促进细胞成熟以及髓鞘形成的作用。从少突胶质前体细胞向成熟少突胶质细胞发育过程中，其表现不尽相同，如果在少突胶质前体细胞阶段，敲除 olig2 基因，就会显著抑制细胞的分化，导致髓鞘形成减少；如果在不成熟的少突胶质细胞阶段敲除 olig2 基因，反而会显著促进细胞的成熟，加速髓鞘的形成或髓鞘再生。少突胶质细胞发育不同阶段 olig2 的不同表现与另一个具有促进细胞成熟和髓鞘形成相关的转录因子 olig1 相关：在少突胶质前体细胞阶段，olig2 被敲除，olig1 表达水平也将显著下降；但在不成熟少突胶质细胞阶段，olig2 被敲除，而 olig1 表达水平反而增加了近三倍。Olig1 过表达将有效弥补 olig2 缺失的功能。因此，在少突胶质细胞发育不同阶段，在 olig1 的介导下，olig2 传递着相反的分化和成熟作用。但也有研究认为，新生大鼠脑神经细胞暴露于低氧，少突胶质细胞中过表达的 olig1 会促进 olig2 表达，并具有时间依赖性：低氧 3 天时，二者表达水平均升高，但低氧 7 天后，两个转录因子水平

逐渐降低。如果将过表达特异性转录因子 olig2 的少突胶质前体细胞移植于因缺血缺氧导致损伤的脑白质处，就会促进少突胶质前体细胞向成熟的少突胶质细胞分化[58]。olig2 受 hif-2α 的调节，当敲除 hif-2α 基因，就会抑制 olig2 在少突胶质前体细胞中的表达，影响轴突的生长。② 毒蕈碱样受体 1（M1R）过表达：M1R 对髓鞘和神经突触的作用尚存在争议，有人研究认为 M1R 过表达可能导致髓鞘的形成减少和突触发育缺陷，因为一旦敲除少突胶质细胞中的 M1R，就可促进髓鞘的形成，从而提高低氧下突触的发育，改善神经信号的传递功能。因此认为 M1R 具有负性调节髓鞘形成的作用。也有人认为丰富的 M1R 表达可以促进神经的发育。有研究表明，内侧前额叶皮质含有丰富的 M1R，特别存在于锥体神经元和抑制性神经元胞体和树突中，胶质细胞的胞体也含有大量的 M1R，但在其他一些神经元含量较少，这种不同细胞型中存在的显著差异，与其参与高级认知功能有关[59]。由于内侧前额叶皮质参与了许多高级的认知功能，比如记忆和空间方向感，并受到胆碱能传入神经的支配，其中 M1R 扮演着重要的角色。另有研究发现，M1R 可以促进少突胶质前体细胞的增殖分化，而 M2R 高表达才会损害少突胶质前体细胞的发育。③ Nfat/ 钙调磷酸酶信号通路的影响：动作电位之所以能够在神经轴突中快速传递，与少突胶质细胞形成的髓鞘有很大关系，几种转录因子可激活髓鞘的形成，包括 olig2、Nkx2.2、Sox10 等，Nfat 蛋白不仅仅是 Sox10 的靶向因子，也是哺乳类动物和人类少突胶质细胞分化的调节因子，一旦 Nfat 蛋白被抑制，就会阻碍少突胶质细胞的分化过程。其作用机制为：当电压依赖性钙通道开放，细胞内钙离子浓度增加，Nfat 蛋白 / 钙调磷酸酶信号通路被激活，激活的 Nfat 蛋白与 Sox10 联合作用，继而解除 olig2 和 Nkx2.2 对少突胶质细胞分化和髓鞘形成过程中的相互抑制作用，从而为突触发挥正常功能提供了条件。在人类多发性硬化症患者以及其他相关髓鞘减少的神经性疾病中，Nfat 蛋白呈现下调现象[60]。

四、低氧下突触及突触间信号传递

（一）低氧对突触前递质释放的影响

低氧对突触信号传递过程中的每一环节均有一定的影响，而对突触前神经递质释放的影响尤为重要。以谷氨酸递质释放为例：具有高亲和力的 Na^+ 依赖的谷氨酸转运体位于神经细胞质膜上，其功能就是将突触间隙中过多的谷氨酸回收转运入突触前神经元，以维持突触间隙谷氨酸浓度在较低水平。但在低氧条件下，这种过程会被反转，谷氨酸不仅不被回收，反而释放增加，给予谷氨酸转运体抑制剂 DL- 苏 -β- 苄氧基天冬氨酸可抑制谷氨酸释放，因此认为这与谷氨酸转运体的逆转有关，因为谷氨酸转运体的逆转作用可在突触小泡内外形成浓度梯度，使得谷氨酸无法保持在小泡内而被释放入细胞间隙发挥持久的作用。大量谷氨酸释放容易导致精神紊乱、癫痫发作、神经毒性等病变。另外，低氧可显著增加海马组织中氨基酸的释放（除 Gln 和 Ala 之外），尤以 Glu 和 GABA 释放最为明显。低氧条件下，给予高 K^+ 刺激，还会使海马脑片孵育液中的 Gly 和 Tau 的去极化释放量显著大于基础释放量；去除孵育液中的 Ca^{2+} 后，Gln、Tau、Gly 水平将显著降低。

（二）低氧对突触信号传递的影响

低氧下，神经元会发生许多生理变化，包括突触信号传递及其可塑性特性的改变，这种改变既有低氧的直接作用，也有其他信号通路的间接作用。一般而言，低氧对神经元的早期影响是使突触信号传递耗竭，而后期影响将导致神经元程序化死亡。许多因素会影响突触功能，现逐一阐述如下：

1. 低氧对突触线粒体功能的影响 线粒体是细胞能量产生的场所，对氧的需求极高，对氧浓度的下降也十分敏感，很容易发生病理性改变。电镜下可见长期暴露于低氧的线粒体会出现水肿、嵴断裂或脱颗粒，严重的可见线粒体内容物及线粒体内嵴外膜的消失，有时也可见大量线粒体自噬体的形成。低氧早期，线粒体发生水肿归功于线粒体外膜的通透性增加，线粒体外膜存在大量的离子通道，这些通道的活动与突触反应的能力相关，换言之，线粒体外膜通道活性的增加是神经元对低氧反应的最早过程，而且通道活性的增加可导致低氧下突触功能的下降。有人通过刺激突触前神经元，并于突触后膜测定突触后电位，以测定突触前膜对递质的释放量来评估突触间信号传递，结果发现，低氧下突触后膜反应（动作电位）显著下降，并随着低氧时间延长，进一步下降，甚至低于动作电位产生的阈值。与此同时可见突触细胞线粒体外膜上大量离子通道活性增加，其中以中等大小通道为主。BCL-2 家族蛋白是程序性死亡的激活剂或抑制剂，线粒体外膜上有许多通道、细胞色素 C 和其他凋亡因子的通透性受 BCL-2 家族蛋白的调节，将重组的人 BCL-xl 直接应用于突触末梢线粒体外膜上，可诱导中等大小的通道的活动。低氧下，这些通道活动增强与突触反应的减弱同时被诱导，而对 BCL-xl 调节的通道进行抑制或直接水解 BCL-xl，就可抑制低氧对这些通道活动的影响。其过程涉及 ATP 转运，因为若将 ATP 注入已经能量耗竭的突触细胞，突触传递过程就会恢复。

"突触"简史

1. Du Bois Remond，德国医生和生理学家，于 1820 年发现神经动作电位，成为电生理"奠基人"之一，于 1870 年首先推论神经 - 肌肉接头处存在电传递或化学传递。

2. Santiago Ramon Y Cajal，西班牙生理学家，于 1888 年提出神经细胞是一个独立的实体，神经细胞与神经细胞之间存在某种接点，该接点可将信息从一个神经细胞向另一个神经细胞传递。他于 1906 年获得诺贝尔生理学或医学奖。

3. Charles Scott Sherringtong，英国神经生理学家，于 1897 年首次提出了"synapse"的概念。他于 1932 年获诺贝尔生理学或医学奖。

4. 1930—1947 年，电镜技术证实了化学性突触结构存在的事实。

5. 1953 年，Sjostrand 首次发表了突触的光镜照片。

6. 1958 年，Palay 首次用电镜证实了突触的细微结构，即突触前后部位具有各自膜型结构，其间存在间隙。

7. 1964 年，Eccles 提出神经元之间依靠电传递。

第四节　低氧下反射弧及神经元联系

一、反射及反射弧

反射是指在中枢神经系统的参与下，机体对内外环境刺激的规律性应答过程。反射的结构基础是反射弧。反射弧由感受器、传入纤维、反射中枢、传出纤维和效应器组成。反射中枢由调节某一特定生理功能的神经元群组成。中枢神经元按其在反射弧中所处地位不同，分为传入神经元、中间神经元和传出神经元。

二、中枢神经元的联系方式

1. 单线式联系　一个突触前神经元仅与一个突触后神经元发生突触联系。

2. 辐散式联系　一个神经元可通过其轴突末梢分支与多个神经元形成突触联系，从而使与之相联系的许多神经元同时兴奋或抑制。

3. 聚合式联系　许多神经元通过其轴突末梢，共同与一个神经元建立突触联系，使来源于不同神经元的兴奋或抑制在同一神经元上发生整合，导致后者兴奋或抑制。

4. 链锁式联系　每个神经元都发出侧支与另一个神经元形成突触联系。兴奋通过链锁式联系时，可以在空间上扩大作用范围。

5. 环式联系　一个神经元与中间神经元形成突触，中间神经元的轴突反过来再与该神经元发生联系。环状联系是反馈调节和后放现象的结构基础。兴奋通过环状联系时，或因负反馈使活动及时终止，或因正反馈使兴奋增强和延续。

通常低氧不会改变上述神经间的连接方式，但会引起神经组织间水肿的发生，后者将影响局部间的连接紧密性；低氧还会使神经纤维数量减少，突触数量也随之减少，从而影响神经间信号的传递。

三、兴奋在反射中枢内传播的特征

1. 单向传递　兴奋经化学性突触传递时，只能从突触前末梢传向突触后神经元。因为神经递质由突触前膜释放，作用于突触后膜受体。由于突触的特殊结构，低氧不会影响神经的"单向传递"特征，但会影响囊泡移行的速度、神经递质释放速度和量，影响对神经递质的重摄取和酶降解以及突触后受体活性和离子通道活性。

2．中枢延搁　兴奋通过反射中枢时比较缓慢，称为中枢延搁。这是由于兴奋经化学性突触传递时，需经历前膜释放递质、递质在间隙内扩散并作用于后膜受体，以及后膜离子通道开放等多个环节，因而所需时间较长。反射通路上经过的化学性突触数目越多，兴奋传递所需的时间也越长。由于低氧对化学性突触传递过程中的各个环节都会产生影响，因此，低氧可显著改变中枢延搁的特性。

3．总和　由多个突触后电位互相叠加产生的突触后效应称为总和。由不同部位产生的突触后电位叠加称为空间总和，在同一部位由时间先后产生的突触后电位叠加称为时间总和。如果去极化总和达到阈电位，即可爆发动作电位，产生传出效应。即使去极化总和未达到阈电位，也可使突触后神经元兴奋性提高，表现为易化（facilitation）。不同低氧形式对易化作用的影响不同，间歇性低氧很容易使神经元的兴奋性增强，而持续性低氧并没有这种变化效应，这与低氧下神经元特有的代偿机制——突触可塑性程度有关，也与低氧程度相关。

4．兴奋节律的改变　指在反射活动中，传入神经和传出神经的放电频率不同。这是因为传出神经元的兴奋节律受到突触传递数目、中间神经元的性质以及突触后神经元自身功能状态的影响，最后传出冲动的节律取决于各种影响因素的综合效应。一般而言，轻度低氧可以增强神经元兴奋性，重度低氧反而会抑制神经元的兴奋性，但由于低氧影响部位不同，神经递质释放或离子通道开放不同，在同一程度的低氧下，神经元表现也不尽相同。

5．后发放　在反射活动中，刺激停止后，传出神经仍可在一定时间内发放神经冲动，称为后发放。后发放可发生在环式联系的反射通路和各种神经元反馈活动中。低氧对呼吸中枢神经元具有两个典型的作用：易化和后发放。其中，后发放在脑干，特别在呼吸中枢（运动区）常见，低氧下即可呈现高兴奋状态，其根本原因是低氧可增强和延长信号在中枢神经突触中的传递。研究发现，低氧会刺激山羊颈动脉体，引起通气反应的增加，当终止低氧刺激后 30 ~ 40 秒，通气反应仍然保持在较高的状态[61]，相似的结果也出现在对人体的研究中。有研究发现，当给予 10% 低氧，通气量明显增加，当终止低氧（吸入 21%O_2）后，并没有出现通气反应的下降，只在吸入 100%O_2 时，通气反应才开始下降，但并没有立刻恢复到低氧前水平，提示，低氧激活了呼吸中枢"后发放"机制，使得通气能够稳定过渡到正常状态[62]。

6．对内环境变化敏感和容易发生疲劳　突触间隙与细胞外液相通，内环境理化因素的变化，如缺氧、CO_2 过多、麻醉剂以及某些药物均可影响突触传递。用高频电脉冲连续刺激突触前神经元，突触后神经元的放电频率会逐渐降低。说明突触传递容易发生疲劳，其原因可能与 ATP 减少和递质耗竭有关。

四、中枢抑制

与中枢兴奋相同，中枢抑制也是主动的过程。在任何反射活动中，反射中枢总是既有兴奋又有抑制，使反射协调进行。中枢抑制分为突触后抑制和突触前抑制两类。

1．突触后抑制　哺乳类动物的突触后抑制都是由抑制性中间神经元释放抑制性递质，使突触后神经元产生抑制性突触后电位，从而使突触后神经元发生抑制。突触后抑制有传入侧支性抑制和回返性抑制两种形式。

2．突触前抑制　由于突触前神经元递质释放量减少，引起突触后膜去极化幅度降低，导致突触后神经元不能兴奋，呈现抑制性效应。突触前抑制结合形式主要包括（图 3-4）：轴突 1 与轴突 2 形成轴突 - 轴突突触、轴突 1 与神经元形成轴突 - 胞体突触。轴突 1 兴奋使神经元产生兴奋性突触后电位，轴突 2 兴奋对神经元无影响。若轴突 2 先兴奋一定时间后再使轴突 1 兴奋，则神经元产生的兴奋性突触后电位明显减小。其机制是：轴突 2 兴奋释放的 γ- 氨基丁酸，引起轴突 1 末梢内的 Cl^- 外流，膜发生去极化，使传到轴突 1 的动作电位幅度变小，导致进入轴突 1 的 Ca^{2+} 减少，结果使神经元的兴奋性突触后电位减小。同样，由

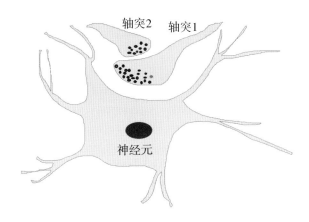

图 3-4　突触前抑制

于低氧能够改变不同的离子通道开放及其转运过程，也对突触信号传递产生影响，故中枢抑制过程也会受到低氧的影响。

五、低氧对脑电图的影响

低氧对神经系统的总体影响是负性的，严重低氧会造成脑组织的不可逆损伤。由于低氧改变了神经细胞之间的信息传递水平（电位水平），引起异常放电。通过对低氧下脑电波特征的分析，发现低氧会使 θ 波显著降低，神经传导速度也降低，而这种降低可以通过运动锻炼而改变。总之，由于低氧改变了大脑皮质中的信号传递和神经元的兴奋性过程，使脑电图也会呈现不一样的特征（详见第九章）。

参考文献

[1] Theis V, Theiss C. VEGF-A stimulus for neuronal development and regeneration in the CNS and PNS. Curr Protein Pept Sci, 2018, 19 (6): 589-597.

[2] Yun Y, Oh J, Kim Y, et al. Characterization of neural stem cells modified with hypoxia/neuron specific VEGF expression system for spinal cord injury. Gene Ther, 2018, 25 (1): 27-38.

[3] Guo YZ, Pei YS, Xue QH, et al. Neuroprotective effect of TAT PTD-Ngb fusion protein on primary cortical neurons against hypoxia-induced apoptosis. Neurol Sci, 2013, 34: 1771-1778.

[4] 韩淑芬, 白振忠, 罗朋立, 等. 高原低压低氧诱导大鼠脑皮质神经元脑红蛋白表达. 中华神经医学杂志, 2009, 8 (9): 865-868.

[5] Haines B, Mao XO, Xie L, et al. Neuroglobin expression in neurogenesis. Neuroscience Letters, 2013, 549 (9): 3-6.

[6] Reuss S, Wystub S, Disque-Kaiser U, et al. Distribution of cytoglobin in the mouse brain. Front Neuroanat, 2016, 10: 47-53.

[7] Yu XL, Gao DW. Overexpression of cytoglobin gene inhibits hypoxic injury to SH-SY5Y neuroblastoma cells. Neural Regen Res, 2013, 8 (23): 2198-2203.

[8] Zeng XZ, Shen HJ, Wang CR, et al. Changes of neuropeptide Y and synapses in hippocampus after hypoxia preconditioning in mice. Acta Anatomica Sinica, 2011, 42 (2): 155-158.

[9] Martin N, Bossenmeyer PC, Koziel V, et al. Non-injurious neonatal hypoxia confers resistance to brain senescence in aged male rats. PLOS One, 2012, 7 (11): e48828.

[10] Furukawa S, Sameshima H, Yang L, et al. Acetylcholine receptor agonist reduces brain damage induced by hypoxia ischemia in newborn rats. Reprod Sci, 2011, 18 (2): 172-179.

[11] 李晓娜, 汪晓筠, 朱艳媚, 等. 盐酸川芎嗪通过干预 GABAR 和 FOXP2 的表达保护低压低氧大鼠学习记忆. 中国药理学通讯, 2018, 33 (9): 1285-1290.

[12] Masatoshi N, Takao O, Hidenori S, et al. Distribution and pharmacological characterization of primate nk-2 tachykinin receptor in the central nervous system of the rhesus monkey. Neuroscience Letters, 2011, 503 (1): 23-26.

[13] Paqe NM. Neurokinin B and pre-eclampsia: a decade of discovery. Reprod Biol Endocrinol, 2010, 8: 4-12.

[14] Stark RI, Wardlaw SL, Deniel SS, et al. Characterization of β-endorphin activity in the fetus: acetylatedβ-endorphin (ACβ-EP) and totalβ-endorphin (β-EP) during hypoxia. Pediat Res, 1984, 18: 177.

[15] Xu CY, Li ZX, Che SW, et al. β-endorphin and DynA1-13 in cerebrospinal fluid of hypoxia ischemia encephalopathy in neonates. J Med Sci Yanbian Univers, 1995.

[16] Zoloev GK. Blood levels of met-enkephalin and beta endorphin in the early period after acute blood loss in rats. Bulletin Exp Bio MED, 1990, 109 (3): 291-294.

[17] 黄人琦. 内啡肽参与低氧呼吸抑制的中枢机制. 生理科学进展, 1993, 24 (4): 338-340.

[18] Weinberger SE, Steinbrook RA, Carr DB, et al. Endogenous opioids and ventilator adaptation to prolonged hypoxia in goats. Life Sci, 1987, 40 (7): 605-613.

[19] Kolesnik YM. Effect of intermittent hypoxia trainings on the functional state of corticotrophin releasing hormone and β-endorphin synthesizing neurons of the rat paraventricular

nucleus of hypothalamus. Int J Physiol Pathophysiol, 2014, 5 (4): 291-297.

[20] 史淑红, 李佃贵. 孤啡肽及其受体的研究进展. 山东医药, 2007, 47 (21): 117-118.

[21] 林建雄, 隋建锋, 罗峻, 等. 急性低压低氧对大鼠空间学习记忆的影响及与海马内孤啡肽的关系. 中国应用生理学杂志, 2004, 20 (1): 11-14.

[22] Harati R, Villegier AS, Banks WA, et al. Susceptibility of juvenile and adult blood brain barrier to endothelin-1: regulation of P-glycoprotein and breast cancer resistance protein expression and transport activity. J Neuroinflam, 2012, 9: 273-288.

[23] Lo AC, Fung KL, Yaw LP, et al. Endothelin-1 overexpression leads to blood brain barrier disruption, more brain edema and increased aquaprorin-4 expression in astrocytic processes after experimental stroke. Neurosignals, 2006, 15 (3): 127-127.

[24] Nikolov R, Masuda Y, Kato H, et al. Studies on the effects of endothelin-1 and endothelin-3 in brain hypoxia and on the participation of brain prostanoids in their actions. Method Finding Exper Clin Pharmacol, 1993, 15 (6): 371-375.

[25] Jose LB, David M, Aida PL. Carotid body oxygen sensing and adaptation to hypoxia. Eur J Physiol, 2016, 468 (1): 59-70.

[26] Nabhen SL, Perfume G, Battistone MA, et al. Short-term effects of endothelins on tyrosine hydroxylase activity and expression in the olfactory bulb of normotensive rats. Neurochem Res, 2009, 34 (5): 953-963.

[27] Shihara M, Hirooka Y, Hori N, et al. Endothelin-1 increases the neuronal activity and augments the responses to glutamate in the NTS. Am J Physiol, 1998, 275 (2): R658-665.

[28] Saavedra JM. Beneficial effects of angiotensin II receptor blockers in brain disorders. Pharmacol Res, 2017, 125 (Pt A): 91-103.

[29] Merelli A, Czornyi L, Lazarowski A. Erythropoietin: a neuroprotective agent in cerebral hypoxia, neurodegeneration, and epilepsy. Curr Pharm Des, 2013, 19 (38): 6791-6801.

[30] Garry PS, Ezra M, Rowland MJ, et al. The role of the nitric oxide pathway in brain injury and its treatment from bench to bedside. Experimental Neurology, 2015, 263: 235-243.

[31] Bisgard GE, Herman JA, Janssen PL, et al. Carotid body dopaminergic mechanisms during acclimatization to hypoxia. Respir Res, 2001, 2: 3-5.

[32] Decker M, Rye DB. Neonatal intermittent hypoxia impairs dopamine signaling and executive functioning. Sleep Breathing, 2002, 6 (4): 205-210.

[33] Zieseniss A. Hypoxia and the modulation of the actin cytoskeleton-emerging interrelations. Hypoxia, 2014, 2: 11-21.

[34] Eschke D, Brand A, Scheibler P, et al. Effect of an adenosine A (1) receptor agonist and a novel pyrimidoindole on membrane properties and neurotransmitter release in rat cortical and hippocampal neurons. Neurochem, 2001, 38 (5): 391-398.

[35] Johns L, Sinclair AJ, Davies JA. Hypoxia/hypoglycemia-induced amino acid release is decreased in vitro by preconditioning. Biochem Biophys Res Commun, 2000, 276 (1): 134-136.

[36] Kozlova DI, Kochkina EG, Dubrovskaya NM, et al. Effect of prenatal hypoxia on cholinesterase activity in blood serum of rats. Neurochem J, 2018, 12 (2): 159-167.

[37] Pimentel VC, Gomes JL, Zanini D, et al. Evaluation of acetylcholinesterase and adenosine deaminase activities in brain and erythrocytes and proinflammatory cytokine levels in rats submitted to neonatal hypoxia-ischemia model. Mole Cell Biochem, 2013, 378 (1-2): 247-255.

[38] Lee K, Miwa S, Hayashi Y, et al. Effects of hypoxia on noradrenaline release and neuronal reuptake in isolated rabbit thoracic aortic strips. Naunyn Schmiedebergs Arch Pharmacol, 1989, 339 (5): 503-508.

[39] Hu Hui. Contractile function and calpain activity in mouse skeletal muscle during hypoxia. Hypoxia, 2007.

[40] Nishimura M. Factors influencing an increase in spontaneous transmitter release by hypoxia at the mouse neuromuscular junction. J Physiol, 1986, 372: 303-313.

[41] 闫凤霞, 于向民. 甲状腺功能亢进所致骨骼肌病变的研究进展. 青岛大学医学院学报, 2006, 42 (1): 85-86.

[42] Baxter B, Gillinqwater TH, Parson SH. Rapid loss of motor nerve terminals following hypoxia-reperfusion injury occurs via mechanisms distinct from classic Wallerian degeneration. J Anat, 2008, 212 (6): 827-835.

[43] Zeng XZ, Shen HJ, Wang CR, et al. Changes of neuropeptide Y and synapses in hippocampus after hypoxia preconditioning in mice. Acta Anatomica Sinica, 2011, 42 (2): 155-158.

[44] Schiff SJ, Somjen GG. Reversible synaptic blockade caused by hypoxia of moderate degree in hippocampal tissues slices. Mecham Cereb Hypoxia Stroke, 1988, 1: 175-182.

[45] 琚静美, 陈锐, 李婷婷, 等. 慢性间歇低氧对海马神经元兴奋性突触传递的影响在诱导小鼠认知障碍中的作用. 中华医学杂志, 2016, 96 (8): 610-614.

[46] Luhmann HJ, Kral T, Heinemann U. Influence of hypoxia on excitation and GABAergic inhibition in mature and developing rat neocortex. Brain Res, 1993, 97 (2):

209，224.

[47] Luhmann HJ1，Heinemann U. Hypoxia-induced functional alterations in adult rat neocortex. J Neurophysiol，1992，67（4）：798-811.

[48] Lynch M，Duffell L，Sandhu M，et al. Effect of acute intermittent hypoxia on motor function in individuals with chronic spinal cord injury following ibuprofen pretreatment：A pilot study. J Spinal Cord Med，2017，40（3）：295-303.

[49] Navarrete-Opazo A，Alcayaqa J，Sepulveda O，et al. Repetitive intermittent hypoxia and locomotor training enhances walking function in incomplete spinal cord injury subjects：A randomized，triple blind，placebo controlled clinical trial. J Neurotrauma，2017，34（9）：1803-1812.

[50] Streeter KA，Sunshine MD，Patel S，et al. Intermittent hypoxia enhances functional connectivity of midcervical spinal interneurons. J Neuronsci，2017，37（35）：8349-8362.

[51] Christiansen L，Urbin M，Mitchell GS，et al. Acute intermittent hypoxia enhances corticospinal synaptic plasticity in humans. eLife，2018，7：e34304-e34321.

[52] Xu LH，Xie H，Shi ZH，et al. Critical role of endoplasmic reticulum stress in chronic intermittent hypoxia-induced deficits in synaptic plasticity and long-term memory. Antioxid Redox Signal，2015，23（9）：695-710.

[53] Griva K，Stygall J，Wilson MH，et al. Caudwell xtreme Everest：A prospective study of the effects of environmental hypoxia on cognitive functioning. PLOS One，2017，12（3）：e0174277-0174292.

[54] Gao HB，Han ZL，Huang S，et al. Intermittent hypoxia caused cognitive dysfunction relate to miRNAs

dysregulation in hippocampus. Behavioural Brain Research，2017，335（2017）：80-87.

[55] Xiao J，Huang Y，Li X，et al. TNP-ATP is beneficial for treatment of neonatal hypoxia induced hypomyelination and cognitive decline. Neurosci Bull，2016，32（1）：99-107.

[56] Wang CJ，Wu Y，Zhang Q，et al. An enriched promotes synaptic plasticity and cognitive recovery after permanent middle cerebral artery occlusion in mice. Neural Regeneration Research，2019，14（3）：462-469.

[57] Fei W，Yu-Jian Y，Nian Y，et al. Enhancing oligodendrocyte myelination rescues synaptic loss and improves functional recovery after chronic hypoxia. Neuron，2018，99（4）：689-701.

[58] 王晓舟，张振中，余浩，等. 过表达 *olig*2 的少突胶质前体细胞在缺血缺氧脑白质损伤新生大鼠脑内的分化. 神经解剖学杂志，2017，33（6）：685-690.

[59] Oda S，Tsuneoka Y，Yoshida S，et al. Immunolocalization of muscarinic M1 receptor in the rat medial prefrontal cortex. J Comparative Neurology，2018，32：1-22.

[60] Matthias W，Laura JS，Katharina G，et al. Nfat/calcineurin signaling promotes oligodendrocyte differentiation and myelination by transcription factor network tuning. Nature Communications，2018，9（1）：899-915.

[61] Engwall MJ，Smith CA，Dempsey JA，et al. Ventilatory afterdischarge and central respiratory drive interactions in the awake goat. J Appl Physiol，1994，76（1）：416-423.

[62] Gleeson K，Sweer LW. Ventilatory pattern after hypoxic stimulation during wakefulness and NREM sleep. J Appl Physiol，1993，75（1）：397-404.

（李生花）

第四章

低氧下神经细胞信号转导

第一节　神经细胞间基本信号转导方式概述

神经细胞间信号转导是极其复杂的，不仅涉及神经元与神经元之间的传递，也涉及神经元与各类起支撑营养作用的胶质细胞、内皮细胞、免疫细胞等细胞之间的信号转导。不同类型的细胞相互间构筑完整的神经系统，也共同形成了网状信号转导通路，通过相互间协同、拮抗等方式，保证神经组织内环境稳定，神经细胞新陈代谢以及生理功能的正常发挥。神经细胞信号转导包括电信号和化学信号转导两大类。如果信号从一个神经元向另一个神经元进行传递，就需要经过十分复杂的电化学联合传递过程。低氧刺激下，神经系统会发生不同的生理性变化，严重者可出现病理性改变，包括血脑屏障障碍、递质释放异常、信号传递紊乱、脑组织水肿、神经退行性变、炎性反应、突触损伤等，继而发展成各种神经系统疾病。疾病发生过程中涉及许多重要的信号转导通路的异常，包括保护神经细胞的信号通路、促进神经细胞死亡的信号通路等。

一、神经细胞电信号转导与低氧

1．电传导　电脉冲通过树突状神经纤维和轴突纤维在神经元与神经元之间进行传递的过程称为电传导。其结构特征为两个及两个以上神经元之间以缝隙连接方式接触，能够直接进行细胞间离子交换，交换过程中产生电流，将信号从一个细胞传递到另一个细胞，这种结构又称为电突触。这一类传导方式主要存在于无脊椎动物，哺乳类动物体内极少。人体内是否存在这种传导方式，尚需要进一步研究。

2．电化学混合型传导　主要指突触前、突触后神经元中电流移动过程和突触间的化学传递形式。其中神经元中电流的移动过程也称为电传导。而神经细胞内电流是由神经递质与突触后膜上的相应受体结合，使某些离子通道打开，离子内流引起电流的移动。由于低氧能够影响突触后膜上受体的表达和离子通道的开放，因此低氧可改变神经细胞内的电传导（膜电位传播）。对小鼠背根神经节电传导的研究中[1]发现，根据低氧对神经细胞膜电位的影响，可将神经元分为低氧敏感性神经元和低氧不敏感性神经元。在低氧敏感性神经元，低氧可以使调控超极化后电位幅度和时程的超极化激活电流（hyperpolarization activated current，I_h）的动力学和电压依赖特性发生改变。I_h是一种慢性内向阳离子流（主要是Na^+），在膜电位超极化时被激活。暴露于低氧环境下时，膜电位虽然处于超极化状态，但其I_h仍能被低氧完全阻断，提示当最大电传导变得最小时，神经元I_h的激活率将会变得很快（即神经纤维受到大量重复的电刺激，其动作电位会发生传导失效现象，并伴有传导速度下降，该现象与动作电位超极化后电位密切相关）。因此在神经元内，低氧可以使其膜电位超极化，其原因就是低氧抑制了I_h，使本已超极化的膜电位进一步超极化，从而影响神经元之间的电传导。延迟整流钾通道电流（delayed rectifier potassium current，I_k）在电传导过程中也发挥着重要的作用，当背根神经节小细胞暴露于低氧时，大多数细胞的I_k处于减弱状态，只有个别细胞I_k呈现增强，而I_k被抑制可能是神经细胞对低氧的一种适应性保护过程[2]。低氧能使外周神经电传导时间延长，动作电位幅度下降，这种变化与血氧饱和度呈显著相关，给予持续性气道正压通气治疗后，神经传导时间缩短[3]。

二、神经细胞化学信号传导

多细胞生物体必须具备完善的信号转导系统，才能协调其正常的生理功能。细胞间传递信息的物质多达几百种，包括递质、激素、细胞因子等。跨膜信号转导主要涉及胞外信号的识别与结合、信号转导、胞内效应三个环节。跨膜信号转导方式大体有以下三类：①离子通道介导的信号转导；②G蛋白偶联受体介导的信号转导；③酶偶联受体介导的信号转导。

虽然机体存在成千上万条信号通路，但其信号由细胞外传入细胞内仍然离不开上述三类最基本的传导方式。信号由细胞外进入细胞内或细胞核的整个过程存在第一信使和第二信使的参与：

第一信使一般指细胞外信号分子（配体）；第二信使指第一信使作用于细胞膜后产生的细胞内信号分子。

（一）细胞间的信号传递

细胞合成、释放载有信息的化学物质，即信号分子，信号分子向靶细胞转运并与特异性的受体识别、结合，形成信号分子 - 受体复合物，经细胞内传递系统将信息传递入细胞内，引起细胞功能发生变化。如果信号分子被清除，其所产生的靶细胞作用就会终止。如果上述任一环节受到影响，就会使细胞间信号的传递发生异常，继而产生不同的生物学效应。

（二）信号传递系统

1. 化学传递方式　内分泌、旁分泌、自分泌和突触传递。

2. 配体　将信号从一种细胞传递到另一种细胞，并能与细胞膜上受体结合的化学物质称为配体。

3. 配体类型　神经递质、激素、细胞因子（如 NO、ET-1 等）。

4. 受体类型　G 蛋白偶联受体、酶偶联受体、离子通道受体。

5. 离子通道类型　化学、电压、机械性门控通道。

第二节　第二信使介导的细胞信号转导系统与低氧

一、环核苷酸信号转导系统

cAMP 通路由质膜上的激活型受体（stimulate receptor，Rs）、抑制型受体（inhibit receptor，Ri）、激活型和抑制型调节 G 蛋白（Gs 和 Gi）以及腺苷酸环化酶（adenylate cyclase，AC）五种成分组成。转导过程：当细胞未受到激素刺激，Gs 处于非活化态，其 α 亚基与 GDP 结合，此时腺苷酸环化酶没有活性；当激素配体与 Rs 结合后，导致 Rs 构象改变，暴露出与 Gs 结合的位点，使激素 - 受体复合物与 Gs 结合，Gs 的 α 亚基构象改变，从而排斥 GDP，结合 GTP 而活化，使三聚体 Gs 蛋白解离出 α 亚基和 βγ 基复合物，并暴露出 α 亚基与腺苷酸环化酶的结合位点；结合 GTP 的 α 亚基与腺苷酸环化酶结合，使之活化，并将 ATP 转化为 cAMP。随着 GTP 的水解，α 亚基恢复原来的构象，并与腺苷酸环化酶解离，从而终止腺苷酸环化酶的活化作用。α 亚基与 βγ 亚基重新结合，使细胞恢复到静止状态。在此过程中，神经递质、激素作为第一信使存在。

如何预防低氧下神经损伤和促进神经再生是当前神经科学研究的难题。cAMP 被作为防止神经细胞损伤和促进神经再生的潜在研究方向。研究认为从胚胎、出生到成熟期的神经正常发育过程中，cAMP 基础水平发挥着关键的作用，即 cAMP 基础浓度升高可促进神经轴突的生长，反之，会抑制其生长。低氧或缺血可以使 cAMP 启动 PKA 途径，该途径一方面激活内源性和外源性细胞凋亡途径，促进细胞的凋亡；另一方面激活 BCL-2 抗凋亡途径，发挥保护细胞的作用。轻度低氧时，该途径发挥神经细胞保护作用，重度低氧时则启动神经凋亡过程。低氧又通过该途径促进脑源性神经营养因子（BDNF）和过氧化物酶增殖激活受体共刺激因子 -1（PGC-1）的生成，发挥对低氧下脑细胞的保护作用[4]。但研究发现，暴露于低压低氧环境中的大鼠海马区神经组织 BDNF 含量是下降的，并随暴露低氧时间的延长逐渐下降[5]，出现这种截然不同的结果可能与低氧程度不同相关。cAMP 发挥缺血缺氧脑保护作用最核心的调控途径就是能够增加细胞内的腺苷及调控腺苷的代谢途径。腺苷是一种十分重要的内源性信号转导分子，具有扩张血管、促进血液循环的作用，其受体多分布于脑、冠状动脉等重要脏器的血管上，也参与神经信号转导过程。细胞外腺苷主要来源于 ATP 和 cAMP 两条代谢途径。神经元细胞内 ATP 可以通过胞吐作用释放出来，其他类型的细胞内 ATP 可以通过 ATP 结合蛋白转运体等载体方式释放到细胞外，再在细胞表面 CD39\CD73 等酶的一系列作用下生成腺苷，发挥其生理作用。低氧能够使腺苷酸环化酶激活，后者可使 cAMP 大量从细胞内释放出来，再在细胞表面磷酸二酯酶的作用下，生成 AMP，最后由 CD73 代谢生成腺苷。因此，增加神经元细胞内 cAMP 水平，有助于脑细胞的保护。虽然 cAMP 通路在低氧下也可启动细胞凋亡过程，但其总体效应是保护脑组织，避免低氧损伤。

二、膜磷脂代谢产物介导的信号转导系统

（一）G 蛋白偶联受体（G protein-coupled receptor，GPCRs）介导的信号转导

G 蛋白是鸟苷酸结合蛋白的简称，根据效应不同分为兴奋型（Gs）和抑制型（Gi）两种。G 蛋白效应器分为酶和离子通道。调控 G 蛋白的主要酶是位于细胞膜内侧的腺苷酸环化酶、磷脂酶和 β 肾上腺素受体激酶等。G 蛋白可直接或间接（第二信使参与）调控离子通道的活动，发挥着绝大多数信号通路的传递功能，并受到 GPCRs 的调控，缺血 / 缺氧可诱导调控 Gβγ 信号的 G 蛋白激活因子 AGS8 的表达，该因子与 Gβγ 结合后会启动低氧诱导的细胞凋亡过程，如果干扰该因子，就可以有效发挥低氧下对神经细胞的保护作用。GPCRs 是一个十分庞大的家族，种类很多，对低氧的反应性也不同。G 蛋白作用的发挥与其 GPCRs 在低氧下的表达水平有关。如果 GPCRs 表达下调，G 蛋白信号转导就会减弱；表达上调则信号转导增强。低氧下，HIF-1α 水平升高，可激活不同的 GPCRs，启动 G 蛋白途径，发挥其生物学效应。有些 GPCRs 激活可参与脑组织保护效应，如 GPR22；有些 GPCRs 激活可诱导脑细胞死亡 [6]。如低氧会使星形胶质细胞上的 CRFR1（一种 G 蛋白偶联受体）表达上调，细胞内的 Ca^{2+} 浓度升高，激活 cAMP/PKA 或 PKC 通路，引起水通道蛋白 AQP4 水平升高，导致脑水肿的发生 [7]。至于低氧能否对 G 蛋白产生直接影响，仍缺少研究依据，但重度低氧会由于可直接损伤细胞而破坏 G 蛋白信号转导。

（二）酶偶联受体介导的信号转导

酶偶联受体介导的信号转导途径：酶偶联受体具有和 G 蛋白偶联受体完全不同的分子结构和特性，受体分子的胞质侧自身具有酶的活性，或者可直接结合与激活胞质中的酶。

1．酪氨酸激酶受体 本身具有酪氨酸蛋白激酶（protein tyrosine kinase，PTK）活性，当激素与受体结合后，可使位于膜内侧的 PTK 激活，进而使自身肽链和膜内蛋白底物中的酪氨酸残基磷酸化，经胞内一系列信息传递的级联反应，如 PI3K/Akt、Ras/MAPK、PLC 等信号通路，最终导致细胞核内基因转录过程的改变以及细胞内相应的生物效应。大部分生长因子、胰岛素和一部分肽类激素通过该类受体进行信号转导。酪氨酸激酶 A 和酪氨酸激酶 B 分别是神经生长因子（nerve growth factor，NGF）和脑源性神经生长因子（brain derived neurotrophic factor，BDNF）特异性高亲和力受体，同属于酪氨酸激酶家族成员，其在中枢系统广泛表达，参与神经元的生长、发育、分化、突触可塑性及生理功能的调控，还具有对损伤神经元的修复功能，因此，酪氨酸激酶及酪氨酸激酶受体具有保护神经组织的作用。低氧或缺血均能使酪氨酸激酶 A/B 及其配体 NGF/BDNF 在中枢神经系统中显著增加。研究发现，低氧下酪氨酸激酶及其配体在不同区域的表达是不同的。其中酪氨酸激酶 A 和 B 主要在海马 CA1 区大量表达，在大脑皮质含量也较高，其中以神经元和未成熟的星形胶质细胞表达为主，酪氨酸激酶 A 在胆碱能神经元中上调，在投射神经元中未发现上调迹象。因此，胆碱能神经元比投射神经元对缺血缺氧更具耐受性。酪氨酸激酶还具有抗细胞凋亡、抗自由基损伤、抑制兴奋性氨基酸毒性、调节细胞内离子平衡等作用 [8,9]。

2．鸟苷酸环化酶受体 与配体（心房钠尿肽）结合后激活鸟苷酸环化酶（GC），后者使胞质内的 GTP 环化，生成 cGMP，cGMP 结合并激活蛋白激酶 G（PKG），PKG 对底物蛋白磷酸化，从而实现信号转导。不同海拔的低氧环境中大脑皮质 cGMP 浓度变化不明显，而 cAMP 浓度随海拔的升高而增加。在小脑区 cGMP 和 cAMP 均随海拔的升高而升高 [10]。有研究报道，急性低氧可以使脑区的 cGMP 水平升高，同时伴随抑制性氨基酸水平升高和兴奋性氨基酸水平下降，这种变化提高了神经细胞对低氧的耐受性 [11]。另有报道，低氧能够使小鼠大脑皮质和海马中的 NO 和 cGMP 水平显著提高。给予低氧预适应后，NO 和 cGMP 水平略有下降，但仍高于正常组，这种变化可能与神经细胞低氧损伤程度有关。并且当给

予 NMDA 受体 PKC 阻断剂后，NO 和 cGMP 水平显著下降，提示 PKC 参与了对 NO/cGMP 信号转导系统的激活[12]。在缺血再灌注实验中，持续缺血 7 天后，大脑半球和小脑中的 NOS 和 cGMP 水平显著增高，并且与 NMDA 受体激活有关，因为给予 NMDA 受体阻断剂 MK-801 可使 NOS 和 cGMP 水平增高现象消除，给予 NMDA 受体激动剂可增强 NOS 和 cGMP 水平[13]。至于 cGMP 在低氧下的增高是否与神经组织保护作用有关并不十分清楚，这可能取决于其配体的性质和 cGMP 启动的下游信号通路的特性。

三、Ca²⁺/CaM-PK 信号转导系统

（一）Ca²⁺ 信号和 Ca²⁺ 稳态

Ca²⁺ 是细胞内重要的第二信使，参与多种细胞生理生化过程。

1. 信号的产生　细胞外的 Ca²⁺ 进入细胞内，促进钙池内的 Ca²⁺ 释放，从而激活一系列下游信号通路，传递信息。

2. Ca²⁺ 的稳态　通过钠 - 钙交换、钙泵等活动，一方面使细胞内 Ca²⁺ 转移至细胞外；另一方面将 Ca²⁺ 重摄入钙池，消除对下游信号通路的激活，信号传递被阻断。

（二）CaM（calmodulin, CaM）

CaM 是由 148 个氨基酸残基组成的单链分子，分子量为 16.8 kD，是耐热、酸性的小分子球蛋白，也是胞内钙的受体。Ca²⁺ 和 CaM 结合后，激活 CaM，Ca²⁺ 和激活的 CaM 进一步激活 CaMKⅡ，进而通过蛋白磷酸化调控细胞功能活动。

CaMKⅡ 的功能：

1. 可使突触蛋白磷酸化，调节囊泡循环和递质释放。

2. 使酪氨酸羟化酶磷酸化，促进含有儿茶酚胺的神经递质合成。

3. 使 cAMP 反应元件结合蛋白（cAMP response element binding protein, CREB）转录因子磷酸化，增强基因转录水平。

4. 使肌质网 Ca²⁺ 释放通道（Ryanodine 受体和 IP3 受体）磷酸化，促进钙释放等。

（三）Ca²⁺/CaM-PK 信号转导

外来信号刺激细胞，使膜上的钙通道开放，钙离子内流，钙池释放大量钙离子进入胞质，与 CaM 复合物结合，激活靶酶 - 钙调蛋白依赖性蛋白激酶（PK），产生细胞效应。

慢性持续性低氧可使大鼠海马组织中 CaMKⅡ 蛋白表达显著下降，但不存在时间依赖性[14]。CaMKⅡ 蛋白表达的下调可能会影响神经的发育和生长，甚至导致低氧下神经元迟发性死亡和神经功能缺损。在脑缺血缺氧模型实验中发现 CaMKⅡ 蛋白表达显著下降，并随时间的延长，在胞质中完全耗尽，部分沉积到神经元，触发细胞延迟性死亡过程。相比于出生后 7 天的幼犬，这种变化在出生后 26 天的幼犬中更明显。提示 CaMKⅡ 蛋白的耗竭可阻碍神经突触的发育，影响突触的可塑性，并引起神经元迟发性死亡[15]。同样的结果也发生在小鼠缺血性模型实验中，减缓 CaMKⅡ 蛋白水平的下降，可减轻脑损伤程度。经过低氧预适应的小鼠，再给予缺血缺氧实验后，其脑组织中的 CaMKⅡ 蛋白水平高于直接缺血缺氧的小鼠，前者脑组织损伤程度也比后者轻[16]。同样有研究发现，载脂蛋白 E4（apolipoprotein E4, ApoE4）可影响损伤海马组织的长时程突触可塑性，其机制是 ApoE4 能够降低 CaMKⅡα 和 CREB 磷酸化水平[17]。另有研究发现，存在于突触后致密物的 CaMKⅡ 蛋白参与了对学习记忆的调控。敲除 CaMKⅡ 蛋白 Ot 亚基，不能在海马脑片上诱导出长时程增强（long-term potentiation, LTP）现象，如果在海马脑片中导入具有活性的 CaMKⅡ 蛋白，脑片中突触传递功能明显增强；如果敲除 CaMKⅡ 蛋白 α 亚基，小鼠空间学习能力显著降低。钙依赖性钙释放与维持 LTP 有显著的关联，CaMKⅡ 蛋白在大脑中广泛存在，是一种钙依赖性蛋白激酶，活化后可使钙依赖的钾通道蛋白关闭，其与 M 型胆碱受体易化 LTP 的效应相似。CaMKⅡ 蛋白诱导 LTP 的机制：当神经冲动引起谷氨酸受体活化，与其偶联的钙通道开放，Ca²⁺ 流入细胞内，引起胞内 Ca²⁺ 浓度增加，激活 CaMKⅡ 蛋白，活化的 CaMKⅡ 蛋白一方面又可激活谷氨酸受体，增强谷氨酸效应；另一方面关闭钙依赖性钾通道，使胞内 Ca²⁺ 维持在较高水平，产生持久的 LTP，提高突触传递能力和学习记忆能

力[18]。因此，低氧下维持CaMKⅡ蛋白的高水平有利于对神经元的保护。但也有研究认为受受体相互作用蛋白激酶3（receptor interacting protein kinase，RIPK3）调节的CaMKⅡ蛋白磷酸化水平升高会增强低氧对少突胶质细胞前体细胞的损伤，不利于对髓鞘完整性的维护，其机制为缺血缺氧

可激活RIPK3，后者使CaMKⅡ磷酸化，活化的CaMKⅡ使线粒体膜电位耗尽，诱发少突胶质前体细胞的死亡[19]。同样有研究发现，随着脑组织缺氧的增加，大脑皮质CaMKⅣ激活和CREB蛋白磷酸化水平也逐渐增高，并促发了低氧下神经元的凋亡过程[20]。

第三节 低氧相关信号通路

一、HIF家族及其信号通路

（一）HIF家族及其基因编码

低氧诱导因子（hypoxic inducible factor，HIF）是一种对细胞环境氧浓度下降比较敏感的转录因子，又称为氧感受器（oxygen sensor）。HIF可通过调控其下游基因发挥生物学效应。目前发现的HIF有三种类型：分别是HIF-1、HIF-2和HIF-3，每种类型又由两个亚型组成，形成二聚体结构，具体见表4-1。

上述HIF各型统称为HIF家族。从功能表现上看，三种类型各不相同，其中HIF-1是由美国生理学家Gregg L. Semenza最早发现的一种与低氧密切相关的因子，也是研究最多的一种蛋白；HIF-2是近几年新发现的因子，也是研究最热门的蛋白；HIF-3与HIF-2一样也是新近发现的HIF家族成员。α亚型是一种功能性表达蛋白，能够感受组织中的氧浓度；β亚型属构建型表达蛋白，不感受氧浓度改变，仅与α亚型结合形成稳定的异源二聚体结构而不被降解。常氧下，α亚型均有表达，但是不与其β亚型结合，很容易在脯氨酸羟化酶

作用下在蛋白酶体中被降解。低氧环境下，脯氨酸羟化酶活性被抑制，α亚型不被降解并与β亚型结合成稳定的异源二聚体结构，在细胞内迅速增加，调控下游基因及其蛋白，发挥生物学作用。

1. HIF-1α 由 HIF1A 基因编码，含有感受缺氧信号的活性调节区域，包括氧依赖降解结构区（oxygen dependent degradation domain，ODDD）、两个反式转录激活区（transactivation domain，TAD）、一个PAS结构功能区域、氧依赖的降解结构域（ODDD）和入核信号（NLS）。

2. HIF-2α 又称为内皮性PAS结构域蛋白1（endothelial PAS domain containing protein 1，EPAS1），是由 EPAS1 基因编码的一种蛋白。EPAS1 基因似乎与人类适应高原低氧环境有关：格日力团队[21]研究报道，藏族人群拥有很高的 EPAS1 基因的阳性率，这种高阳性选择性和藏族人群拥有较低的血红蛋白水平有关，也赋予高原世居人群能够在高原低氧环境生活自如的能力。

3. HIF-3α 是由 HIF3A 基因编码的一种蛋白，是几种α/β亚型异二聚体转录因子之一的α3亚型，调节许多与低氧适应性相关的反应活动。

表4-1 HIF家族成员基因型及蛋白名称

成员	基因	蛋白	作用特点
HIF-1α	HIF1A	低氧诱导因子1，α亚基（hypoxia-inducible factor 1，alpha subunit）	感受急性低氧
HIF-1β	ARNT	芳香烃受体核转位子（Aryl-hydrocarbon receptor nuclear translocator）	与HIF-1α形成稳定的二聚体
HIF-2α	EPAS1	内皮性PAS结构域蛋白1（endothelial PAS domain protein 1）	感受慢性低氧
HIF-2β	ARNT2	芳香烃受体核转位子2（aryl-hydrocarbon receptor nuclear translocator 2）	与HIF-2α形成稳定的二聚体
HIF-3α	HIF3A	低氧诱导因子3，α亚基（hypoxia inducible factor 3，alpha subunit）	负调节HIF-1/HIF-2
HIF-3β	ARNT3	芳香烃受体核转位子3（aryl-hydrocarbon receptor nuclear translocator 3）	与HIF-3α形成稳定的二聚体

由于该亚型缺乏 α1、α2 亚型上所特有的激活区（TAD），仅有一个含 bHLH 和 PAS 区的抑制性 PAS 蛋白（inhibitory PAS domain protein，IPAS），因此其功能完全不同于 HIF-1α 和 HIF-2α。IPAS 可与 HIF-1α/HIF-2α 结合成无功能的二聚体，使后两者表达被抑制，故 HIF-3α 是低氧诱导基因表达的负调节因子。HIF-3α 在适应低氧环境中起消极作用，如果抑制其表达，可增加机体在低氧环境中的耐力。

HIF 家族参与了低氧下许多脑功能活动，包括生理生化效应、神经细胞发育、功能性神经元改变、神经信号传递、缺血再灌注损伤、神经细胞坏死和凋亡以及认知功能等。

（二）低氧诱导因子信号机制与中枢神经系统

中枢神经系统对低氧十分敏感，低氧下，神经元结构和功能就会出现改变，特别是功能出现障碍，导致神经元损伤或死亡。低氧参与许多中枢性病理生理改变，如卒中、水肿、神经退行性变、认知障碍等。细胞对低氧的反应是十分复杂的，根据细胞生存走向分为存活和死亡，根据暴露低氧时间长短分为短期效应和长期效应。短暂低氧就可使突触传递出现障碍，这种影响最初主要受跨膜离子流、突触前膜腺苷效应、谷丙酰胺能受体其他作用介导。慢性低氧对神经元的影响主要受 HIF 等转录因子介导。HIF 活性主要由脯氨酸羟化酶（PHD）操控，即 PHD 可抑制 HIF 活性，当 PHD 被抑制，HIF 才会被激活。因此，低氧下 PHD 活性被抑制，HIF 就会在胞质内累积并转位进入细胞核，与靶基因启动子上的低氧反应元件（HRE）结合，调控靶基因及其蛋白，发挥生物学效应。在一定水平上，HIF 蛋白的高表达对神经细胞具有保护作用。低氧下，颈动脉体和主动脉体化学感受器释放神经递质，并传递给投射到延髓孤束核的传入神经，将信息传入延髓的呼吸中枢。另外，位于延髓脑干的中枢化学感受器也能感受低氧，然后将信息共同传递给位于延髓的呼吸中枢和心血管中枢，经过中枢整合和调整，将信息又通过传出神经纤维传递给心脏和肺组织，进而调节呼吸和心血管调节反应，增加氧的摄取和运输，有利于机体更好地适应低氧环境。HIF-1α 是 HIF 家族中十分重要的蛋白，低氧下可在神经元、星形胶质细胞、少突胶质细胞、小神经胶质细胞、神经前体细胞等所有脑细胞的胞质中高表达。HIF-1α 和 HIF-2α 是脑细胞存活和发育中保持内环境稳态所必需的因子，一旦缺失就会出现病理性改变。敲除 HIF-1α 会引起神经细胞的死亡，表现为神经细胞数量减少、水肿、空间记忆的缺损等；敲除 HIF-2α 会引起脑血管重建现象。PHD 有三个亚型，分别为 PHD1、PHD2 和 PHD3。其中 PHD1 在整个脑组织中均表达，其基因被敲除后，可出现肌肉疲劳，不具有神经保护作用；PHD2 在调节 HIF 活性中发挥着最重要的作用，敲除 PHD2 后可促进缺血缺氧组织的恢复，减少神经细胞的死亡；PHD3 与 HIF-1α 有很高的亲和力，在神经细胞凋亡中扮演着重要的角色。有研究发现，即使存在神经生长因子，PHD3 超表达仍然会使初级交感神经元出现凋亡。

（三）HIF 诱导的信号通路

1. 急性低氧下神经元 HIF 信号通路　在神经活动中，脑组织中有 33% ～ 50% 的氧用于突触传递，低氧下数分钟内就会出现突触传递显著下降，此时如果立刻恢复供氧，突触传递水平又将在较短的数分钟内恢复正常。低氧下突触传递的下降，其目的在于保护神经元。腺苷参与了对最初的突触传递抑制的调节，低氧会使脑组织中的腺苷水平显著增加。脑血流量下降，腺苷释放增加，但不足以诱导谷氨酸兴奋毒性反应，故认为腺苷扮演了减轻兴奋毒性的潜在作用。

2. HIF 调控腺苷受体的信号通路　腺苷广泛存在于机体各个组织，发挥相应的生物学效应。其以 ADP/ATP 形式发挥能量传递作用，发挥着扩张脑血管、增加脑灌注量、调节血流速度等作用。另外，作为神经调质，腺苷在中枢还具有促进睡眠、抑制觉醒的作用。目前已知的腺苷受体为 A1、A2A、A2B 和 A3，但每一类受体由不同的基因编码。腺苷受体属于嘌呤类 G 蛋白偶联受体，可与相应的 G 蛋白偶联，进而调节腺苷酸环化酶、鸟苷酸环化酶、离子通道、磷脂酶活性。腺苷通过与其受体结合，发挥相应的生物学效应。咖啡因和茶碱类物质可以拮抗腺苷受体。

（1）参与脑血管反应：低氧下参与血管或脑血流量调节的因子很多，研究最多的舒张因子有腺苷（adenosine，A）及其受体（A1）、一氧化氮（nitric oxide，NO）、前列环素、ATP 敏感的钾通道、硫化氢（hydrogen sulfide，H$_2$S）；收缩因子有内皮素-1（endothelin-1，ET-1）、5-羟色胺（5-hydroxytryptamine，5-HT）、血管紧张素Ⅱ（angiotensin Ⅱ，Ang）、钙离子通道等。当机体暴露于急性低氧环境，脑灌注量将明显增加，这种增加与脑血管紧张度有关，同时HIF-1α在脑组织中的表达也显著增加，两者之间必然存在着十分密切的关联。

低氧下，脯氨酸羟化酶2（prolyl hydroxylase domain 2，PHD2），一种对HIF蛋白降解至关重要的酶蛋白，当该蛋白被抑制后，HIF-1α不能够羟化，导致其水平在胞质内迅速增加，然后转移进细胞核与HIF-1β结合成稳定的二聚体，再与其下游基因上的低氧反应元件（hypoxic response element，HRE）结合，调控下游基因转录，翻译相应蛋白，发挥对脑血管和脑血流量的调节作用。①A1受体：A1受体由ADORA1基因编码，在大脑皮质、丘脑、海马、小脑、脊髓中大量存在，与腺苷的亲和力也最高。当机体暴露于中、重度低氧环境，皮质层脑血流就会显著增加，由此认为A1受体参与了低氧下脑血流量的调节。有研究表明，该受体可与Gi/o蛋白结合，抑制cAMP合成，降低钙通道磷酸化，减少膜对Ca^{2+}的通透性，激活ATP敏感性钾通道，增加K$^+$内流，从而引起血管平滑肌舒张，脑血流量增大。但也有研究表明，A1受体并不参与对脑血流量的调节，8-环戊基-1,3-二丙基黄嘌呤（8-cyclopentyl-1,3-dipropylxanthine，DPCPX），选择性A1受体的拮抗剂，可透过血脑屏障；8-（对磺苯基）-茶碱[8-(p-sulfophenyl)-theophylline，8-SPT]，一种非选择性腺苷受体拮抗剂，不能透过血脑屏障，这两种拮抗剂在低氧下对脑血流量的影响效果不同，未给予拮抗剂组低氧下脑血流量显著增加，DPCPX并不能降低低氧对脑血流量的增加，而8-SPT可减缓低氧引起的脑血流量增加，这就表明腺苷不是通过位于血脑屏障内的A1受体，而是通过位于血脑屏障外的A2受体调控脑血流量的[22]。②A2A受体：由ADORA2A基因编码，广泛存在于神经系统和血管内皮细胞以及颈动脉体，其与A2受体激动剂CGS21680的亲和力比较高。A2A受体在中枢神经系统主要位于纹状体，除脑血管内皮细胞外，在星形细胞和少突胶质细胞上也被发现。有研究表明，低氧可以增加皮质层红细胞

流量和血管电导率，给予与A1和A2A受体均能结合的非选择性腺苷受体阻断剂8苯茶碱（8-PT）后，可降低低氧引起的脑血流量增加；给予A2A受体激动剂后，可使皮质层红细胞流量和血管电导率持续增加；但给予A1受体激动剂后，脑血流量增加很微弱；相反，给予A2A受体阻断剂，可显著降低由低氧诱导的脑血流量增加。这表明低氧环境下，内源性腺苷由内皮细胞分泌，与血管平滑肌细胞上的A2A受体结合，使皮质层血管平滑肌舒张，脑血流量增加。同样的结果也发生在腺苷受体A2A敲除的小鼠[23]。③A2B受体：由ADORA2B基因编码，主要存在于脑血管内皮细胞和星形细胞，其与A2受体激动剂CGS21680的亲和力比A1受体低，也是四种受体中与腺苷的亲和力最低的，因此，只有当腺苷浓度足够高的时候，才能被激活。低氧可选择性地诱导腺苷A2B受体（A2BR）的表达，主要原因是A2BR的启动子上存在一个功能性低氧反应区，可与HIF蛋白的功能结合位点结合，受后者的调控，增强血管的生成和BBB的稳定性。无论在体或离体实验，A2BR对HIF-1α诱导有很强的依赖性，因此低氧时，通过增加HIF-1α-腺苷信号通路实现A2BR的转录协调作用，继而完成对血管的调节[24]。有研究[25]发现，腺苷可以通过A2受体对脑血管平滑肌细胞膜上的L型钙通道进行调控，减少Ca^{2+}内流，产生与NO相同的舒张血管的效果。此过程可被PKG蛋白抑制剂阻断。如果给予A2受体激动剂和PKG激活剂，可以完全模拟出腺苷的作用，给予选择性A2受体阻断剂则可完全阻断腺苷的作用。另外，低氧下A2可作用于血管平滑肌上的钾离子通道，引起血管平滑肌细胞超极化，血管扩张，脑灌注量增大。④A3受体：A3受体可与Gi/Gq偶联，参与不同的细胞内信号通路和生理功能活动，其中很重要的作用是参与神经保护和神经退行性变的过程。有研究证实，用A3受体激动剂处理神经细胞可抵御低氧介导的细胞活力下降；同样，用A3受体激动剂处理的大鼠，脑梗死的损伤程度降低。缺血再灌注实验中，与野生型大鼠相比，敲除A3受体后，大鼠出现脑梗死的概率明显增多，损伤的神经细胞数量和面积均显著增加[26]。另外，腺苷可以以剂量依赖性和时间依赖性方式反过来调控HIF-1α蛋白的表达，并且通过HIF-1α蛋白使血管紧张素Ⅱ水平也明显增

加，这种调控的核心在于其通过 A3 受体才能实现，因为如果 A3 受体被抑制，则腺苷对 HIF-1α 的调控现象就会消失[27]。A3 受体也参与了低氧下的炎症反应，虽然没有神经组织中的相关报道，但在其他组织中屡有报道。

但也有不同的研究结论。近来有研究报道，腺苷及其受体信号通路并不是低氧诱导人脑血管扩张所必要的。研究发现，在海平面，腺苷受体阻断剂茶碱能够降低脑血流量对低氧的反应，但出现了明显的呼吸末二氧化碳分压（$P_{ET}CO_2$）的降低，通过对 $P_{ET}CO_2$ 进行校正，脑血流量对低氧的反应并没有发生改变。在高原，茶碱对低氧引起的脑血流量增加没有拮抗效果。从而认为腺苷及其受体并不是低氧下脑血管扩张所必要的条件[28]。也有研究认为，利用腺苷受体阻断剂评估对脑血管直径和脑血流量的影响，需要考虑阻断剂剂量。认为给予低剂量腺苷受体阻断剂茶碱，软脑膜血管直径和脑血流量是降低的，如果给予大剂量阻断剂，反而出现血管的扩张和血管充血。

（2）参与神经突触信号传递：信号在突触间传递过程中会涉及许多信号通路，其中腺苷及其受体扮演着重要的角色。在脑组织中，有 33% ～ 50% 的 O_2 主要供给突触间信号的传递，一旦缺氧，这些信号通路最容易受到影响。脑细胞对低氧的反应过程中，维持一定的 HIF 蛋白水平是十分重要的，当神经组织出现缺氧，由于 PHD 和 HIF 抑制因子（factor inhibiting HIF, FIH）被抑制，几分钟内神经元就会改变突触间信号传递。低氧环境下，大多数突触信号传递会显著下降，一旦给予富氧，突触信号传递在几分钟内便可恢复正常。因此，低氧下突触信号传递下降被认为是神经的自我保护措施，腺苷参与了低氧下对突触信号传递的调节过程，也参与了减轻谷氨酸对神经细胞的兴奋毒性反应（图 4-1）。

1）A1 受体：腺苷可被中枢神经系统中所有细胞分泌，并且通过激活突触前膜和突触后膜上的 A1 受体发挥作用。具体机制：机体暴露于低氧环境，出现血管不均匀收缩反应，局部会出现灌注量下降，HIF-1α 水平升高，调控腺苷合成和分泌增加，腺苷与突触前膜上的 A1 受体结合，引起电压门控钙通道的抑制，防止 Ca^{2+} 从突触间隙重摄取，细胞内钙离子浓度下降，含有神经递质的囊泡向突触前膜移动的速度减慢，神经递质不能

及时释放，从而降低了突触信号传递。如果阻断颈动脉或脑膜中动脉，可出现相同的效果。低氧下，增加的腺苷与突触后膜 A1 受体结合，通过减少 cAMP 合成，引起突触后膜钾通道开放，K^+ 内流，使突触后膜发生超极化，抑制突触间信号传递。突触后膜 A1 受体激活还会降低 N- 甲基 -D-天冬氨酸（NMDA）受体的电信号传导：低氧可使谷氨酸等兴奋性递质释放增加，与突触后膜上的 NMDA 受体结合，引起兴奋毒性反应；但是低氧也可以使腺苷释放增多，腺苷与突触前膜上的 A1 受体结合，可抑制 N 型钙通道开放，减少 Ca^{2+} 内流，同时促进 G 蛋白与 Ca^{2+} 偶联，从而减少谷氨酸等兴奋性氨基酸的释放，降低兴奋毒性反应。一旦 A1 受体缺失或被阻断，就会影响低氧应激对神经元损伤的恢复能力，一般而言，由于低氧可下调 A1 受体的表达，腺苷与 A1 结合率降低，无法减少 Ca^{2+} 内流，增加了兴奋性氨基酸的毒性反应的机会。腺苷分泌还具有在低氧下保护紧邻的星形胶质细胞的作用。

2）A2 受体：A2 受体对低氧的反应恰好与 A1 受体相反，即低氧下其表达会显著上调，这种不同的变化，可能发挥着不同的作用[29]。低氧下 A2A 受体 mRNA 及其蛋白水平均显著上调，这种由低氧诱导的 A2A 受体水平的上调可通过去除细胞外游离的 Ca^{2+}，螯合细胞内 Ca^{2+}，并用 PKC 抑制剂处理等方法而抑制。有趣的是，A2A 受体拮抗剂可显著提高低氧下的 A2A 受体的 mRNA 水平，而 A2A 受体激动剂反而降低了低氧下 A2A 的表达，这就表明，低氧环境下，A2A 受体自身水平的调节可能通过某种反馈调节方式来完成。总之，A2 受体水平的升高，可增强神经细胞在低氧下的生存能力，同时也可抑制由 VEGF 介导的低氧下血管的生成。

3）A3 受体：A3 受体也广泛存在于中枢神经系统，包括海马、下丘脑、小脑、嗅球、听神经等部位。细胞水平上，A3 受体在突触前膜和突触后膜均有表达，发挥重要的作用。扣带回皮质层锥体细胞上有丰富的 A3 受体，刺激该受体可影响突触电位。低氧下，突触电位的振幅可显著降低，如果抑制腺苷的重摄取过程或脱氨过程，突触电位振幅降低将更加明显；反之，可逆转这种效应。给予 A3 拮抗剂，可完全逆转突触电位的降低，表明 A3 受体参与了低氧对突触电位的抑制过程。其

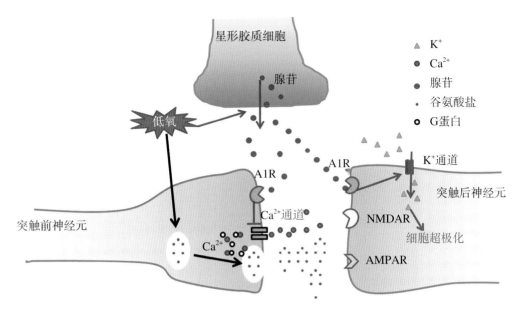

图 4-1 低氧下腺苷及其受体在神经突触中的活动

过程就是低氧增加了腺苷受体水平，使腺苷能够充分与 A3 受体结合，从而发挥对突触电位的抑制作用[30]。A3 受体激活后，主要通过第二信使信号通路发挥作用，包括抑制腺苷酸环化酶通路，降低 cAMP 水平；激活磷脂酶 C 信号通路，释放钙离子；激活 PI3K 信号通路；激活促分裂原活化蛋白激酶，参与调解 A3 受体的脱敏和内化[31]。近年来，有研究认为 A3 受体可能发挥着缓解疼痛的"开关"作用，如果给予 A3 受体激动剂，就可缓解慢性神经疼痛，包括化疗药物和癌细胞引起的疼痛等，这种镇痛作用是独立于阿片肽和内源性大麻素机制的新的镇痛机制。其机制：如果脊髓神经细胞上的 A3A 受体被激活，一方面通过降低脊髓神经元的兴奋性而减缓疼痛；另一方面，通过激活 5- 羟色胺和去甲肾上腺素能的延髓 - 脊髓神经回路，抑制脊髓损伤，减缓疼痛[32]。

（3）参与脑组织代谢活动：A1 受体也参与了脑组织的代谢活动，研究证实，机体暴露低氧后，其脑皮质产热和氧耗量均有显著下降，相比之下，给暴露于低氧环境的动物注射 A1 特异性受体 DPCPX 后，阻止了脑皮质代谢率的降低；而给予非选择性腺苷受体拮抗剂 8-SPT 后，并不能改变脑皮质代谢率的下降。这表明 A1 受体参与了脑组织代谢活动[33]。至于 A2 和 A3 受体是否参与了低氧下神经细胞的能量代谢，尚缺乏有力的证据。但二者参与了其他组织的代谢过程。

3. HIF-1 对脑组织一氧化氮气体分子的调节低氧会使红细胞在脑血管中的流动速度增加，如果用神经型一氧化氮合酶（nNOS）阻断剂，则可使这种现象被逆转。低氧会使脑血管充血，给予 nNOS 阻断剂后，充血现象有所缓解，这就表明 NO 在脑血管对低氧的反应中发挥着一定的作用，即具有调节脑毛细血管灌注量和维持脑毛细血管中红细胞移动速度的作用[34]。缺氧一次后小鼠大脑皮质一氧化氮合酶（NOS）阳性神经元的数目、颜色、形状、树突和轴突数目及长度均无变化，但树突和轴突会出现增厚。与对照组相比，缺氧 4 次后，小鼠大脑皮质 NOS 阳性神经元仍无明显变化。但在海马神经元中可呈现不一样的变化，对照组大鼠海马内 NOS 阳性神经元数量较少，而且 NOS 在神经元的表达呈现弱阳性；而低氧组缺氧一次后海马内 NOS 阳性神经元数量明显增多，NOS 在神经元中的表达呈强阳性；对神经组织中的 NOS 阳性神经元有不同的影响，与一次缺氧相比，反复暴露于低氧反而会使海马内 NOS 阳性神经元数量减少，颜色变浅。因此，NOS 阳性神经元的变化能够增强低氧预处理的效果[35]。脑动脉上均存在肾上腺素能和一氧化氮合酶（nNOS）阳性神经纤维，而 NOS 阳性表达的神经可增强肾上腺素能神经的功能。研究[36]发现，电刺激胎儿和成年绵羊大脑中动脉（MCA）nNOS 神经可诱发去甲肾上腺素释放。此现象可被河豚毒素阻断，说明有 Na⁺ 的参与。而对暴露于慢性高原低氧下的绵羊大脑中动脉 NOS 阳性神经进行刺激并不能释放去甲肾上腺素，其原因可能与慢性低氧下 NOS 阳性神经元中的 NOS 水平过低有关。

4. HIF 与 PI3K/Akt-mTOR 信号通路 PI3K 是一种胞内磷脂酰肌醇激酶，具有丝氨酸 / 苏氨酸（Ser/Thr）激酶的活性，又具有磷脂酰肌醇激酶的活性，参与了细胞增殖、分化、凋亡等多种细胞功能的调节。PI3K 可被神经递质或其他细胞因子启动，在质膜上产生第二信使三磷酸肌醇（PIP3），PIP3 可与信号蛋白 Akt 蛋白结合，使后者活化。Akt 也称为蛋白激酶 B（PKB），激活后可通过其下游多种途径对靶蛋白进行磷酸化而发挥抗凋亡作用。其中 Akt 活化可以激活 mTOR 信号通路，促进蛋白质合成、脂肪生成、能量代谢，抑制自噬作用、抑制溶酶体核周聚集和调节细胞离子转运、肌动蛋白细胞骨架形成、细胞存活及代谢等作用。

低氧下，无论在体或离体，HIF-1α 水平上调的同时也伴随着磷酸化的 Akt（pAkt）蛋白水平的上调，用 PI3K 抑制剂后可显著降低 pAkt 和 HIF-1α 蛋白的表达水平。表明低氧下，HIF-1α 蛋白发挥调节作用可能需要经过 PI3K/Akt 信号通路的激活，许多药物可通过该通路发挥低氧下对脑细胞的保护作用 [37,38]。

二、低氧性神经细胞死亡和生存信号通路

（一）低氧下脑细胞死亡信号通路

低氧会导致脑神经细胞的损伤和死亡，其过程是极其复杂的，涉及许多信号通路以及代谢障碍，在这些信号通路的介导下，神经细胞将发生凋亡和坏死。如离子通道、氨基酸、活性氧等，在神经性疾病如脑缺氧、缺血、创伤、神经退行性变过程中扮演着重要的角色。线粒体是能量代谢的场所，需要大量的氧，当机体暴露于低氧环境或组织缺血后，细胞呈现缺氧状态，线粒体得不到足够的氧，其中电子呼吸链活动不能正常运行，大量的氧自由基生成，导致能量代谢出现严重障碍，ATP 生成减少，离子通道发生改变，氨基酸合成出现障碍等，最终引起整个细胞的损伤，甚至死亡。因此，将某些参与神经细胞凋亡或死亡的信号通路，称为脑细胞死亡信号通路（brain cell death signaling pathway）。参与脑细胞死亡的信号通路很多，本章节将对主要的几种信号通路作简要阐述。其中含半胱氨酸天冬氨酸蛋白酶（cyteine asparticacid-specific protease，caspase）依赖的凋亡信号通路发挥着重要的作用。caspase 参与的凋亡通路包括线粒体介导引起 caspase 蛋白酶原（procaspase）激活的内源性途径和细胞表面死亡受体介导 caspase 激活的外源性途径。

1. caspase 家族及其分类 caspase 家族是一组存在于细胞质中具有类似结构的蛋白酶。其活性部位由于包含有半胱氨酸残基，能够特异性剪切天冬氨酸残基上的肽键而得名。现已经确定的 caspase 有 11 种，其中 caspase- 2，9，10 为细胞凋亡的起始者；caspase-8 既为细胞凋亡的起始者，又为细胞凋亡的终止者；caspase-3，6，7 为细胞凋亡的执行者；caspase-1，4，11 被认为不直接参与细胞凋亡过程，其主要作用是活化白介素前体，参与免疫活动（表4-2）。但近来有研究认为，caspase11 也参与了细胞凋亡，而且是 caspase-1，3 激活的起始者，敲除 caspase-11 的大鼠其凋亡过程在缺血缺氧下显著降低 [39]。何为起始者和执行者？在正常细胞内，每一种 caspase 均以非活性状态存在，又称为酶原，或酶的非活性前体，其肽链比较长，当部分肽链被切除后，就变成有活性的 caspase，发挥一定的生物学效应。因此，将那些在外来信号的作用下被切割激活的 caspase 称为起始者，激活的起始者 caspase 可对下游 caspase 进行切割，使下游 caspase 激活，激活的下游 caspase 能够水解 caspase 靶蛋白，从而导致细胞程序性死亡，故又把能够水解 caspase 靶蛋白的 caspase 称为执行者。

2. 神经元线粒体凋亡信号通路

（1）线粒体介导引起 caspase 激活的内源性途径：脑组织由于耗氧量大，代谢率高，对氧的需求量极其大，在缺氧环境中，很容易发生神经细胞的损伤，其中线粒体功能障碍是低氧导致神经细胞损伤的关键环节。近年来研究表明，线粒体凋亡与线粒体细胞色素 C（cytochrome C）有很大关联，细胞色素 C 是一种水溶性膜蛋白，存在于线粒体外膜，是线粒体呼吸链上必不可少的成分，急性缺血缺氧后可从线粒体外膜移位于胞质中，致使线粒体呼吸链该成分的缺失。脑细胞发生凋亡或坏死取决于线粒体缺氧的严重程度或参与的

表4-2　**Caspase蛋白酶家族分类、底物及其作用**

亚型	蛋白酶名称	别名	底物	作用	分类
caspase-1 亚族	caspase 1	ICE	pro-IL-1b, pro-caspase 3, pro-caspase 4	不直接参与凋亡，参与白介素前体活化	
	caspase 4	TX, ICH-2, ICErel-Ⅱ	pro-caspase 1	不直接参与凋亡，参与白介素前体活化	
	caspase 5	ICErel-Ⅲ, TY		参与细胞凋亡	
	caspase 11	ICH3, FLICE2		启动细胞凋亡，活化白介素前体	起始者
caspase-2 亚族	caspase 2	ICH-1	PARP	启动细胞凋亡	起始者
	caspase 9	ICE-LAP6, Mch6	PARP	启动细胞凋亡	起始者
caspase-3 亚族	caspase 3	CPP32, Yama, apopain	PARP, DNA-PK, SRE/BP, rho-GDI, KCq	水解 caspase 靶蛋白，维持细胞凋亡程序化	执行者
	caspase 6	Mch2	lamin A	水解 caspase 靶蛋白，维持细胞凋亡程序化	执行者
	caspase 7	Mch3, ICE-LAP3, CMH-1	PARP, pro-caspase 6	水解 caspase 靶蛋白，维持细胞凋亡程序化	执行者
	caspase 8	MACH, FLICE, Mch5	pro-caspase3, 4, 7, 9, 10	启动细胞凋亡和终止细胞凋亡	起始者/终止者
	caspase 10	Mch4		启动细胞凋亡	起始者

信号通路，但无论哪一种细胞类型或线粒体凋亡信号通路，均涉及了细胞色素 C 被释放入胞质的过程。其作用过程（图 4-2）：当脑细胞暴露于低氧或缺血时，一方面细胞色素 C 从线粒体外膜脱落，进入胞质；另一方面，细胞色素 C 在线粒体上的缺失，引起呼吸链电子传递障碍，氧自由基大量形成，后者又可进一步加重细胞的损伤。一旦细胞色素 C 进入胞质，就会与细胞凋亡酶激活因子（apoptotic protease activating factor 1，Apaf-1）及脱氧三磷腺苷结合成复合物[40]，然后激活凋亡因子 caspase 9（细胞色素 C 依赖的 caspase 级联反应的起始酶），后者通过瀑布式 caspase 级联反应，促使 caspase 3 和其他 caspase 表达增高，caspase 3 又可激活 caspase 活性 DNA 酶（caspase-activated DNase，CAD），导致 DNA 损伤；激活的 caspase 3 还可以促使核 DNA 修复酶（又称为 caspase 底物蛋白），如多聚 ADP- 核糖聚合酶（poly ADP-ribose polymerase，PARP）的裂解，

阻止对 DNA 的修复，加速细胞的凋亡或死亡。但是，PARP 过度活化也会引起细胞的凋亡或死亡，其原因是 PARP 可引起烟酰胺腺嘌呤二核苷酸和 ATP 的消耗，导致细胞能量衰竭。因此，caspase 3 和 caspase 9 被证实在低氧引起的细胞凋亡中起着最关键的作用，也作为检测细胞凋亡的关键指标。有些蛋白可以阻断细胞色素 C-caspase 信号通路，凋亡抑制蛋白（inhibitor of apoptosis protein，IAP）可通过防止 caspase 蛋白酶原激活和使激活 caspase 酶活性失活的途径抑制细胞凋亡的发生；而另一促凋亡蛋白（second mitochondria-derived activator of caspase，Smac）可逆转凋亡抑制蛋白的作用，起促凋亡作用。其机制：当细胞受到凋亡刺激，线粒体释放 Smac 蛋白进入胞质，与 IAP 蛋白结合，使 IAP 失去对 caspase 蛋白酶活性的抑制作用，使 caspase 级联反应持续进行，促进细胞凋亡。

在低氧引起细胞凋亡的过程中，某些抗凋亡

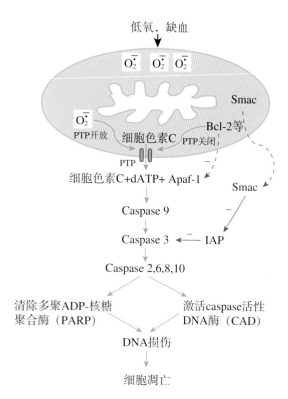

图 4-2 内源性细胞凋亡信号途径

蛋白参与了对细胞凋亡过程的调节。其中最重要的抗凋亡蛋白为 B 细胞淋巴瘤 / 白血病 -2 基因（*bcl-2*）。*bcl-2* 基因是一种癌基因，具有抑制细胞凋亡、促进细胞生存的作用，其编码的蛋白属膜整合蛋白，定位于线粒体、内质网和连续的核周膜。目前发现 Bcl-2 家族同源蛋白有 25 种，其中 Bad、Bid、Bax 具有促进凋亡的作用；Bcl-2、Bcl-x、Bcl-w 能够抑制细胞的凋亡。在缺血缺氧研究中，Bcl-2 过表达小鼠脑梗死率显著降低，而敲除该基因小鼠脑梗死率增加[41]。线粒体膜上存在一种通透性转换孔（permeability transition pore，PTP），细胞色素 C 就是通过该孔释放入胞质的。Bcl-2 具有保护线粒体膜电位、抑制 PTP 开放的作用。由于 Bcl-2 控制了线粒体膜的通透性，限制细胞色素 C 从线粒体释放到细胞质，不能启动细胞色素依赖的 caspase 瀑布式级联反应，从而起到抑制包括依赖性淋巴造血细胞、神经细胞在内的多种细胞系统的凋亡活动，因此控制该孔也是控制细胞凋亡或死亡的重要途径。另外，Bcl-2 蛋白与凋亡激活因子 Apaf-1 结合后还可抑制 caspase 级联反应，阻止凋亡的发生。

（2）细胞表面死亡受体介导的外源性途径：死亡受体是近几年发现的一组细胞表面标记物，属于肿瘤坏死因子受体超家族，他们与相应的配体结合后，可以通过一系列的信号转导过程，将细胞凋亡信号转入细胞内，引起细胞程序化死亡。这些死亡受体包括：TNF-R1、Fas（Apo-1，CD95）、DR3（Apo-3，WSL-1，TRAMP）、DR-4（TRAIL-R1）、DR-5（TRAIL-R2）、DR-6、EDA-R 和 NGF-R 共 8 个家族的蛋白质。当这些死亡受体被激活后，就可活化 caspase 蛋白酶家族系列反应，剪切相应底物，使细胞发生凋亡。低氧等外界环境的改变可通过激活这些死亡受体来引发一连串的细胞凋亡。

该信号通路作用机制（图 4-3）：当低氧或缺血等因素促使死亡受体的配体和细胞表面死亡受体结合后，就可激活 caspase 8 蛋白酶原，后者再激活 caspase 3，引发 caspase 级联反应，使 PARP 水解并激活 CAD，导致 DNA 损伤和细胞凋亡。从 caspase 3 开始，内源性和外源性 caspase 信号通路是一样的，只不过 caspase 起始酶不同，内源性起始酶为 caspase 9，外源性起始酶为 caspase 8。Caspase 8 还可以通过激活 Bcl-2 家族中的促凋亡因子 Bid 等启动线粒体介导的内源性细胞凋亡途径[42]。

（二）低氧下脑细胞生存信号通路

1. PI3K/Akt 和 HIF-1 信号通路　PI3K/Akt 信号通路调节多种细胞活动，包括神经细胞存活、增殖、代谢等。PI3K 属于脂质激酶家族，其特征在于能够磷酸化质膜中肌醇磷脂中的肌醇环 3'-OH 基团。PI3K 分为两类，即 I 和 II。I 类 PI3K 的功能是磷酸化 PIP-2，在几秒内产生第二信使 PIP-3。PIP-3 通过与 Akt 蛋白特异性相互作用，介导 PI3K 的不同细胞功能。Akt 被认为是 PI3K/Akt 信号通路的中枢介质，最终导致一些重要下游靶点的磷酸化。一方面，Akt 可抑制 Bcl-2 家族促凋亡蛋白 Bad 活性，阻止由 Bad 等促凋亡蛋白引发的线粒体介导的内源性细胞凋亡信号通路，同时可以直接激活 Bcl-2 的活性；另一方面，Akt 可抑制 Fas 等受体介导的外源性细胞凋亡信号通路，从而发挥细胞生存的作用。PI3K/Akt 信号通路既可以被低氧所激活，也可以下调 HIF-1α 蛋白，后者可进一步调节其下游基因及其蛋白的表达，通过对神经细胞能量代谢、神经细胞凋亡、脑血管灌注量、血液携氧能力、神经递质释放、突触可

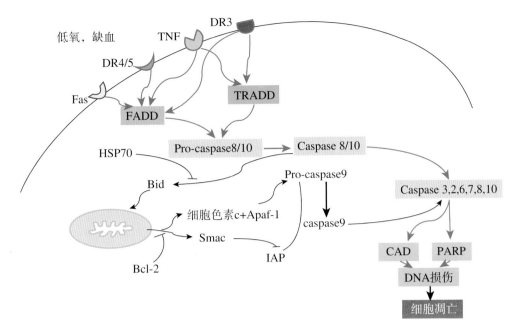

图 4-3　外源性细胞凋亡信号途径

塑性改变等调节发挥保护脑组织的作用。其中 Akt 通过 HIF-1α 可抑制线粒体细胞色素 C 的释放而抑制内源性凋亡活动[42,43]（图 4-4）。

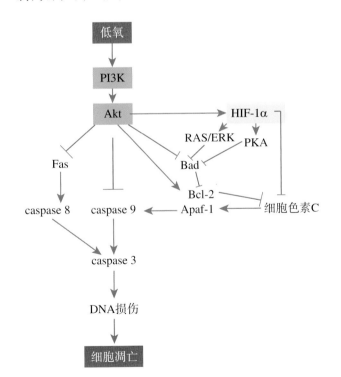

图 4-4　PI3K/Akt 和 HIF-1 信号通路

低氧会使神经细胞的生长能力降低，严重的低氧会使细胞呈现凋亡或坏死的现象，主要原因是低氧产生了大量的活性氧，后者是导致细胞死亡的主要原因之一。低氧最初，HIF-1α 水平也将显著升高，其通过诱导糖酵解、红细胞生成，调节血管及其血流量，降低细胞凋亡以维持细胞的氧需求，保证脑细胞的生存，特别是给予低氧预处理后可增加对分化为神经细胞的干细胞的生存能力，抵御氧化应激损伤[44]。因此，从某种意义上而言，HIF-1α 具有保护脑组织的作用。当然，HIF-1α 水平过高，不但不降低细胞凋亡，反而会促进凋亡或坏死，引起细胞的损伤。调控低氧下细胞周期的基因分两类：一类为 HIF-1α 依赖性基因，如编码 p53、p21、bcl-2 的基因；二类为 HIF-1α 非依赖性基因，如编码 P27、GADD153 蛋白的基因等。

HIF-1α 通过抑制细胞色素 C 释放和 P53 蛋白水平途径发挥对神经元细胞凋亡的抑制作用。低氧环境下，组织中 HIF-1α 蛋白水平和活性氧均显著升高。活性氧产生的氧化应激反应对细胞极易造成损伤。Bcl-2 由于能够对抗活性氧，降低细胞凋亡和坏死率，被称为抗死亡蛋白。一旦该蛋白被抑制，细胞寿命就会缩短，因此，Bcl-2 的缺失或水平下降，更易使细胞遭受活性氧的损伤，而 Bcl-2 和 Bcl-x 的过表达可阻断低氧诱导的细胞凋亡。而 HIF-1α 可显著促进 Bcl-2 蛋白的表达，Bcl-2 又可抑制细胞色素 C 释放，从而阻断了线粒体介导的内源性凋亡过程；另外 HIF-1α 也可通过影响 P53 蛋白抑制细胞凋亡，*p53* 又名肿瘤抑制基因，其编码的蛋白主要分布于细胞核，能与 DNA 结合，其活性受磷酸化、乙酰化、甲基化、泛素化等翻译后修饰调控。正常情况下，P53 蛋白具有检测和保护基因完整性的作用，一旦 DNA 出现损伤，P53 就会阻止 DNA 复制，对 DNA 进行修复，如果修复不成功，P53 就会诱导细胞凋亡，其诱导细胞凋亡的过程仍然通过内源性凋亡途径和外源性凋亡途径。内源性凋亡途径：P53 蛋白通过抑制抗凋亡蛋白 Bcl-2 水平和上调凋亡蛋白 Bax 水平释放细胞色素 C，引发线粒体介导的细胞凋亡途径。外源性凋亡途径：P53 蛋白还通过死亡信号受体 TNF、Fas 等诱发细胞凋亡[45]，而 HIF-1α 可抑制 P53 蛋白在细胞核内的积累（图 4-5）。无论如何，细胞生存和死亡的具体走向可能与暴露于低氧环境的氧浓度、信号通路、细胞损伤程度相关。

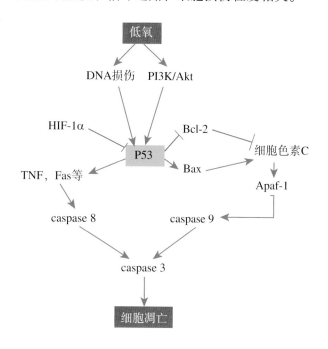

图 4-5 低氧对凋亡细胞 P53 信号通路的影响

2. 抑制凋亡蛋白"Bad"的上游信号通路 Bad 蛋白是 Bcl-2 家族同源蛋白之一，但与 Bcl-2 抗凋亡不同的是其具有促凋亡作用，主要通过启动线粒体介导的内源性凋亡途径发挥作用。目前发现，有几种途径可以抑制 Bad 蛋白的促凋亡功能，称为细胞生存的信号通路。① Ras 信号通路：该信号被认为是生长因子介导的抗细胞凋亡最重要的信号通路，如果阻断 RAS 信号通路，就会抑

制缺血缺氧过程中对神经细胞的保护作用；反之，如果使 Ras 过表达，就会保护缺氧下的神经细胞。Ras 可以激活 PI3K-Akt 信号通路，后者可抑制 Bad 蛋白诱导的内源性凋亡活动。另外，PI3K-Akt 信号通路还可以通过直接抑制 caspase 9 蛋白水解酶活性及 Fas 途径阻断内、外源性细胞凋亡过程。② MAPK 信号通路：丝裂原活化蛋白激酶（mitogen activated protein kinase，MAPK）在细胞增殖、分化及凋亡中也扮演着重要的角色，细胞外信号调节激酶（extracellular signal-regulated kinase，ERK）属于 MAPK 家族成员，在该信号通路中发挥着关键作用。ERK 在正常脑细胞中呈结构性表达，ERK 可使 Bad 失活。而 HIF-1α 通过 Ras 效应分子 Raf-1 激活 MAPK/ERK 信号通路，后者抑制 Bad 蛋白的激活，从而阻断神经细胞凋亡，HIF-1α 也可直接激活 MAPK/ERK 信号通路，阻断神经细胞凋亡。③ TGF-1 信号通路：转化生长因子 1（transforming growth factor-1，TGF-1）具有促进神经细胞生长的作用，还具有抗凋亡功能。在脑缺血缺氧研究中，TGF-1 通过 ERK 途径使 Bad 磷酸化，抑制 Bad 活性，阻断神经细胞的凋亡，HIF-1α 可促进 TGF-1 水平的升高。④ PKA 信号通路：蛋白激酶 A（protein kinase A，PKA）可调节 Bad 磷酸化，在脑缺血缺氧研究中，给予 PKA 阻断剂后，可有效抑制 Bad/Bcl-xl 聚合作用和之后的凋亡细胞的死亡。低氧下，细胞外腺苷浓度增加，其与 A2 受体结合，然后诱导 cAMP-PKA 信号通路的激活，PKA 激活一方面直接抑制 Bad 蛋白触发的内源性细胞凋亡途径；另一方面会增加 HIF-1α 蛋白活性，间接抑制 Bad 诱导的内源性细胞凋亡及其他途径的外源性细胞凋亡途径。PKA 激活的 HIF-1α 反过来又会增加细胞外腺苷的释放，进一步提高细胞内 cAMP 浓度和 PKA 信号通路的活化[46,47]。

3. MAPK 信号通路 丝裂原活化蛋白激酶（mitogen-activated protein kinase，MAPK）是将信号从细胞外表面传导至细胞核内部的最重要的信使，是一组能够被各种细胞外因素，包括低氧、细胞因子、神经递质、酸碱度、激素等刺激而活化的蛋白激酶，参与对细胞的增殖、分化、自噬、凋亡、炎症反应等。MAPK 由 MAP3K、MAP2K 和 MAPK 组成，通过依次磷酸化将上游信号传递至下游应答分子。MAPK 主要由 ERK、p38、

JNK、ERK5 四个亚组组成，其中 ERK 信号通路在哺乳类动物中发挥着十分重要的作用。

（1）MEK/ERK 信号通路：又 称 为 Ras/Raf/MEK/ERK 信号通路，是第一个被发现的 MAPK 级联中的信号通路，也是当前研究最多、最主要的信号转导途径。细胞外调节蛋白激酶（extracellular regulated protein kinases，ERK）包括 ERK1 和 ERK2 两种蛋白激酶，是将细胞表面受体接受的信号传递至细胞核的关键酶。当 ERK1/ERK2 被磷酸化后，由胞质转位于核内，从而介导核内的 EIK-1、ATF、AP-1、c-fos、c-jun 等信号的转录活化，发挥促进细胞增殖分化、细胞自噬、细胞凋亡、细胞突变和癌变，维持细胞形态、构建细胞骨架等广泛的生物学效应（图 4-6）。

（2）低氧对 MEK/ERK 信号通路的影响：无论在体或离体，低氧可激活 MEK/ERK 信号通路，当给予 MEK 抑制剂，可显著降低 ERK 磷酸化水平和 VEGF 表达，但并不影响 HIF-1α 水平的表达[48]。给予低氧预处理后，可显著降低缺血引起的神经组织 MEK/ERK 磷酸化水平，也能降低退行性变神经元和星形胶质细胞中 ERK 磷酸化水平，如果阻断了 MEK/ERK 信号通路，可提高神经元的生存率，降低胶质细胞的活化[49]。而该通路可与其他信号通路（PI3K/PTEN/Akt）相互作用调节细胞

的生长。在一些细胞中，突变的 PTEN 蛋白可通过使 Akt 磷酸化和 Raf-1 蛋白的失活发挥对 MEK/ERK 信号通路的抑制作用。

（三）氧自由基促神经细胞凋亡和保护信号通路

1. ROS 促神经细胞凋亡信号通路　目前已经公认活性氧可以导致神经细胞发生各种程度的损伤，而长期暴露于低氧可使机体各组织产生大量的活性氧，活性氧又可促进细胞色素 C 释放，触发内源性细胞凋亡途径。ROS 引起神经细胞凋亡的途径比较多，主要介绍以下几种：

（1）ROS-ASK1-JNK 信号通路：低氧会使线粒体产生大量的 ROS，ROS 可激活 ASK1 蛋白，ASK1 又激活 SEK1 蛋白，SEK1 继而激活 JNK 蛋白。JNK 蛋白（一种应激信号蛋白）的长期激活可抑制 Bcl-2 蛋白，进而激活 Bid 或 Bad 蛋白，促进细胞凋亡；JNK 蛋白的短暂激活反而促进细胞的增殖活动。JNK 为 MAPK 蛋白亚型之一。MAPK 可分为 4 个亚族：ERK、p38、JNK 和 ERK5，这些通路分别因其而得名，比如利用 JNK 的 MAPK 通路则被称为 JNK 通路。其中 JNK 和 p38 与促凋亡有关，而 ERK 主要参与细胞的生长和存活。JNK 包括三个基因，即 JNK1、JNK2 和 JNK3，其中 JNK3 表达仅限于大脑和心脏，而 JNK1 和

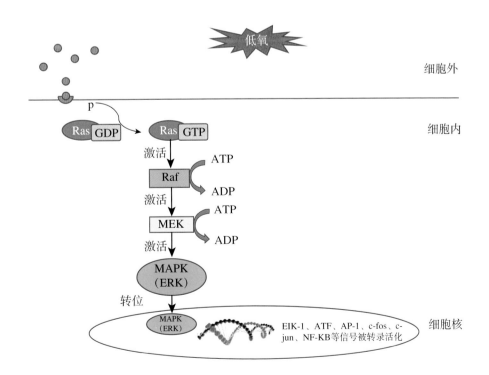

图 4-6　低氧对 MEK/ERK 信号通路的影响

JNK2 在全身各组织中均有表达[50]。

（2）ROS-MEKK-JNK 信号通路：同样，因低氧产生的 ROS 可激活 MEKK 蛋白，MEKK 又可激活 MKK4，MKK4 可激活 JNK 蛋白，JNK 长期激活可通过 Bid 或 Bad 激活内源性细胞凋亡途径。如果增加 Bcl-2 水平，就会抑制细胞色素 C 从线粒体释放入胞质，从而阻止细胞的凋亡或坏死（图 4-7）。

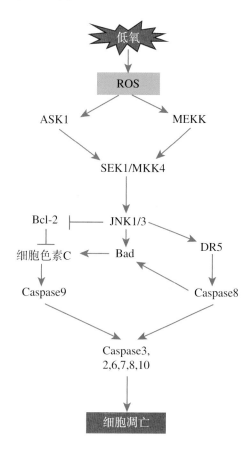

图 4-7 低氧启动 ROS 凋亡信号通路

（3）ROS-AMPK-JNK 信号通路：另外，ROS 可通过 AMPK-JNK 通路促进细胞的凋亡。AMPK 激活 JNK1/3 蛋白，后者的激活根据激活频率和强度的不同产生不同的生物学效应，瞬间 JNK 激活可促进细胞的存活（抗凋亡作用），持续 JNK 激活可通过激活 *c-jun* 诱导神经元细胞程序性死亡和自噬性死亡两个过程（凋亡和自噬作用）[51]。持续活化的 JNK 一方面通过抑制 Bcl-2 蛋白，促进细胞色素 C 释放，诱导细胞凋亡；另一方面也可抑制 HIF-1α 水平对 Bcl-2 的激活，诱导细胞的凋亡。如果抑制 JNK 蛋白，就会上调 HIF-1α 水平，启动抗凋亡过程[52]。

2. ROS 对神经细胞的保护作用　ROS 水平升高能够通过启动内源性信号通路损伤细胞，但 ROS 的生成也可启动细胞的保护性信号通路，如 HIF-1α 信号通路和 ROS-AMPK 信号通路。

（1）ROS 激活低氧诱导因子蛋白发挥对细胞的保护作用：细胞做功需要 ATP，ATP 来源于线粒体的氧化磷酸化或糖酵解过程。细胞供氧缺失就会影响细胞的生存，低氧环境下，线粒体电子传递链发生功能障碍，使氧化磷酸化或糖酵解过程不能正常进行，影响 ATP 生成，并有大量的活性氧形成，并释放入胞质，发出低氧信号，由此产生的信号介导对脯氨酸羟化酶（PHD）的抑制，激活 HIF。其中线粒体复合物 III 发挥着重要的作用。低氧环境下，复合物 III 是使 HIF-1α 和 HIF-2α 呈现稳定活性必不可少的因子，如果敲除复合物 III 中的 Rieske 铁硫蛋白，HIF-1α 活性就会减弱，ROS 产生减少。如果采用化学性方法或血管结扎等引起组织缺氧，其过程并不需要线粒体释放 ROS 再去抑制 PHD，而是 PHD 直接受到抑制。因此，线粒体可作为低氧下的氧感受器，而 PHD 可作为缺氧下的氧感受器，这也证明了低氧和缺氧所产生的病理生理反应是有一定区别的。无论如何，HIF 蛋白的激活可通过其对下游基因及蛋白的调控，发挥细胞的代偿功能，以抵御低氧对细胞的损伤。如上述的 HIF-1α 可抑制凋亡细胞 Bad 介导的凋亡信号通路激活 Bcl-2 介导的抗凋亡信号通路，从而防止低氧下细胞的死亡。

（2）ROS-AMPK 信号通路：腺苷酸活化蛋白激酶（AMP-activated protein kinase，AMPK）是丝/苏氨酸蛋白激酶，主要协调物质和能量代谢，激活 AMPK 通路，一方面关闭消耗 ATP 的合成代谢过程，另一方面启动产生 ATP 的分解代谢途径，从而调节能量代谢，维持能量平衡，故称之为"细胞能量调节器"。短期激活具有调节能量代谢作用，长期激活能够调节基因转录。低氧可通过 ROS 介导的钙释放激活钙通道途径激活 AMPK 信号通路，发挥对神经细胞的保护及损伤作用[531]。

ROS 对细胞的作用呈现出两种截然相反的效应可能与低氧程度以及 ROS 水平有关，也可能是 ROS 对细胞作用的不同阶段反应，换言之，ROS 升高既启动了对细胞的损伤信号，也启动了对细胞的保护作用，如果保护作用占优势，细胞免受低氧损伤，受损的细胞也通过修复机制（如自噬活动）得到恢复；如果损伤作用占优势，就会触发一系列凋亡或坏死过程。一般而言，低氧下低水平的 ROS 可通过激活 AMPK 信号通路诱导神经元的保护机制，高水平的 ROS 才会诱导神经元的凋亡或死亡信号[54]。

严重缺氧时，神经细胞能否存活取决于线粒体氧化代谢过程中 ATP 生成水平，AMP/ATP 比值增加时才能激活 AMPK 信号通路，后者通过增加葡萄糖的摄取能力，增强脂肪酸氧化分解，同时抑制生物合成途径等方式，增加 ATP 生成并储存能量，代偿性保护神经细胞。如果严重低氧导致神经细胞不可逆死亡，其过程中 AMPK 扮演着另一角色，即促凋亡或死亡过程：AMP/ATP 比值升高可激活 LKB1 蛋白，LKB1 再激活 AMPK 活性，AMPK 可再激活其下游 JNK 蛋白活性，诱发线粒体介导的细胞凋亡活动，促进细胞凋亡或坏死[55]。中度缺氧并不足以通过增加 AMP/ATP 比值来激活 AMPK 信号通路，此时，ROS 就成为激活 AMPK 信号通路的关键因素，ROS 可以触发细胞内钙池释放钙离子，使 STIM1 蛋白转位，使钙依赖性钙通道开放，促使细胞外钙离子内流，胞质内钙离子水平升高，又激活 CaMKK 蛋白，CaMKK 再激活其下游靶蛋白 AMPK，发挥保护神经细胞的作用。ROS 在激活 AMPK 信号通路过程中，有三个现象表明该通路依赖于钙的参与：①低氧下，给予抗氧化剂可防止胞质中钙离子浓度增加，并减弱 AMPK 的活性；②去除细胞外钙离子，可降低 AMPK 对低氧的反应；③低氧下，敲除 CaMKK，可消除 AMPK 的磷酸化过程。相反，参与 AMP/ATP 比值升高反应的上游基因 LKB1 被敲除之后，并不能消除 AMPK 磷酸化现象。因此，中度低氧（缺氧）激活 AMPK 信号通路是由 ROS 触发，并且依赖于钙离子内流（细胞外钙离子内流是通过钙依赖钙离子通道开放，而非 L 型钙离子通道，因为阻断 L 型钙通道后，并不影响 AMPK 活性），AMPK 蛋白活化后可通过调节能量代谢发挥细胞保护作用[57]。

（四）NMDA 受体诱导的神经细胞凋亡和坏死

N-甲基-*D*-天冬氨酸（NMDA）受体是离子型谷氨酸受体的一种亚型，主要分布于中枢神经系统，根据其受体激活后引发下游信号通路的不同，产生不同的生理功能，包括调节神经元存活，

树突、轴突发育，以及突触可塑性形成，也对神经回路的形成、学习和记忆起关键作用。谷氨酸是中枢神经系统中最重要的兴奋性神经递质，分布很广泛，其相应受体有两类：离子型谷氨酸受体（NMDA）和代谢型谷氨酸受体，其中 NMDA 又分为 NMDA 受体和非 NMDA 受体。NMDA 受体是突触后膜上的离子通道蛋白，可对 Ca^{2+} 等阳性离子进行高度调控，NMDA 离子通道必须在一定水平去极化和激动剂同时作用下，才能开放。当谷氨酸等神经递质与 NMDA 受体结合，该通道激活并打开，K^+、Na^+、Ca^{2+} 等阳离子进入细胞，使细胞膜去极化和神经元兴奋，并调节突触可塑性和神经元回路的形成。低氧下，谷氨酸可介导神经细胞的兴奋性毒性反应，导致神经元损伤，多数谷氨酸受体参与其过程，其中 NMDA 受体最为关键。NMDA 可通过钙超载-ROS-细胞凋亡途径介导谷氨酸兴奋毒性反应（图 4-8）：

1. 钙超载　低氧下，突触前膜释放大量谷氨酸或谷氨酸回摄障碍，导致突触间隙谷氨酸大量聚集，其与 NMDA 受体结合后，通道开放，允许大量 Ca^{2+} 等阳离子内流进入细胞质，过量的细胞内 Ca^{2+} 可引起：①线粒体氧化磷酸化过程障碍，线粒体膜电位降低，ATP 生成减少；②过度活化某些酶，如钙蛋白酶、蛋白激酶、磷脂酶、核酸内切酶等，增加 ROS 生成，引起细胞骨架结构改变，线粒体功能紊乱和细胞凋亡。正常情况下，细胞外 Ca^{2+} 可通过两类通道进入细胞内，一类是电压依赖性钙通道（voltage-operated calcium channels，VOC），又称电压门控钙通道；另一类是受体操控钙通道（receptor-operated calcium channels，ROCC），又称为配体门控钙通道，而 NMDA 受体就属于这类通道。NMDA 受体分 NR1 和 NR2A、NR2B、NR2C、NR2D，其中 NR2B 亚型在介导神经毒性反应中发挥着至关重要的作用。细胞外 Ca^{2+} 进入胞质，引起胞质内电位变化，触发储存于内质网/肌质网的 Ca^{2+} 释放到胞质。当胞质内 Ca^{2+} 浓度升高到一定水平，就会激活依赖钙离子和镁离子的钙泵（耗能）及 Na^+-Ca^{2+} 交换载体（非耗能），将过多的 Ca^{2+} 从细胞移出，降低细胞内钙离子。一旦受体操控钙通道发生异常改变，Ca^{2+} 内流过度增加，ATP 减少或钙泵及 Na^+-Ca^{2+} 交换载体出现故障，均会引起钙超载。同等低氧浓度下，NMDA 受体介导的 Ca^{2+} 具有很高

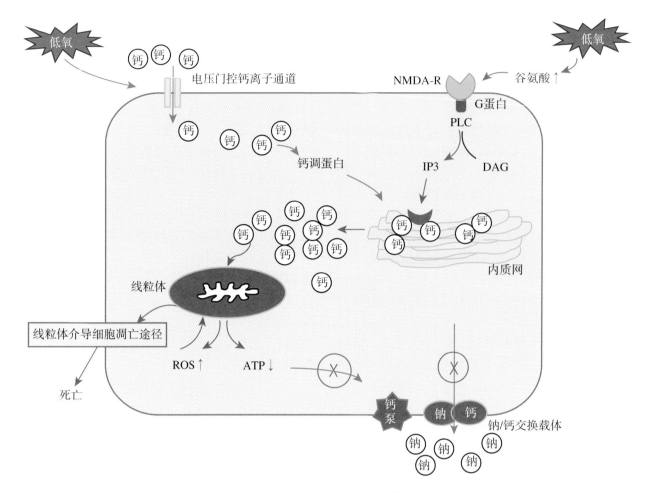

图 4-8 低氧启动钙调蛋白凋亡信号

的神经毒性，而通过电压依赖性通道增加的 Ca^{2+} 则无毒性反应。在此过程中，钙库操控钙通道（store-operated calcium channel，SOCC）作用不是太强。

2．ROS 大量产生　细胞内 Ca^{2+} 浓度的升高，也会增加进入线粒体的 Ca^{2+} 浓度，大量的 Ca^{2+} 在线粒体堆积，电子传递链活动减弱，ATP 生成减少的同时，ROS 大量释放触发一系列信号通路。

3．细胞凋亡　大量生成的 ROS 可激活 Bad、Bax 等促凋亡蛋白，抑制 Bcl-2 等抗凋亡蛋白活性，线粒体释放细胞色素 C，触发线粒体介导的内源性细胞凋亡过程，致使神经细胞损伤或死亡。

低氧下除钙超载引起神经细胞死亡之外，大量 Na^+ 内流、细胞外 K^+ 丢失也会引起神经毒性反应。

（五）低氧下特殊蛋白对神经死亡信号的调节

脑红蛋白对神经元死亡信号通路的调节　脑红

蛋白又称为神经球蛋白（neuroglobin，Ngb），是一种主要在大脑中表达的球蛋白。缺氧时，该蛋白表达增高，其目的是保护神经元免受低氧损伤而引发死亡。在低氧损伤过程中，神经元死亡存在两种形式，即坏死性死亡和程序性死亡，前者多发生在损伤严重区域，后者多发生在损伤较小的区域。低氧下，中枢神经元出现 RAFT 膜微结构域的表面分布聚集，线粒体聚集（常氧下线粒体均匀分布于细胞核周围），肌动蛋白组成的细胞骨架重组等共同导致神经元胞体膜呈现快速极化现象，形态学上表现为空泡样结构，染色质浓缩、边际化，胞体肿胀等改变，这种改变一般在神经元死亡前出现，预示死亡信号的启动[57]。然而在高表达 Ngb 的神经元暴露于低氧后，并无上述现象出现，也无神经元细胞死亡的应激反应。这表明 Ngb 参与了神经元死亡信号的调节，而且是通过抑制 RAFT 微结构域聚集而发挥其保护神经细胞的作用。Ngb 虽然属于球蛋白家族，但其氨基酸序列与肌红蛋白和血红蛋白相似性很小，这提示，Ngb 具有其独特的生理功能。

RAFT 是脂筏（lipid raft）的简称，脂筏是质膜上富含胆固醇和鞘磷脂的微结构域，是一种动态结构，可与蛋白质结合，参与膜的信号转导。独立的 RAFT 微结构域可保持信号蛋白通道呈关闭状态，如果多个微结构域聚集在一起，形成大的复合体，许多位于其区域的受体如 TNF、DR5、DCC 等死亡受体就容易被激活，结果使信号蛋白通道开放，死亡信号传递到细胞内，启动整个细胞的凋亡或死亡。RAFT 改变受细胞骨架的影响，而 Rho GTPase 信号参与细胞骨架活动。

Rho GTPase 属于 Ras 超家族成员之一，Rho GTPase 至少包含 10 种不同的结合蛋白亚群：RhoA、B、C、D 和 E，Rac1 和 2，RacE，Cdc42Hs 和 TC10 等。这些亚群中目前研究最清楚的是 RhoA、Rac1 和 Cdc42Hs。这些结合蛋白普遍表达于从酵母到人类的所有物种，被证明能够调节广泛的细胞功能，包括细胞生长、增殖和凋亡（坏死）。

当神经元暴露于低氧，其胞体呈现极化模式，该模式涉及 Ngb 对 Rho-GTPase-GDI 循环的影响，更确切地说是对 Rac1 蛋白的释放和激活的影响，Rac1 蛋白又可促使肌动蛋白活动增强，后者可诱导 RAFT 聚集在一起，从而启动神经细胞死亡过程，特别是线粒体介导的细胞凋亡或死亡信号。

Rho GTPase 在生物反应中充当分子开关角色，调控下游生物反应。Rho GTPase 具有两种结合状态：一种为结合 GDP 的非激活状态，另一种为结合 GTP 的激活状态。激活状态时，GTPase 能够识别靶蛋白，产生生物反应。其反应过程中，在 GTPase 活化蛋白（GTPase activating proteins, GAPs）作用下，GTP 水解转变为 GDP，激活状态转变为非激活状态（开关关闭）；如果在鸟嘌呤核苷酸转换因子（guanine nucleotide exchange factor, GEF）作用下使 GDP 转化为 GTP，呈现激活状态，相当于开关打开，分子开关作用其实就是 GDP 非激活状态和 GTP 激活状态循环转换的过程（Rho-GTPase-GDI 循环）。该循环反应中涉及一个十分关键的分子，即 GDP 解离抑制剂（GDP dissociation inhibitors, GDI），它可防止 GDP 转化成 GTP，抑制 GTPase 的自发活性以及与效应分子的相互作用。通常情况下，Cdc42、Rac1、Rho 分别与 GDP 和 GDI 结合成一种复合物，形成 Cdc42/GDP/GDI、Rac1/GDP/GDI、Rho/GDP/GDI 复合物，低氧可使 P21 激活激酶 1（Pak1）活性显著增强，在 Pak1 作用下，GDI 从复合物中解离出来，再在 GEF 作用下使 GDP 转变为 GTP，于是 Cdc42、Rac1、Rho 分别被激活，Rho-GTPase 与相应蛋白结合，启动死亡信号。当 GTP 转化为 GDP 时，GDI 再次与 Cdc42、Rac1、Rho 结合，终止低氧诱导的神经细胞死亡信号。而 Ngb 可抑制 Pak1 活性，防止 GDI 从复合物解离，从而抑制 GDP 向 GTP 转化，使分子开关失效，阻止死亡信号的传递[58]。因此，Ngb 发挥着与 GDI 相似的作用（图 4-9）。

参考文献

[1] Gao LL，Song YL，Tang M，et al. Effect of hypoxia on hyperpolarization activated current in mouse dorsal root ganglion neurons. Brain Res，2006，1078（1）：49-59.

[2] 李爱，曹雪松，曹雪红，等. 缺氧对小鼠背根神经节细胞 I_K 电流的影响. 东南大学学报（医学版），2008，27（4）：233-237.

[3] Hou YH，Chen RC，Pan JB，et al. Character of diaphragm compound muscle action potential and phrenic nerve conduction time in patients with obstructive sleep apnea-hypopnea syndrome. Neural Regeneration Research，2008，3（5）：533-537.

[4] 乌日罕，赵延欣，刘学源. cAMP 对缺血神经元保护作用的机制研究. 中华临床神经学杂志，2013，21（1）：93-97.

[5] 米国霞，李晓娜，傅振幸，等. 藏药四味黄芪散对低压低氧诱导大鼠海拔自噬损伤的保护作用. 中国高原医学与生物学杂志，2019，1：36-44.

[6] Lappano R，Rigiracciolo D，Marco PD，et al. Recent Advances on the Role of G Protein-Coupled Receptorsin Hypoxia-Mediated Signaling. AAPS J，2016，18（2）：305-310.

[7] Chen XQ，Zhao Y，Du JZ. Hypoxia and the brain-endocrine-immune network function--the governing role of CRF and CRFR1. Sheng Li Ke Xue Jin Zhan，2013，44（5）：323-328.

[8] 肖力，何俐. 酪氨酸激酶 A 和酪氨酸激酶 B 与脑缺血缺氧性损伤. 中国卒中杂志，2008，3（6）：460-464.

[9] 吴晓东，姜树原，贾小娥，等. 低氧对 BDNF 和 TrkB 受体及其信号通路影响的研究进展. 动物医学进展，2018，39（8）：101-105.

[10] 汤燕平，白若华，肖慧宁，等. 高原低氧对大鼠脑组织 cAMP 和 cGMP 浓度的影响. 青海医学院学报，

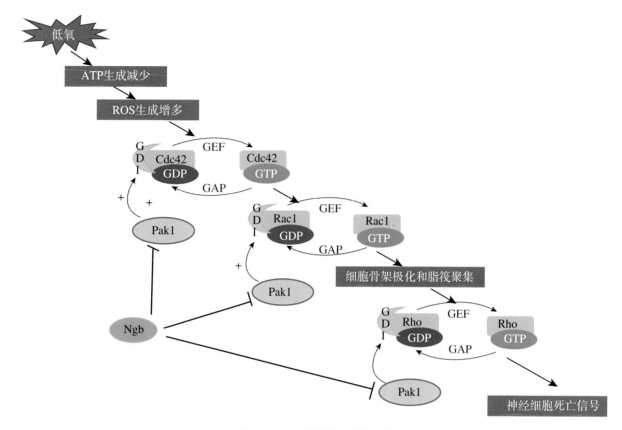

图 4-9 Ngb 阻断死亡信号途径

1993，35（3-4）：163-166.

[11] Kong J, Zhang LH, Cui JJ. Changes of the contents of amino acids，cAMP and cGMP in mice brain during acute hypoxia adaptation. Chinese Journal of Anesthesiology，1998，18（2）：97-99.

[12] 牛敬忠，杨明峰，张颜波，等. 蛋白激酶 C 抑制剂灯盏花素对低氧预适应小鼠海马 NO/cGMP 信号转导系统的影响. 泰山医学院学报，2008，29（1）：5-7.

[13] Chalimoniuk M, Strosznajder J. NMDA receptor-dependent nitric oxide and cGMP synthesis in brain hemispheres and cerebellum during reperfusion after transient forebrain ischemia in gerbils：Effect of 7-nitroindazole. J Neuronscience Res, 1998，54（5）：681-690.

[14] 魏征，李天佐. 慢性持续性低氧对大鼠海马 CaMK Ⅱ 的影响. 北京医学，2010，32（80）：641-643.

[15] Tang K，Liu C，Kuluz J，et al. Alterations of CaMK Ⅱ after hypoxia-ischemia during brain development. J Neurochem，2004，91（2）：429-437.

[16] 李海涛，卜祥宁，江君，等. 低氧预适应保护缺血脑组织效应中 CaMK Ⅱ 的作用机制. 天津医学杂志，2013，41（2）：142-144.

[17] 乔枫，祁金顺. ApoE4 对大鼠在体海马 L-LTP 的影响及其分子机制的分析. 太原理工大学学报，2014，45

（2）：244-247.

[18] 刘鹏，伟忠民. 细胞内 Ca²⁺ 浓度和 CaMK Ⅱ 对学习和记忆的作用与影响的研究进展. 辽宁医学院学报，2009，30（1）：92-94.

[19] Qu Y，Tang J，Wang H，et al. RIPK3 interactions with MLKL and CaMK Ⅱ mediate oligodendrocytes death in the developing brain. Cell Death Dis，2017，8（2）：e2629-e2631.

[20] Delivoria PM，Ashraf QM，Mishra OP. Brain tissue energy dependence of CaM kinase Ⅳ cascade activation during hypoxia in the cerebral cortex of newborn piglets. Neurosci Lett，2011，491（2）：113-117.

[21] Simonson TS，Yang YZ，Huff CD，et al. Genetic evidence for high-altitude adaptation in Tibet. Science，2010，329（5987）：72-75.

[22] Blood AB，Hunter CJ，Power GG. Adenosine mediates decreased cerebral metabolic rate and increased cerebral blood flow during acute moderate hypoxia in the near-term fetal sheep. J Physiol，2003，553（Pt3）：935-945.

[23] Miekisiak G，Kulik T，Kusano Y，et al. Cerebral blood flow response in adenosine 2α receptor knockout mice during transient hypoxic hypoxia. J Cereb Blood Flow Metab，2008，28（10）：1656-1664.

[24] Kong T，Westerman KA，Faigle M，et al. HIF-

dependent induction of adenosine A2B receptor in hypoxia. FASEB J, 2006, 20 (13): 2242-2250.

[25] Murrphy K, Gerzanich V, Simard JM. Adenosine down-regulates cerebrovascular calcium channels in normotensive and up-regulates in hypertensive rats via different receptor subtypes. Neuroscience, 2001, 27 (1): 1394-1401.

[26] Chen GJ, Harvey BK, Shan H, et al. Activation of adenosine A3 receptors reduces ischemic brain injury in rodents. J Neurosci Res, 2006, 84 (8): 1848-1855.

[27] Stefania M, Annalisa B, Prisco M, et al. A3 adenosine receptors modulate hypoxia inducible factor-1αexpression in human A375 melanoma cells. Neoplasis, 2005, 7 (10): 894-903.

[28] Ryan LH, Anthony RB, Michael MT, et al. Adenosine receptor dependent signaling is not obligatory for normobaric and hypobaric hypoxia-induced cerebral vasodilatation in human. J Appl Physiol, 2017, 122 (4): 795-808.

[29] Castillo CA, Leon D, Ruiz MA, et al. Modulation of adenosine A1 and A2A receptors in C6 glioma cells during hypoxia: involvement of endogenous adenosine. J Neurochem, 2008, 105 (6): 2315-2329.

[30] Hentschel S, Lewerenz A, Nieber K. Activation of A3 receptors by endogenous adenosine inhibits synaptic transmission during hypoxia in rat cortical neurons. Restorative Neurology and Neuroscience, 2003, 21 (1-2): 55-63.

[31] 罗春霞, 冯华. 腺苷 A3 受体在中枢神经系统损伤中的作用. 中华神经外科疾病研究杂志, 2010, 9 (2): 184-186.

[32] Little JW, Ford Amanda, Symons-Liguori AM, et al. Endogenous adenosine A3 receptor activation selectively alleviates persistent pain states. Brain, 2015, 138: 28-35.

[33] Blood AB, Hunter CJ, Power GG. Adenosine mediates decreased cerebral metabolic rate and increased cerebral blood flow during acute moderate hypoxia in the near-term fetal sheep. J Physiol, 2003, 553 (Pt3): 935-945.

[34] Antal G H, Hui S, John P K. Nitric oxide from neuronal NOS plays critical role in cerebral capillary flow response to hypoxia. Am J Physiol, 1998, 274 (3): H982-989.

[35] Liu HY, Zou HB, Lu GW, et al. Changes of NOS neuron in preconditioning to hypoxia. J Jinlin University (Medicine Edition), 2004, 30 (3): 336-338.

[36] Mbaku E, Zhang L, Pearce WJ, et al. Chronic hypoxia alters the function of NOS nerves in cerebral arteries of near-term fetal and adult sheep. J Appl Physiol, 2003, 94 (2): 724-32.

[37] Yang XM, Wang YS, Zhang J, et al. Role of PI3K/Akt and MEK/ERK in mediating hypoxia-induced expression of HIF-1α and VEGF in laser-induced rat choroidal neovascularization. Invest Ophthalmol Vis Sci, 2009, 50 (4): 1873-1879.

[38] Zhang L, Qu Y, Yang CL, et al. Signaling pathway involved in hypoxia-inducible factor-1α regulation in hypoxic-ischemic neurons in vitro. Neurosci Lett, 2009, 461 (1): 1-6.

[39] Kang SJ, Wang S, Hara H, et al. Dual role of caspase-11 in mediating activation of caspase-1 and caspase-3 under pathological conditions. J Cell Biol, 2000, 149: 613-622.

[40] Adil A K, Xiao O M, Surita B, et al. Regulation of hypoxic neuronal death signaling by neuroglobin. FASEB J, 2008, 22 (6): 1737-1747.

[41] Hata R, Gillardon F, Michaelidis TM, et al. Targeted disruption of the *bcl*-2 gene in mice exacerbates focal ischemic brain injury. Metab Brain Dis, 1999, 14: 117-124.

[42] Taku S, Miki F, Nobuo N, et al. Neuronal death/survival signaling pathways in cerebral ischemia. Am Sci Exp Neuro Therap, 2004, 1 (1): 17-25.

[43] Zhang Z, Yao L, Yang JH, et al. PI3K/Akt and HIF-1 signaling pathway in hypoxia-ischemia. Mol Med Rep, 2018, 18 (4): 3547-3554.

[44] Luo ZC, Wu FF, Xue EX, et al. Hypoxia preconditioning promotes bone marrow mesenchymal stem cells survival by inducing HIF-1α in injured neuronal cells derived exosomes culture system. Cell Death & Disease, 2019, 134 (10): 234-251.

[45] Koumenis C, Alarcon R, Hammond E, et al. Regulation of *p*53 by hypoxia: Dissociation of transcriptional repression and apoptosis from *p*53 dependent transactivation. Mol Cell Bio, 2001, 21 (4): 1297-1230.

[46] Toffoli S, Feron O, Raes M, et al. Intermittent hypoxia changes HIF-1αphosphorylation pattern in endothelial cells: Unravelling of a new PKA dependent regulation of HIF-1α. Biochim Biophys Acta, 2007, 1773 (10): 1558-1571.

[47] McNamee EN, Vohwinkel C, Eltzschig. Hydroxylation independent HIF-1α stabilization through PKA: A new paradigm for hypoxia signaling. Science Signaling, 2016, 9 (430): 547-557.

[48] Yang XM, Wang YS, Zhang J, et al. Role of PI3K/Akt and MEK/ERK in mediating hypoxia-induced expression of HIF-1α and VEGF in laser-induced rat choroidal neovascularization. Invest Ophthalmol Vis Sci, 2009, 50 (4): 1873-1879.

[49] Zhan L, Yan H, Zhou H, et al. Hypoxic preconditioning attenuates neuronal cell dearth by

preventing MEK/ERK signaling pathway activation after transient global cerebral ischemia in adult rats. Mol Neurobiol, 2013, 48 (1): 109-119.

[50] Chen K, Chu BZ, Liu F, et al. New benzimidazole acridine derivative induces human colon cancer cell apoptosis in vitro via the ROS-JNK signaling pathway. APS, 2015, 36: 1074-1084.

[51] Shimizu S, Konishi A, Nishida Y, et al. Involvement of JNK in the regulation of autophagic cell death. Oncogene, 2010, 29: 2070-2080.

[52] Antoniou X, Sclip A, Ploia C, et al. JNK contributes to HIF-1α regulation in hypoxic neurons. Molecules, 2010, 15: 114-127.

[53] Munqai P, Waypa GB, Jairaman A, et al. Hypoxia triggers AMPK activation through reactive oxygen species mediated activation of calcium release activated calcium channels. Mol Cell Biol, 2011, 31 (17): 3531-3545.

[54] Laderoute KR, Amin K, Calaoagan JM, et al. 5′-AMP-activated protein kinase (AMPK) is induced by low-oxygen and glucose deprivation conditions found in solidtumor microenvironments. Mol Cell Biol, 2006, 26: 5336-5347.

[55] Guan FY, Gu J, Li W, et al. Compound K protects pancreatic islet cells against apoptosis through inhibition of the AMPK/JNK pathway in type 2 diabetic mice and in MIN6 β cells. Life Sci, 2014, 107 (1-2): 42-49.

[56] Mungai PT, Waypa GB, Jairaman A, et al. Hypoxia triggers AMPK activation through reactive oxygen species mediated activation of calcium release activated calcium channels. Molecular and Cellular Biology, 2011, 31 (17): 3531-3545.

[57] Friedman JE, Chow EJ, Haddad GG. State of actin filaments is changed by anoxia in cultured rat neocortical neurons. Neurosci, 1998, 82: 421-427.

[58] Khan AA, Mao XO, Banwait S, et al. Regulation of hypoxic neuronal death signaling by neuroglobin. FASEB J, 2008, 22 (6): 1737-1747.

（李生花）

第五章

低氧下的感觉神经系统

机体的内、外环境常处于不断变化之中，这些变化可作用于机体的相应感受器或感觉器官，再转变为相应的神经冲动，经过一定的神经传导通路到达大脑皮质的特定部位，产生相应的感觉。因此，感觉的产生是由感受器或感觉器官、神经传导通路和皮质中枢三部分的整体活动来完成的。

第一节 感受器概述

一、感受器、感觉器官的定义和分类

感受器是指分布在体表或组织内部的感受机体内、外环境变化的结构或装置。如视网膜中的视杆和视锥细胞是光感受细胞、耳蜗中的毛细胞是声感受细胞等，这些感受细胞连同其附属结构，构成各种复杂的感觉器官。高等动物中最重要的感觉器官是眼（视觉）、耳（听觉）、前庭（平衡感觉）、嗅上皮（嗅觉）、味蕾（味觉）等器官，这些感觉器官分布在头部，称为特殊感觉器官。除此之外，感受氧浓度的外周化学感受器颈动脉体和主动脉弓、感受压力变化的感受器颈动脉窦和主动脉窦、感受二氧化碳浓度的中枢化学感受器、感受牵张活动的支气管牵张感受器等均为机体最基本的感受器，通过感受内外环境的刺激，完成对机体各系统之间的协调，维持内环境稳态，启动防御机制等工作，促使生命体能够更好地在新的环境（条件）中生存。

二、感受器的一般生理特性

（一）感受器的适宜刺激

各种感受器因分布部位不同、结构不同和所接受的刺激不同而分化成为只对一定性质的刺激高度敏感，而对其他种类的刺激不敏感或根本不感受。因此，引起感受器最敏锐感觉的这种刺激称为适宜刺激。每种感受器都有一定的适宜刺激。例如一定波长的电磁波是视网膜光感受细胞的适宜刺激，一定频率的机械震动是耳蜗毛细胞的适宜刺激，颈动脉体化学感受器兴奋性显著增强的适宜刺激为氧分压低于 80 mmHg。适宜刺激必须具有一定的刺激强度才能引起感觉。引起某种感觉所需要的最小刺激强度称为感觉阈。

（二）感受器的换能作用

各种感受器在功能上存在一个共同特征，就是能把作用于它们的各种形式刺激的能量最后转换为传入神经的动作电位，这种能量转换过程称为感受器的换能作用。因此，可以把感受器看作生物换能器。在换能过程中，感受器一般不能直接把刺激的能量转变为神经冲动，而是先在感受器细胞或感觉神经末梢引起相应的电位变化，前者称为感受器电位，后者称为启动电位或发生器电位。作用于感受器的刺激，其强度与作用时间必须达到一定的阈值，才能引起感受器兴奋，即产生感受器电位。

（三）感受器的编码作用

感受器在把刺激信号转换成动作电位的过程中，不但发生能量形式上的转换，同时把刺激信号中所包含的各种信息排成神经冲动的不同序列，这种现象称为感受器的编码作用。在同一条传入神经的纤维上，虽然动作电位的大小都是相等的，但是由于序列的不同和多条纤维的配合，感觉中枢便可获得各种不同的感觉。例如，耳蜗受到声波刺激时，不但能将声能转换成神经冲动，而且，还能把声音的音量、音调、音色等信息蕴含在神经冲动之中。

（四）感受器的适应现象

以同一强度的刺激持续作用于某种感受器时，随着刺激时间的延长，感受器的阈值会逐渐升高，即对该刺激变得不敏感，这种现象称为感受器的适应现象。如高原世居藏族人颈动脉体对长期低氧刺激不敏感的现象，就是典型的感受器适应。如果该刺激能引起主观感觉，这种感觉也会逐渐减弱。适应现象虽然是感受器的一个共同特性，但各种感受器适应过程发展的速度有所不同。有的发展较快，称为快适应感受器，如触觉感受器和嗅觉感受器，在接受刺激后很短时间内，传入神经上的冲动就会明显减少甚至消失；有的感受器的适应过程发展较慢，称为慢适应感受器，如肌梭、颈动脉窦压力感受器、颈动脉体化学感受器、痛觉感受器等。感受器适应得快或慢，各有其不同的生理意义。快适应有利于机体再接受其他新的刺激；慢适应则使感受器能不断地向中枢传递信息，有利于机体对某些生理功能进行经常性的调节，如颈动脉窦压力感受器属于慢适应感受器，可长期对血压出现的波动随时进行监测和调整；世世代代生活在高原低氧环境下的藏族人和土生动物，其颈动脉体化学感受器就属于慢适应感受器。

三、低氧对初级感觉神经元的影响

低氧对神经细胞的损伤是十分复杂的，特别是对周围神经系统的影响少有报道。不管怎样，低氧对外周神经元的影响是存在的，包括神经元活动（离子通道开放或关闭，神经纤维传播速度）、结构性改变以及周围细胞的营养支持作用等。

有研究将大鼠背根神经节处于一定的低氧环境后，神经元在几分钟内出现变化：77% 的神经元出现外向电流的降低而表现兴奋状态，而 23% 的神经元出现外向电流的增加。这个外向电流就是电压门控的 K^+ 流，K^+ 通道可在电位上升到 –50 mV 时被激活，也可被眼镜蛇毒素（dendrotoxin，

DTX）阻断。另外，还有一些神经毒素可以抑制电压门控 K^+ 通道蛋白亚型，如 margatoxin（MgTX）、dendrotoxin-K^+（DTX-K）、r-tityustoxin K^+（TsTX-K）和 r-agitoxin（AgTX-2），但很难阻止低氧诱导的 K^+ 电流的减少。低氧下 K^+ 外向电流的下降或阻断可能是神经元动作电位持续增强的基础[1]。降低线粒体膜电位，阻断电子传递或抑制糖酵解，也会增加 K^+ 电导，如果细胞外 Ca^{2+} 浓度低或无 Ca^{2+}，可降低 K^+ 电导，提示这是一种钙依赖性的 K^+ 电导，由于进入细胞内的 Ca^{2+} 是电压依赖性的，因此 K^+ 电导也具有电压依赖性特点[2]。持久的缺血缺氧会导致机体发生代谢性和呼吸性酸中毒，特别是高碳酸血症的发生。有研究认为高碳酸血症与 Ca^{2+} 浓度升高有关，而 Ca^{2+} 浓度呈现两个阶段的升高，第一阶段为细胞外 Ca^{2+} 瞬间流入细胞内，使细胞内 Ca^{2+} 轻度增高；增高的 Ca^{2+} 又使细胞内钙池中的 Ca^{2+} 释放入胞质内，称为第二阶段。酸中毒合并缺氧和红细胞增多时将进一步增加 Ca^{2+} 升高的两个阶段的幅度，并延长 Ca^{2+} 在胞质中持续增高的时间，这种现象可被瞬时受体电位香草酸受体（transient receptor potential vanilloid receptors1，TRPV1）阻断剂 AMG9810 和 BCTC 抑制。除此之外，低氧还会抑制钙清除机制[3]。低氧下离子通道敏感性改变的共同效应是促进初级感觉细胞内 Ca^{2+} 显著增加，神经纤维兴奋性增强。至于低氧对外周感觉神经纤维速度、结构等方面的影响尚缺乏研究数据，有待于进一步的研究和补充。

第二节　颈动脉体化学感受器的低氧适应

颈动脉体（carotid body，CB）是人体当中十分重要的感受器官。比利时生理学家海曼斯（Comeille F. Heymas）由于首次报道了低氧对通气反应的调节是通过颈动脉体实现的，于 1938 年获得了诺贝尔生理学或医学奖。

一、颈动脉体结构和功能

颈动脉体位于颈总动脉分叉处后方，主要感

受动脉 PO_2 的变化，对 PCO_2、pH 和温度也有一定的感受反应。颈动脉体主要由两种类型细胞组成：Ⅰ型血管球状细胞和Ⅱ型支持细胞，前者为化学感受器，主要感受动脉血中的 PO_2，反射性调节心血管和呼吸反应；后者为支撑细胞，起支撑和营养作用，在一定条件下以干细胞状态存在，并通过某些如 ET-1 等细胞因子的作用转化为Ⅰ型球状细胞，引起Ⅰ型细胞的增殖，增加与血管内皮细胞的接触率，从而提高对氧浓度降低的敏感性。

颈动脉体皆受来自舌咽神经分支窦神经的支配（感受）。常氧下（动脉氧分压不低于 100 mmHg），颈动脉窦神经放电频率比较低，当氧分压降低到 60～80 mmHg 时，窦神经放电频率显著增加。因此，颈动脉体对低氧浓度的改变十分敏感，反应迅速，几秒内就会出现反应。这种快速代偿反应十分有利于急性期机体对低氧环境的习服，使得机体能够在极短时间内通过对心血管和呼吸系统调节获得足够的氧，避免脑细胞发生损伤。

二、颈动脉体对低氧的适应性反应

颈动脉体对低氧的感受能力与其暴露于低氧的时间长短有很大关系。当平原人或平原动物快速进入高原低氧环境后，就会出现显著的呼吸频率和潮气量增加。而长期居住于高原的世居藏族人[4] 和高原土生动物[5]，如高原鼠兔、牦牛、藏羚羊等，当给予其低氧气体，其通气量增加幅度显著低于新进入高原的平原人和平原动物，这是由于颈动脉体对低氧反应敏感性下降所致，即颈动脉体"钝化"（blunt）。有关颈动脉体的相关研究很多，但颈动脉体对急性和慢性低氧刺激的不同反应及其机制仍然不是十分清楚。目前有以下几种学说能够较好地解释其原因。

（一）颈动脉体对急性低氧的适应性反应机制

1. 形态学学说　该学说阐述的是急性低氧会使颈动脉体体积及结构发生改变，从而影响对氧浓度降低的感受敏感性。认为给予持续低氧可影响颈动脉体的可塑性，而这种可塑性依赖于颈动脉体的 II 型细胞，II 型细胞在缺氧条件下可作为潜在的神经干细胞存在，通过改变其表型，转化为增殖性的祖细胞，进而再分化为新生的 I 型细胞，使 I 型细胞数量显著增多。在 I 型细胞增殖生成的过程中，也会刺激血管内皮细胞的生长，使得血管与 I 型细胞接触更加紧密，接触面积更广，从而提高了 I 型细胞感受颈动脉氧浓度降低的敏感性。研究认为在 II 型细胞分化为 I 型细胞的过程中，内皮素 -1（endothelin-1，ET-1）扮演着重要的角色。由于低氧并不能直接激活颈动脉体干细胞的增殖，在 I 型细胞与干细胞之间存在突触联系，形成氧敏感性化学增殖突触结构，该突触在持续低氧下就会触发颈动脉体生长。目前

从 I 型细胞 - 干细胞的突触中，已经鉴定出内皮素 -1。I 型细胞可合成并分泌 ET-1，干细胞膜上存在 ET_A 和 ET_B 受体，特别是 ET_B 受体在 II 型细胞中呈高度表达。持续低氧可促使 ET-1 的合成并释放，与干细胞上 ET_A 和 ET_B 受体结合，激活丝裂原活化蛋白激酶（mitogen activated protein kinases，MAPKs）信号通路，引起干细胞增殖并转化为 I 型细胞，颈动脉体体积增大[6]。其他研究也证实，急性低氧或间歇性低氧均可显著增加颈动脉体 ET-1 水平[7]。因此，ET-1 被认为参与了低氧下颈动脉体的可塑性。

2. 离子学说　这是颈动脉体活动的基础机制：I 型血管球状细胞是低氧感受的初始部位，它与邻近的感受性神经末梢（窦神经）形成称之为"感受器单位"的结构。颈动脉体对低氧的反应机制之一：低氧时 I 型血管球状细胞上的钾离子通道受到抑制，其结果使 I 型细胞去极化，Ca^{2+} 内流增加，促进充满递质的囊泡向突触前膜移动、融合，使钙依赖性神经递质释放，并作用于与其构成突触的感受性神经末梢，使其放电频率发生改变，信号被传入到心血管和呼吸中枢。

3. 气体分子学说　一些气体分子如 NO（一氧化氮）、CO（一氧化碳）、H_2S（硫化氢）也参与了对颈动脉体活动的调节。I 型细胞作为氧感受器部位，含有丰富的能够分别催化 CO 和 H_2S 生成的血红素加氧酶 2（heme oxygenase-2，HO-2）和胱硫醚 γ 裂解酶（cystathionine γ lyase，CSE）。

（1）CO：研究发现，吸入 CO 会抑制低氧引起的通气反应，CO 属于抑制性气体信使，常氧下对感觉性活动的反应较低。由于 Hb 与 CO 的亲和力远大于与 O_2 的亲和力，血红素脱氧化形式是颈动脉体初始阶段对低氧反应的关键因素。在血红素加氧酶（heme oxygenase，HO）与作为辅酶因子的还原型烟酰胺腺嘌呤二核苷酸磷酸（nicotinamide adenine dinucleotide phosphate，NADPH）和细胞色素 P450 还原酶共同作用下，CO 由血红素降解产生。因此，HO 是使 CO 发挥作用的关键酶。HO 由表达型和诱导型两种异构体组成，其中 HO-2 为表达型，在颈动脉体 I 型细胞中表达丰富，但在神经纤维和 II 型细胞中不表达；HO-1 为诱导型，又称为热休克蛋白 32（heat shock protein 32，Hsp32），目前尚无证据表明在颈动脉体中表达。如果用 HO 抑制剂，就会增加

颈动脉体对动脉血管中化学物质变化的敏感性，并具有剂量依赖性，这就表明了 CO 对颈动脉体感受活动的抑制作用被减弱。同样有研究证实，敲除 HO-2 的小鼠表现出颈动脉体活动的增加，尤其对低氧的反应更加敏感，如果低氧下 HO-2 功能受到破坏，就会出现 K^+ 通道被抑制、Ca^{2+} 通道开放的现象。常氧下颈动脉体会产生一定量的 CO，以维持颈动脉体较低的感受性活动。而低氧会抑制 CO 的产生，其可能机制为：低氧下 K^+ 通道被抑制，Ⅰ型细胞去极化，使电压门控 Ca^{2+} 通道开放，大量 Ca^{2+} 内流，释放神经递质，发挥生物学效应[8]。

也有研究认为，低氧下颈动脉体中的 CO 并不发挥作用，甚至出现相互矛盾的研究结果。比如，有的研究[9]发现，低氧抑制 CO 产生，使颈动脉体对血管中化学性变化的敏感度升高，产生较强的低氧通气反应（hypoxic ventilator response，HVR）。另有研究[10]发现，HO-2 敲除小鼠在低氧下其 HVR 出现钝化现象。与低剂量 CO 具有维持颈动脉体较低的感受活动所不同的是，高剂量外源性 CO（PCO 大于 320 mmHg）反而会增加颈动脉体活动，其机制为：高浓度 CO 使Ⅰ型细胞去极化，电压门控钙通道开放，大量 Ca^{2+} 内流，促进神经递质的释放，将信息通过窦神经、经舌咽神经上传到呼吸中枢和心血管中枢[11]。

（2）H_2S：属于兴奋性气体信使，在低氧下传递感觉信号。低氧可以诱导颈动脉体Ⅰ型细胞产生 H_2S，其过程需要胱硫醚 γ 裂解酶和生成 CO 的血红素加氧酶 2 相互作用。有人研究[12]发现，H_2S 供体可以增加通气反应，该过程通过颈动脉体反射完成。内源性 H_2S 可通过不同的生理过程产生并发挥其作用。能够催化生成 H_2S 的酶主要有：胱硫醚 β 合成酶（cystathionine β synthase，CBS）和前面提到的 CSE。CBS 主要分布于中枢神经系统，而 CSE 主要分布于周围神经组织，颈动脉体Ⅰ型细胞中两者均可表达。如果敲除 *CSE* 基因或给予 CSE 阻断剂，颈动脉体感受功能将显著减弱，对低氧通气反应呈现钝化现象，提示 CSE 催化生成的 H_2S 是一种兴奋性气体信使，介导低氧下感受器兴奋[13]。如果给予 H_2S 供体 NaHS，发挥与低氧相同的效果，即使颈动脉体兴奋性活动增强，并具有剂量依赖性，其机制仍然是抑制Ⅰ型细胞上的 K^+ 通道，激活电压门控 Ca^{2+} 通道，大量 Ca^{2+}

内流入Ⅰ型细胞，从而引起Ⅰ型细胞去极化，即颈动脉体化学感受器的兴奋[14]。如果细胞外 Ca^{2+} 缺失或使用 Ca^{2+} 通道阻断剂，H_2S 的作用就会减弱。另外，H_2S 也通过部分调控 NADH 水平，及线粒体电子传递链来影响颈动脉体Ⅰ型细胞活动[15]。与 CO 一样，H_2S 水平受氧浓度的调节，常氧下，H_2S 保持在一个较低的水平；低氧时，其水平增加，颈动脉体活动增加，通气反应能力提高。

"HO-2-CO-CSE-H_2S" 学说[8]：常氧下 CO 水平相对于 H_2S 呈现略高的趋势，其目的可能是 CO 抑制 H_2S 生成，使后者保持较低的水平，避免颈动脉体活动损耗，以便对新的刺激作出敏感性反应。常氧下，抑制 HO-2 降低 CO 水平，就会使 H_2S 水平显著增加；相反，CO 供体就会抑制 H_2S 的生成。其关键在于 CO 通过抑制 CSE 降低了 H_2S 水平。基于这种情况，正常情况下，颈动脉体活性降低是由于 CO 抑制 CSE，H_2S 生成处于低水平；低氧下颈动脉体活性增强是由于 CO 生成下降，对 CSE 的抑制解除，H_2S 大量生成，使窦神经放电增强，从而形成颈动脉体兴奋调节的 "HO-2-CO-CSE-H_2S" 学说（图 5-1）。另有人认为，AMP 激酶信号通路在颈动脉体对低氧的反应中也扮演着重要的角色，并与 "HO-2-CO-CSE-H_2S" 系统之间存在交互作用，从而提出 AMP 激酶学说，其具体机制仍然不清楚，需要进一步研究证实。

4. 多巴胺抑制学说　Ⅰ型细胞内有许多囊泡，内含神经递质，包括多巴胺、ATP、乙酰胆碱以及肽类物质。一般情况下认为在颈动脉体化学突触中 ATP 和乙酰胆碱具有激活传入感觉神经活性的作用，而多巴胺和一些肽类物质具有抑制旁分泌和自分泌的作用。Ⅰ型细胞常常会表达儿茶酚胺类标记物酪氨酸羟化酶（Th）和多巴胺标记物多巴胺脱羧酶（DDC）。标记物表达水平间接反映相关神经递质合成水平，相对一些低级动物，人类颈动脉体中 Th 水平比较低，而 DDC 相对比较丰富。但不管怎样，人颈动脉体对低氧的反应性与其他动物颈动脉体对低氧的反应十分相似，其反应性水平显著增加[16]。机制并不十分清楚，可能是急性低氧增加了 ATP、乙酰胆碱等递质的合成和分泌，而抑制了多巴胺的合成与分泌。有研究[17]发现，注射多巴胺会抑制颈动脉体对低氧的反应，如果给予多巴胺 D_2 受体阻断剂，可使

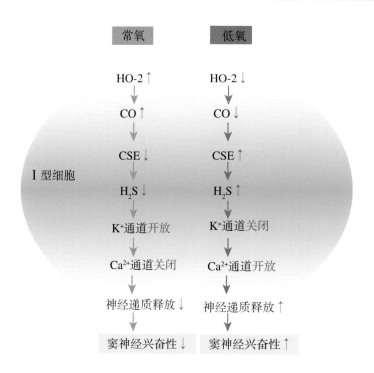

图 5-1 颈动脉体对急性低氧感受的分子机制
HO-2：血红素加氧酶 2；CO：一氧化碳；CSE：胱硫醚 γ 裂解酶；H₂S：硫化氢

颈动脉体对低氧的反应增强。因此，研究认为颈动脉体中多巴胺水平的下调，可能更有利于其长期低氧通气反应中对低氧的敏感性。

（二）颈动脉体对慢性低氧的适应性反应机制

颈动脉体对长期低氧的刺激会出现感受的敏感度降低的现象，从而降低了对通气反应的调节能力，换言之，通气量不因氧浓度的下降而增加的现象，称之为低氧通气反应钝化，其原因与颈动脉体反应钝化密切关联。目前，有关引起颈动脉体钝化的机制有以下几种学说。

1. 形态学学说　上述已经提到持续性低氧可以通过 ET-1/MAPKs 信号通路促使 II 型细胞向 I 型细胞分化，从而使 I 型细胞数量增加，I 型细胞与血管接触面增加，提高了球型细胞对氧浓度降低的敏感性，引起通气反应的增加。但是如果长期暴露于低氧环境，除了 I 型细胞和血管内皮细胞增殖之外，成纤维细胞、脂肪细胞等非感受性细胞也会大量生成，甚至后者增殖可逐渐超过 I 型细胞和血管内皮细胞的生长，大量的非感受性细胞填充于内皮细胞与 I 型细胞之间，使得 I 型细胞与血管之间的接触面减小，距离增加，感

受氧浓度下降的敏感性显著降低。有研究发现，相比于平原动物，高原动物颈动脉体体积显著增大 [18]，低氧初期主要是增加的球型细胞数量和血管密度及血管扩张，低氧后期主要原因是颈动脉体内充满了大量的空泡状结构和纤维细胞，使得 I 型细胞数量相对减少，而且多个 I 型细胞聚集成群并有条索状结构包裹成簇，使其与周边结构形成明显的分界，增加了与血管之间的距离，这些空泡状结构可能就是增殖的脂肪细胞，而纤维细胞构成了条索状结构（图 5-2）。研究结果认为，低氧下颈动脉体体积的增大是可逆的，消除低氧因素，增大的颈动脉体会逐渐恢复到低氧前状态，当然颈动脉体瘤除外。另外，慢性低氧下 I 型细胞在光镜下所呈现的折光度不同，平原动物颈动脉体细胞在光镜下呈现暗染色效果，高原动物颈动脉体在光镜下呈现亮染色效果 [19]。这可能与高原动物颈动脉体内有大量的空泡状结构存在有关。另外，含有不同神经递质的囊泡数量不同也会改变 I 型细胞在光镜下的染色效果。

2. 细胞因子学说　许多研究认为细胞因子与颈动脉体钝化密切相关，一氧化氮（NO）是一种气体信号分子，具有舒张血管的作用，其水平的

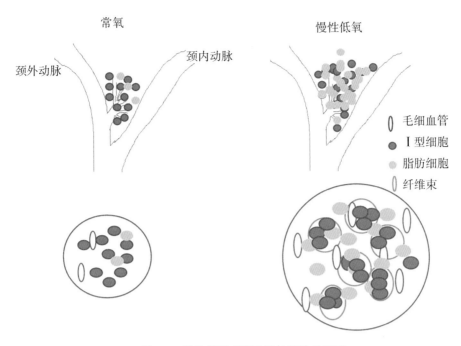

常氧

慢性低氧

颈外动脉

颈内动脉

○ 毛细血管
● Ⅰ型细胞
○ 脂肪细胞
○ 纤维束

图 5-2　慢性低氧对颈动脉体结构的影响

升高被认为是藏族高原特有的适应性生理变化。然而对不同海拔藏族人和汉族人血清 NO 代谢物（NOX）水平分析发现，在低海拔，血清 NOX 水平在汉藏之间无差异；但在高海拔，藏汉之间差异性增大，藏族人血清 NOX 水平显著低于移居高原的汉族人[20]。HIF-1α 下降和 HIF-2α 升高（慢性低氧下显著升高）可以抑制 NO 水平。NO 在颈动脉体作用与 H_2S 一样，当 NO 水平降低就会使 K^+ 通道打开，Ca^{2+} 通道关闭，使得含有神经递质的囊泡活动减弱，递质释放被抑制，从而使传入呼吸中枢的传入神经活动下降，出现通气反应钝化现象。

3. 多巴胺兴奋学说　有研究发现，慢性低氧下，颈动脉体酪氨酸羟化酶活性显著增加，去甲肾上腺素水平增加了 10 倍，而多巴胺增加了 15 倍，由于多巴胺在颈动脉体具有抑制自分泌或旁分泌作用，故增加的多巴胺能够减弱慢性低氧下颈动脉体化学感受器的敏感性[21]。

4. 颈动脉体低氧感受的遗传学说　美国学者 John Weil 首次发现低氧通气反应（hypoxia ventilator response，HVR）在人群中存在差异，特别是存在家族性集群和单卵双生、双卵双生遗传背景的人群。HVR 是颈动脉体活动最具标志的反应，HVR 差异与感受器对低氧的敏感性遗传因素有关，对自发性高血压大鼠和 F-334 大鼠

这两个遗传背景完全不同的动物进行实验研究发现，自发性高血压大鼠颈动脉体对低氧的反应明显增强，而 F-334 大鼠的颈动脉体反应严重受损[22]，提示遗传因素影响颈动脉体对低氧感知的敏感性。HIF-1 和 HIF-2 是 HIF 家族的两个重要成员，在机体内氧稳态的维持中发挥着重要的作用。HIF-1 和 HIF-2 均在Ⅰ型细胞中表达，后者含量较前者更加丰富[23]。如果两个基因中任何一个出现缺失，颈动脉体对低氧的反应都将受到严重的损害，而对 CO_2 变化的反应不受影响。*HIF-2α* 部分基因缺失，会使颈动脉体对低氧的反应呈现升高趋势，这种颈动脉体对低氧敏感性增强的现象伴随着化学反射功能和呼吸的异常活动，如呼吸暂停、高血压和血浆儿茶酚胺水平异常升高[24]。相反，如果出现 *HIF-1α* 部分基因缺失，颈动脉体对低氧的反应是低敏感性的。基因变异对颈动脉体活动的影响可能与 *HIF* 基因对氧稳态维持相关的各种基因产物的调节有关，还可能是颈动脉体结构发生变化所致。HIF-1 和 HIF-2 对基因产物表达水平截然相反的调节作用可能与氧化还原状态有关。HIF-1 能够调节部分促氧化的酶水平，如 NADPH 氧化酶；而 HIF-2 调节抗氧化的一些酶水平。由于低氧打破了细胞内氧化还原平衡，从而引发了 HIF-1 和 HIF-2 部分基因缺失所产生的截然不同的表现。HIF-2α 基因出现部分缺失，会降低编码抗氧化酶

的 mRNA 水平，出现氧化应激反应。如果给予抗氧化处理，不仅会减弱氧化应激反应，还会抑制颈动脉体对低氧敏感性的增高。

（三）颈动脉体对慢性间歇性低氧的反应机制

大多数平原人进入高原后，无论是急性暴露还是慢性暴露于低氧，都会出现不同程度的低氧反应，睡眠障碍就是其中之一，严重者可发展为高原睡眠呼吸暂停综合征。夜间低通气和呼吸暂停是其主要的病理生理特征，反复呼吸暂停和低通气使机体昼夜处于慢性间歇性低氧（chronic intermittent hypoxia，CIH）的刺激过程中，易导致高碳酸血症。动物实验研究显示，暴露于慢性间歇性低氧的大鼠易出现类似于复发性呼吸暂停患者的高血压，切断双侧颈动脉窦神经可阻断这种反应[25]。直接对颈动脉体电活动进行记录发现，慢性间歇性低氧可选择性增强颈动脉体活动，而且反复低氧可使啮齿类动物颈动脉体基础感受活动呈现长时程增强，称之为"长时程易化"（long term facilitation，LTF）[26]，这似乎是慢性间歇性低氧所独具的一个特性。慢性持续性低氧由于颈动脉体"钝化"，对低氧的反应是正常的，也不会出现 LTF，这恰好证明高海拔世居居民无自主神经功能障碍，也无低氧通气反应（HVR）增强的现象。慢性间歇性低氧对颈动脉体的形态无显著影响[27]。大量的研究已经证实，慢性间歇性低氧能够增加机体各组织 ROS 的生成，颈动脉体也不例外。Peng 等已经证实慢性间歇性低氧能够使啮齿类动物颈动脉体 ROS 水平升高，抗氧化治疗可以消除慢性间歇性低氧诱导的 LTF 现象[28]，提示 ROS 参与了颈动脉体对慢性间歇性低氧的反应。ROS 水平升高的原因是慢性间歇性低氧能够增强颈动脉体促氧化酶和 NADPH 氧化酶 2 的转录和活性，而减弱对过氧化物歧化酶等抗氧化酶的转录和活性[29]。慢性间歇性低氧可通过激活 HIF-1 来诱导 NADPH 氧化酶 2 的转录和活化[30]；与此相反，慢性间歇性低氧可通过抑制 HIF-2 活性，减弱对过氧化物歧化酶的转录[31]。HIF-1 和 HIF-2 对低氧不同的感应，以及促氧化和抗氧化力量的失衡，最终导致颈动脉体在慢性间歇性低氧下出现氧化应激反应。

第三节 低氧与视觉器官

人的视觉器官是眼，眼的结构很复杂，与视觉功能有直接关系的结构可分为两部分：折光系统和感光系统。折光系统的功能是将外界射入眼内的光线经过折射后，在视网膜上形成清晰的物像；感光系统的功能是将物像的光刺激转变成生物电变化，然后产生神经冲动，由视神经传入中枢。感光系统主要由视觉感受器、视神经和视觉中枢组成。视觉感受器是存在于视网膜上的视锥细胞和视杆细胞，它们的适宜刺激是波长为 370 ~ 740 纳米的电磁波（可见光）。视觉功能是通过视觉器官、视神经和视觉中枢的共同活动来完成的，人脑从外界获得的所有信息中，绝大部分来自于视觉，所以，视觉对于人体是一种极其重要的感觉。当机体暴露于高原环境时，视觉器官是否受影响？这一问题值得深入探究。

一、低氧对折光系统的影响

高原地区人群中，折光系统导致的病变，最常见疾病就是高原白内障。高原地区白内障发病率远远高于平原，流行病学调查显示，广东地区白内障发病率为 0.68%，黑龙江地区为 0.26%，而西藏地区为 1.04%，后者远高于前两者[32,33]。导致该病高发的主要原因可能与高原地区紫外线强、空气干燥、氧含量低有关。Barthelmes 等也证明高海拔地区可导致折光系统其他部位的改变，如角膜内皮功能障碍，会导致角膜基质水肿所致的角膜厚度增加，从而导致视物模糊。在高海拔登山队员中多见，同时还表现为眼压显著升高[34]。

二、低氧对视网膜结构和功能的影响

（一）视网膜结构特点

视网膜的结构很复杂，按细胞层次，可把视

网膜分为四层，由外向内依次为：色素细胞层、感光细胞层、双极细胞层和神经节细胞层。

在视网膜中，能感受光线刺激的是视锥细胞和视杆细胞，这两种细胞内都含有大量的感光色素。视杆细胞和视锥细胞在形态上都可分为四部分，由外向内依次为外段、内段、胞体和终足。其中外段是感光色素集中的部位，在感光换能过程中起重要作用。视杆细胞外段呈长杆状，视锥细胞外段呈圆锥状。两种感光细胞都通过终足与双极细胞发生突触联系，双极细胞再与神经节细胞联系，继而神经节细胞的轴突构成视神经。在视神经穿过视网膜的地方形成视神经乳头，此处由于没有感光细胞，故没有感光功能，为生理上盲点。如果一个物体的成像正好落在此处，人将看不到该物体。正常时由于用两眼视物，一侧盲点可被另一侧视觉补偿，所以，平时人们并不能察觉有盲点的存在。

视锥细胞和视杆细胞在视网膜上的分布并不均匀，在中央凹处的感光细胞几乎全部是视锥细胞，而且视锥细胞与双极细胞、神经节细胞的联系方式多数是一对一的"单线联系"，形成视锥细胞到大脑的"专线"。视杆细胞主要分布在视网膜的周边部分，一般是多个视杆细胞与一个双极细胞联系，再由多个双极细胞与一个神经节细胞联系，形成细胞间传递信息的聚合式通路。因此，分别以视锥细胞与视杆细胞为主构成了两种不同的感光换能系统，即视锥系统和视杆系统。

视锥系统：是指由视锥细胞和与其有关的传递细胞（如双极细胞和神经节细胞等）共同组成的感光换能系统。其功能特点是，对光线的敏感性较差，只有在较强的光线刺激下才能发生反应，主要功能是白昼视物。该系统视物时能分辨颜色，有很高的分辨率，对物体的轮廓及细节都能显示清楚，故视锥系统也称为昼光觉系统（或明视觉系统）。以白昼活动为主的动物，其视网膜的感光细胞以视锥细胞占大多数。

视杆系统：是指由视杆细胞和与其有关的传递细胞（如双极细胞和神经节细胞等）共同组成的感光换能系统。其功能特点是，对光线的敏感度较高，能在昏暗环境中感受弱光刺激而引起视觉。但该系统视物时不能分辨颜色，只能辨别明暗。分辨率较低，视物时的精细程度较差，人眼只能看到物体的粗略形象，而看不清其精细结构

和色彩，故也称晚光觉系统（或暗视觉系统）。以夜间活动为主的动物其感光细胞以视杆细胞为主。

（二）高原低压低氧对视网膜结构和功能的影响

高原低压低氧是否会影响视力，长期以来一直存在争论。根据大多数进入高原人群的高原反应症状调查，很少有视力降低的症状描述，但也有研究发现个别高原病患者可出现视力降低、视物模糊现象，眼底检查发现有显著的视网膜血管扭曲和点状、火焰状出血等，这表明低氧会影响视觉器官。而能否引起视觉器官功能变化的关键可能与低氧程度和对低氧敏感的体质有关，有人对位于海拔5360米左右的36名健康者进行视力和眼底检查，所有人均出现血管充盈、迂曲和盘状充血，近60%的人出现视网膜出血；在7000米以上地区，有79%的人会发生视网膜病变[35]。海拔越高，病变就越严重，包括视神经盘、黄斑、颞动脉弓等部位出血，同时会出现视野中央暗点、视力下降等症状。

视网膜会根据暴露低氧时间、海拔高度、个体差异呈现不同程度的变化，轻者仅见视网膜血管充盈、扭曲、血管纹理增多，这是对高原低氧的正常生理反应，即低氧增加了视网膜血液灌注量所致，有利于低氧环境下对视网膜细胞的保护。如果灌注量持续增大，血管压力进一步升高，加上ATP下降、血管活性物质增多等其他因素导致血管完整性不全，血-视网膜屏障损伤，出现视网膜出血、视物模糊等症状，即发展为高原视网膜病（high altitude retinopathy，HAR）。所谓高原视网膜病是指当机体暴露于高原环境，由于低压低氧引起视网膜血管出血、视神经盘水肿并伴有视力下降的一种疾病。高原视网膜病于1969年首次被描述，主要原因就是高原低氧导致了视网膜结构和功能的病理性改变。5500米以上海拔地区，大约50%的登山队员会出现视觉综合征，其病例特点是视网膜血管充血或血管扭曲现象，严重者会出现视网膜出血和视神经盘水肿等变化。高海拔视网膜病变的核心病因是低压低氧，低压低氧可引起视网膜血管调节失衡、血流动力学改变、内源性活性物质产生、凝血机制改变等变化，这些变化可导致血-视网膜屏障完整性破坏、视网膜神经细胞受损、水肿、血栓形成等病理性改变。该病的发生与上山速度、海拔高度、机体活动量、

体力下降、个体易感性等因素有关。高原环境视网膜出血与血氧饱和度呈负相关，即血氧饱和度越低，越容易出血；与血细胞比容呈显著正相关，即红细胞数量越多，越容易出血。由于低氧条件下，视网膜血管的调节与脑血管调节有相似性，因此，高原视网膜病和急性高原病可能存在相同的发病机制。为此，Clarke 等[36]认为孤立性视网膜出血是脑水肿即将发生的一个预警信号。但 Barthelmes 等并不这么认为。据 McFadden 等研究显示，视网膜病的患病率在中海拔地区可达到36%，而且以中青年人群高发，提示可能与运动量大及氧耗量高有着密切的关系[37]。该病的发生有时可能会伴随永久性视力下降，但视网膜出血往往没有明显的症状，容易被忽视，许多患者是因为发生高原病或者视野或视力出现异常而被诊断[38]。

不管如何，由于视网膜血管变化与脑血管对低氧反应变化一致，因此，眼底检查是预防人群进入高原后发生急性高原病的一种简便易行的方法。

（三）低氧下视网膜病变机制

1. 低氧对血 - 视网膜屏障的影响　血 - 视网膜屏障（blood-retinal barrier，BRB）与血脑屏障类似，是防止血液中大分子、有害物质及一些代谢产物进入视网膜的屏障。造成 BRB 破坏的原因主要有：①低氧将改变血管内血流动力学，产生对血 - 视网膜屏障的机械性损伤，如血管阻力增大，动脉压急剧升高，对血管壁造成剪切力，破坏血管的完整性；②低氧可导致 ATP 减少，细胞壁上的离子泵失活，大量水分进入细胞内，导致细胞水肿，并诱发细胞进入坏死程序；③低氧促使大量血管活性物质产生，破坏连接内皮细胞的结合蛋白（包括 ZO 蛋白、Occludin 蛋白、Cadherin 蛋白、Claudins 蛋白等）的结构，使血管内皮细胞连续性遭到破坏，增加血管壁的通透性。另外，低氧也会直接通过 HIF-1α 诱导其下游基因，如 VEGF、NOS、ET-1、EPO、过氧化物等信号通路，影响血管内皮细胞的移行、增殖、基底膜退行性改变，同时也直接影响连接蛋白的结构和紧密连接结构空间上的排列，导致血 - 视网膜屏障破坏[39]。

2. 视网膜神经细胞的损伤机制　随着海拔升高，视网膜神经节细胞层、丛状层水肿也随之加重，视网膜神经细胞数量明显减少，同时伴有凋亡因子 p53、caspase 9、caspase 3 水平的显著升高[40]，这就表明严重的低氧启动了神经细胞内源性细胞凋亡程序。另外，一些细胞因子如 ET-1、NOS、VEGF 等与其他兴奋性神经递质及其受体相互协同，可加重对视网膜神经细胞的损伤。对高海拔地区人群进行视网膜电图检查，结果显示视网膜内、外核层和神经节细胞层的功能呈现降低现象[41,42]。

3. 神经胶质细胞的损伤机制　Müller（米勒）细胞、星形胶质细胞和小胶质细胞是构成视网膜神经胶质细胞的主要成分。这些胶质细胞参与了 BRB 构成，对神经元和视网膜起营养和支持作用，也具有合成和释放某些神经活性物质的作用，因此参与了突触的信号传递。电镜结果表明，低氧（含氧量 10% ～ 15%）能够引起新生大鼠视网膜前新生血管丛形成，新生血管处可见 Müller 细胞的放射性突起收缩和基底膜断裂，并可见 BRB 处有小胶质细胞和巨噬细胞的浸润，提示，Müller 细胞形态学改变和 BRB 完整性丧失是低氧下视网膜前新生血管形成的重要环节[43]。另外，视网膜发育过程中的血管减少，会使内层核神经元和 Müller 血管处于低氧状态，呈现与机体暴露于低氧时相一致的基因表达和代谢反应，即血管内皮细胞激活处于休眠状态的尖端细胞的基因表达程序，诱发新生血管丛的发生，同时降低了通过三磷酸循环途径合成丝氨酸、甘氨酸和谷胱甘肽的量[44]。碱性成纤维细胞生长因子（basic fibroblast growth factor，bFGF）是一种具有促血管生成和起神经营养作用的细胞因子，在调节视网膜新生血管中发挥着十分重要的作用。长期缺血缺氧会使 Müller 细胞中的 bFGF 水平升高，并刺激相邻内皮细胞增殖，促使视网膜新生血管形成。该过程通过细胞外信号调节激酶（ERK-1/2）的磷酸化作用完成，给予 bFGF 抗体会减弱该信号通路的激活[45]。另有研究认为低氧下视网膜 Müller 细胞上 bFGF 水平的升高可通过降低细胞内 Ca^{2+}、自由基及凋亡蛋白水平来抑制细胞凋亡过程，达到对视网膜损伤的治疗效果[46]。能够表明低氧对神经胶质细胞损伤的依据在于胶质神经元纤维酸性蛋白（GFAP）在低氧条件下的生理水平变化。正常情况下，GFAP 在星形胶质细胞和 Müller 细胞上处于低表达或不表达，只有这两种细胞损伤后 GFAP 才呈现高表达状态，因此，该蛋白成为胶质细胞损伤的特异性标志物。低氧时，GFAP 在胶质细胞中显著上调，并伴有细胞水肿的发生。将 Müller 细胞暴露于含氧量为 2% 的 O_2 环境，VEGF 水平将增高 2 倍以上，并随时间的延长而进一步增高。这些改变是低氧通过诱导 HIF-1α 和 ROS 等通路激活，启动内、外源性细胞凋亡或坏死机制[47]而实现的。

4. 低氧对其他神经细胞的影响　低氧可使神经纤维层、神经节细胞层及脉络膜厚度均出现不同程度的增加[48]。但这种变化是否会影响神经信号传递等功能并不清楚。

5. 腺苷受体 A3 对视网膜神经的保护作用　有人通过缺血再灌注实验对视网膜神经病变机制进行研究时发现，激活不同受体会出现不同的效果，如果激活 A3 受体，就会发挥脑保护作用，同样也会保护视网膜免受低氧损伤。实验中发现于玻璃体注射 A3 受体激动剂，就会防止缺血再灌注引起的视网膜损伤，使视网膜神经节细胞凋亡的细胞数减少，而生存率会提高[49]。

三、低氧下眼的感光功能

眼的感光系统由视网膜构成。外界物体的光线通过折光系统进入眼内，并在视网膜上形成物像，这只是一种物理学现象，只有物像被感光细胞所感受，并转变成生物电信号传入中枢，经中枢分析处理后才能形成主观意识上的感觉。感光细胞包括视杆细胞和视锥细胞。有关低氧对视杆细胞和视锥细胞的影响，报道不多，大多数研究与视杆和视锥细胞之间的水平细胞有关。

（一）视杆细胞的感光原理

视神经盘膜具有一般的脂质双分子层结构，其中镶嵌的蛋白质绝大部分是视紫红质，每个视神经盘中所含的视紫红质分子约有 100 万个。视紫红质是视杆细胞内的感光物质，这是一种由视蛋白与视黄醛共同组成的结合蛋白质，对波长为 500 纳米（蓝绿色）的光线吸收能力最强。当光线照射视紫红质时，可使之迅速分解为视蛋白与视黄醛，其颜色也由红色变为黄色，最后变为白色。视黄醛在光照条件下其分子构象会发生改变，这种改变又会引起视蛋白分子构象的变化，经过较复杂的信号传递系统的活动，可诱发视杆细胞产生感受器电位。据测定，视杆细胞的感受器电位是一种超极化型的电位变化，当视杆细胞不受光照时，细胞膜上有相当数量的 Na^+ 通道处于开放状态，形成持续性的 Na^+ 内流，同时细胞膜上 Na^+ 泵的连续活动，将 Na^+ 不断地转运到细胞外，这样，就维持了细胞内外 Na^+ 的动态平衡。当视杆细胞受到光照时，部分 Na^+ 通道被关闭，Na^+ 的内流相对少于其外向转运，于是引起超极化型的电位变化。视杆细胞的这种超极化型感受器电位的产生，是使光刺激在视网膜中转换为电信号的关键一步。以这种电位变化为基础，在视网膜内经过复杂的电信号的传递过程，最终诱发神经节细胞产生动作电位，然后传入中枢。

在生理情况下，视紫红质既有分解过程，又有合成过程，两者处于动态平衡状态。维生素 A 与视黄醛的化学结构相似，经代谢可转变成视黄醛。在视紫红质分解与再合成的过程中，总有一部分视黄醛被消耗，要靠体内贮存的维生素 A 来补充（相当部分贮存于肝）。体内贮存的维生素 A 最终要从食物中获得，如果长期维生素 A 摄入不足，就会影响人在暗光下的视力，引起夜盲症。

（二）视网膜中的信息传递

由视杆细胞和视锥细胞在接受光照后所产生的感受器电位，在视网膜内要经过复杂的细胞网络的传递，才能由神经节细胞产生动作电位。已知感光细胞、双极细胞和水平细胞均不能产生动作电位，只是产生超极化型或去极化型的局部电位变化。当这些电位扩布到神经节细胞时，通过总和作用，可使神经节细胞的静息电位发生去极化反应，当达到阈电位水平时，就会产生动作电位，并作为视网膜的最后输出信号由视神经传向中枢，经视中枢的分析处理，最终产生主观意识上的视觉。

作为光感受器，视杆和视锥细胞是视觉系统中的核心组织，一旦受到损伤就容易导致失明。有关视杆、视锥细胞死亡的研究很多，但研究低氧下维持其正常状态机制的却很少。自噬是细胞内的一种特殊活动，是指将一些死亡的、废弃的胞质成分运输到溶酶体进行降解，通过降解又将部分有用成分重新回收入胞质，对损伤细胞和结构成分进行修补，使其恢复正常，避免细胞死亡。因此，自噬活动是细胞自我修复的一种机制，一旦自噬缺失，很容易发生神经损伤和退行性变，由于视杆和视锥细胞是神经系统中最难以复制和再生的神经元，自噬活动对低氧下视杆和视锥细胞的维持显得尤为重要。如果自噬过度或自噬出现缺陷，反而会触发细胞的凋亡过程，引起细胞的死亡。自噬根据代谢水平分为基础型和诱导型两种，其中基础型自噬是指在营养或代谢稳定的状态下，自噬以低水平状态存在的过程，这是维持细胞稳定的基本活动；诱导型自噬是在细胞受到如低氧、饥饿、损伤等诱因的刺激，其自噬活动被显著激活，呈现高水平活动的状态。自噬过程不仅是细胞对低氧等应激反应的一个主要途径，而且是促进胞质成分新陈代谢、为细胞提供结构性成分和能量的途径。有人研究发现，敲除自噬基因 ATG5 时，视杆细胞会逐渐退化，随着时间的延长，视杆细胞数量会越来越少，最后几乎没有存活的视杆细胞，而视锥细胞数量在视杆细胞退变后有轻微减少，但功能明显受损，提示视杆细胞损伤会引起视锥细胞功能下降[50]。而低氧可以使心肌组织中的 ATG5 水平显著增加，自噬活动增强，但低氧下有关 ATG5 在视杆和视锥细胞中的表达情况尚缺乏依据。不管怎样，有人研究发现给予慢性低氧类应激时，HIF-1α 增加可以保护视杆细胞等光感受器，使其避免出现退行性变，因为 HIF-1α 增加可以使视杆细胞及视网膜变性变得更加缓慢[51]。在暗适应过程中，视网膜内部更容易出现缺氧状态，导致视觉细胞丢失，这与视网膜微血管血量减少相一致。由于自噬具有修复机制，通过刺激自噬来提高细胞的存活率，从而延长细胞存活时间，这也成为低氧下维持视觉系统正常的一个治疗策略。而 HIF-1α-Rho 和 HIF-1α-Akt2 信号通路在低氧下保护视杆细胞机制中扮演着重要的角色。

水平细胞是一种存在于视杆细胞与视锥细胞之间的细胞，其中与视杆细胞联系者称为视杆水平细胞。低氧会使水平细胞去极化，这种去极化现象不会降低由光诱发的超极化电位，也不被 NMDA 受体拮抗剂逆转，但可被非 NMDA 受体拮抗剂逆转。低氧下，钙依赖突触递质被阻断后，就可诱发该细胞的去极化电位，而 ATP 依赖的钾离子通道激动剂可抑制这种去极化，并降低光诱导的超极化水平。表明低氧可以使水平细胞上的非 NMDA 受体的激活增加，而 ATP 依赖的钾离子通道激活对视网膜起保护作用。

四、与视觉有关的几种生理现象

（一）视力

视力也称视敏度，是指眼对物体细微结构的分辨能力，也就是分辨物体上两点最小距离的能力。视力的好坏通常以视角的大小作为衡量标准。所谓视角，是指物体上各点发出的光线射入眼球后，在节点上相交时形成的夹角。眼睛能辨别物体上两点所构成的视角越小，表示视力越好。视网膜上物像的大小与视角的大小有关，当视角为 1 分（1/60 度，即 1 分度）时，在视网膜上所形成的两点物像之间的距离为 5 微米，此时两点间刚好隔着一个未被兴奋的视锥细胞，当冲动传入中枢后，就会产生两点分开的感觉。因此，视角为 1 分的视力为正常视力。视力表就是根据这个原理设计的，安放在 5 米远处的视力表，其中字形或图形的缺口为 1.5 毫米时，所形成的视角为 1 分。此时能看清楚者，说明其视力是正常的，按国际标准视力表表示为 1.0，按对数视力表表示为 5.0。由于中央凹处的视锥细胞较密集，直径较小，所以，视力可大于此数值。高原地区人们的视力普遍有所下降，易出现弱视、暗适应能力减弱等。在海拔 1.5 千米对应气压下，人类夜视能力会下降 5% ～ 10%。这是由于人体视网膜上的感光细胞是耗氧大户，它们在相对低氧的环境下得不到充足供应，功能也就暂时衰退。即使是轻微缺氧，也会对视觉功能产生负面影响，包括视力下降和对比度敏感。将 16 名健康的男性飞行员在低压室中暴露于 3810 米的模拟高度，结果表明，轻度缺氧能够影响视力和 NVD 辅助视力。这可能是由于光感受器和其他视网膜细胞对缺氧的敏感性增强而受损有关[52]。

（二）视野

单眼固定注视前方一点时，该眼所能看到的范围，称为视野。正常人的视野受面部结构的影响，鼻侧和上方视野较小，颞侧和下方视野较大。各种颜色的视野也不一致，白色视野最大，黄色、蓝色次之，红色再次之，绿色视野最小。临床上检查视野，可帮助诊断视网膜或视觉传导通路上的某些疾病。有研究认为轻度全身缺氧可影响光视野敏感性，在对年轻受试者进行电生理闪变测试中发现，轻度低氧下对光适应性能力下降，导致视野和电生理闪变测试差异的原因与周围测量数据的变异性、神经元适应和血管自动调节有关。脑视觉诱发电位（visual evoked potentials，VEPs）在低氧下也会发生改变，当机体暴露于高原低氧环境后，VEPs出现的潜伏期延长，与海拔高度成正比，这种变化在急性高原病患者中更加明显，当机体逐渐习服于低氧环境后，VEPs恢复到基线水平。

（三）暗适应与明适应

1. 暗适应（dark adaptation）　当人从明亮的地方突然进入暗处，起初对任何物体都看不清楚，经过一定时间后，视觉敏感度逐渐升高，在暗处的视觉逐渐恢复。这种突然进入暗环境后视觉逐渐恢复的过程称为暗适应。在暗适应过程中，人眼对光线的敏感度是逐渐升高的。在暗室中测定人眼感知最弱光线的阈值时，可看到在暗处此阈值将随着时间的推移而逐渐降低。急性低氧是否影响暗适应，尚未见有报道；但慢性低氧能够使暗适应时间延长，吸氧后暗适应时间缩短[53]。

暗适应过程虽然与视锥细胞的感光色素也有关系，但主要决定于视杆细胞的视紫红质。视紫红质的合成和分解过程与光照的强度有直接关系，光线越强，分解的速度越大于合成的速度，所以，在亮处时，由于受到强光的照射，视杆细胞中的视紫红质大量分解，使视紫红质的贮存量很小，到暗处后不足以引起对暗光的感受；而视锥细胞对弱光又不敏感，所以，进入暗环境的开始阶段什么也看不清。待一定时间后，由于视紫红质的合成，使视紫红质的含量得到补充，于是视力逐渐恢复。视紫红质的浓度与光敏感度的对数成正比，因此，视紫红质的含量只要稍有减少，光敏感度就会大大降低。有研究[54]发现，低氧可抑制视紫红质的再生能力。有报道[55]认为，在暗适应过程中，由于视网膜微血管密度降低，视网膜内侧处于相对低氧状态，氧利用不足导致光感受器功能减弱，这与视紫红质的合成有关，因为上述变化在视紫红质敲除小鼠中更加明显。因此，高原环境能够引起暗适应时间延长可能与视紫红质合成速率降低有关。另外，低氧引起大脑皮质视区神经元损伤，导致暗适应出现功能衰退也是其原因之一。如果严重缺氧，就会使暗适应能力严重下降，将造成夜盲症。夜盲症患者白天视物正常，而到了黄昏时候就会看不清物体。食物中维生素A供应不足，也是引起夜盲症最常见的原因，高原移居居民由于饮食结构差异，缺乏维生素A，可加重低氧下视感应细胞对光的敏感性减退。

2. 明适应（light adaptation）　当人从暗处突然来到亮处，最初只感到耀眼的光亮，看不清物体，稍待片刻才能恢复正常视觉。这种突然进入明亮环境后视觉逐渐恢复正常的过程称为明适应。明适应较快，约1分钟即可完成。其产生机制是，在暗处视杆细胞内蓄积的大量视紫红质，到亮处时遇强光迅速分解，因而产生耀眼的光感。待视紫红质大量分解后，视锥细胞便承担起在亮光下的感光任务，于是，明适应过程完成。有研究[56]认为相比于视杆细胞，视锥细胞对低氧更加敏感，因此低氧对视锥细胞信号传递的抑制比视杆细胞更严重。然而有关低氧对明适应的具体影响机制仍然不清楚。

（四）双眼视觉

双眼观看同一物体时所产生的感觉为双眼视觉。人和高等哺乳动物的双眼都在头面部的前方，双眼视野有很大一部分是重叠的。双眼视物时，双眼视网膜各形成一个完整的物像，随之物像又按照各自的神经通路传向中枢。但正常时，人在感觉上只产生一个物体的感觉，而不产生两个物体的感觉，这是由于从物体同一部位发出的光线，成像于双眼视网膜的对应点上。例如注视某物体时，双眼的黄斑互为对应点，左眼的颞侧视网膜与右眼的鼻侧视网膜互相对应，左眼的鼻侧视网膜和右眼的颞侧视网膜也互相对应。

双眼视觉可以扩大视野，互相弥补单眼视野中的生理性盲点，并可产生立体感。一般说来，在用单眼视物时，只能看到物体的平面，即只能感觉到物体的大小。在用双眼视物时，不但能感觉到物体的大小，而且还能感觉到距离物体的远近和物体表面的凹凸情况，即形成所谓的立体视觉。立体视觉形成的原因，主要是同一物体在双眼视网膜上形成的像并不完全相同，左眼看到物体的左侧面较多些，右眼看到物体的右侧面较多些。当机体急性暴露于严重的低氧环境时，由于大脑皮质视区神经元对低氧的耐受性差，以及视网膜易受低氧损伤，神经组织水肿并压迫视神经等现象出现，就会影响双眼的视觉能力。

第四节　低氧与其他感觉系统

当人体急性暴露于海拔高度大于 2500 米的高原时，可能会发生急性高原反应，这种低压低氧环境对人体的影响主要表现为头痛、厌食、恶心、食欲缺乏、头晕和失眠等。大多数初始症状是轻微的，暴露低氧时间越长，海拔越高，就有可能发展为更加严重的高原脑水肿和高原肺水肿。在轻度缺氧和缺氧早期，大脑皮质功能紊乱主要表现为兴奋性增高，出现愉快感、情绪激动、多言多语、失眠、幻听、幻视，有的可出现痛觉、触觉、味觉、暗适应等敏感性增强，低氧通过刺激呼吸、循环中枢使呼吸加深加快、心率增快、心排血量增加。经过一段时间后，若缺氧进一步加重，则大脑皮质的功能可由兴奋转向抑制，表现为抑郁、表情淡漠、反应迟钝、注意力不集中等。严重缺氧时，可出现嗜睡、昏迷。严重的急性缺氧可导致突然意识丧失、昏迷，高原脑水肿。同样缺氧也会对自主神经系统产生影响，在轻度缺氧时出现交感神经兴奋性占优势的表现，如面部发红以及全身燥热、易怒、手指和眼睑颤动等。缺氧严重时出现副交感神经占优势的表现，如剧烈头痛、恶心、呕吐、脉搏减慢等。此外，高原缺氧引起的自主神经功能紊乱还可表现为口渴、皮肤干燥、脱发、遗精、阳痿和月经不调等。

为了适应低氧环境，人体的多个系统都会产生相应的调节以适应低氧环境，那么低氧时对其他感觉神经系统的影响有哪些，本节将予分别讨论。

一、低氧对嗅觉的影响

人类进入高原后，嗅觉会受到周围气压的影响。这些表现在飞行期间似乎特别重要，例如，可以识别火灾气味等。曾经有研究报道，在高空飞行期间，飞行员或乘客在中等海拔高度时测试是否表现出气味敏感性受损，或者湿度变化是否会影响嗅觉。他们利用气室、气味辨别和正丁醇气味阈值测试方法对 77 名健康的志愿者在低压低氧环境下进行观察研究。结果表明，低压环境条件下嗅觉明显减弱，这表明低压低氧可能导致了气味敏感性受损。缺氧使嗅神经末梢感受器兴奋

性降低，嗅觉功能减退[57]。随着缺氧的加重，嗅觉可完全丧失。另一个研究是在海拔 5 800 米地区用正丁醇评估嗅觉阈值的实验，结果发现嗅觉阈值在高海拔地区显著增加，意味着嗅觉的减弱。由于高原缺氧，使嗅觉产生了适应性刺激，即嗅觉钝化[58]。有研究报道，与海拔 518 米相比，给予常压低氧（相当于海拔 4 000 米地区）7 小时后，使用 Taste Strips 评估味觉功能，结果发现在常压低氧期间，嗅觉灵敏度和强度值均显著降低[59]。

二、低氧对食欲的影响

食欲的调节对健康而言是十分重要的，在高原环境食欲往往会减退，并伴随着体重的下降。随着海拔的升高，食欲减退越来越明显。食欲减退并非对食物的厌恶，而是表现为饱腹感觉，一种饥饿感缺失现象，甚至出现饥饿与食欲"脱节"（uncoupling）现象[60]。其原因除胃肠道缺氧导致肠蠕动异常，消化酶、胃酸分泌不足引起食欲下降之外，更重要的来自中枢神经调控。有学者利用 fMRI 技术对长期居住在高原的居民对食物渴求情况进行研究，结果表明长期居住高原的人群对食物渴求的神经元回路的活性降低，并伴随着与认知相关区域的神经元活性的降低和与情感相关区域的神经元活性的增加，这反映出长期低氧环境可使灰质体积减小并伴随代谢率的下降[61]。瘦素（leptin）是一种由脂肪细胞分泌的激素，可通过抑制饥饿感调节能量平衡，其受体存在于下丘脑的弓状核、腹内侧核、背内侧核、室旁核、室周核和下丘脑外侧区，这些区域与摄食行为和饱中枢有关。当瘦素与其受体结合可抑制神经肽 Y（一种目前已知最强的食欲增强因子）的表达和分泌，发挥抑制摄食的作用。除此之外，在小脑、延髓等组织中也被发现有这种作用，但其机制不清楚。低氧环境下，血清瘦素水平和其基因表达[62]显著增加，相应器官上的瘦素受体表达也增高。因此，瘦素水平及其受体表达增高也是低氧引起食欲下降的原因之一。

进入高原初期，唾液、胃液、胃酸、胃蛋白

酶和肠液分泌减少，胃肠蠕动减慢，胃排空时间延长。肠蠕动受到抑制，张力减弱，蠕动速度和幅度减小。一般进入海拔 4 300 米的高原 20 天内，食物摄取量减少 8.2% ~ 10.0%，体重下降。部分人进入高原初期出现恶心、呕吐、腹痛、腹胀、腹泻等胃肠道反应。肝对缺氧敏感，缺氧可引起血清谷丙转氨酶、谷草转氨酶、乳酸脱氢酶增高，严重时出现肝充血、间质性水肿，肝细胞变性、坏死。

在高海拔地区体重下降的原因在很大程度上是未知的。到目前为止，研究还不能区分由低压缺氧引起的体重下降和与增加体育锻炼有关的体重下降。有一项对高海拔地区低压缺氧对肥胖受试者体重影响的研究，在海拔 2 650 米地区进行步行锻炼，每天的步速计数保持稳定，于第 14 天和第 42 天观察发现，参与者的体重明显低于第 1 天，食物摄入量在第 7 天开始下降。体重有所下降的同时，基础瘦素水平出现增加的趋势。这项研究表明，肥胖者在较高海拔地区减肥有一定的效果，这与较高的代谢率和较低的食物摄入量有关。尽管生理机制尚不清楚，但低压缺氧对食欲的控制发挥着重要的作用。

瘦素是一种白色脂肪组织促分泌素，被发现在肥胖者血浆中显著升高。瘦素水平升高被认为是在高海拔地区引发食欲减少的主要原因之一，但关于血浆瘦素与高海拔相关的文献很多，结果也不一致。有些报道认为瘦素在高海拔环境是增多的，有些认为是减少的，还有报道认为是不变的。当然导致这种不同结论的原因与受试者生活方式、饮食习惯、基础体重、上山速度、在高原滞留时间、海拔高度、活动强度等不一致有关。总之，关于低氧对于食欲的影响涉及味觉、消化道运动、消化液分泌、肝和胰腺状况、大脑饮食中枢以及与精神相关中枢神经群的活动，只要低氧影响这些消化过程的某一环节，就会影响食欲。

三、低氧对味觉的影响

在高原，味觉也有不同程度的改变。有研究报道由于高原环境的低湿低压，人体味蕾对咸甜的敏感度下降 30%，而苦、辣和酸这三种味觉则基本不受影响。人们在高海拔地区食欲下降，这样的结果反映出长期低氧启动了代谢减退机制，甚至导致相关中枢区域体积的萎缩。

四、低氧对听觉的影响

高海拔地区低压低氧，可诱发进入高原者出现耳鸣和头晕，个别人会出现听觉的异常，并伴有平衡功能的降低。除内耳听觉感受器受损之外，投射至大脑听觉神经区及传入、传出神经也受到影响。由于内耳具有丰富的血液供应和高代谢率特点以及其独特的张力换能结构（鼓膜）特点，因此其对低压和低氧十分敏感。低压对听力的影响十分普遍，无论是从低海拔进入高海拔，或者从高海拔下到低海拔，在跨越不同海拔的过程中均能够感觉到听力的下降，这是由于压力差使鼓膜张力增大，振幅减小，对外界声波的感应降低而影响声波的传导。如果通过吞咽活动，使咽鼓管压力得到平衡，鼓膜复位，其感受声波的能力可恢复正常。因此，低压引起的听力下降是暂时的、可逆的。低氧对听力的影响则十分复杂，海拔越高，听力受损程度就越大，在海拔 4000 ~ 5000 米，听力开始下降，以高频范围听力下降为主；6000 ~ 7000 米时，听力明显下降，以中频和低频范围听力下降为主；海拔 7000 米以上，听力严重下降，而且听觉的定向力也受到明显的影响。研究发现当人进入高海拔地区后，内耳对低音和高音区的功能都丧失了，但这种听力损失是可逆的，随着机体暴露于低氧时间的延长和耐低氧能力的提高，内耳功能又可逐渐恢复正常。由此认为在高海拔地区内耳功能变化可能与血流动力学改变有关。在高原，男性比女性更容易出现听力下降，而且高原人听力下降程度高于平原人，以原因不明性听力损失为主[63]。在低压低氧条件下，瞬态诱发耳声发射（TEOAE）和畸变产物耳声发射（DPOAE）水平均降低，主要以 DPOAE 水平降低为主，在检测听力下降方面，其比 TEOAE 更敏感[64]。由于耳声发射来自耳蜗外毛细胞，是耳蜗内主动机械性活动的结果，提示，低氧下可造成毛细胞损伤，这或许与进入高原后，红细胞数目增多，血液黏滞度增大，血液循环速度减慢，导致耳组织受损有关[65]；也可能与血流量下降有关，用激光多普勒血流计检测，发现耳蜗微血管血流量在低氧下明显减少，其中氧含量下降比血流量下降更明显，主要原因是耳蜗是一种十分耗能的器官，可生成大量的活性氧（ROS），导致听力损伤[66]。

五、低氧对摄食行为的影响

在下丘脑的腹内侧区及外侧区分别存在饱中枢及摄食中枢，对机体能量平衡进行中枢性调节。食欲肽和其他促进食欲的神经肽包括神经肽 Y 等一起构成下丘脑食欲促进系统，而下丘脑食欲促进系统和食欲控制系统组成下丘脑的食欲调节网络。高原急性缺氧对大鼠的食欲有抑制作用，随着缺氧时间的延长和海拔高度的升高，食欲抑制作用加重，体重增长抑制作用更明显。在急性缺氧条件下，下丘脑组织中食欲肽的分泌和表达降低以及下丘脑神经细胞受到损伤，可能是导致食欲受到抑制的原因之一（图 5-3）。

大量研究已经表明，低氧降低体重的机制主要涉及三个方面：①低氧下胃肠道缺血，引起胃肠道蠕动异常和消化液分泌不足，导致消化不良和营养吸收障碍；②通过影响饱中枢和摄食中枢的神经肽释放、突触信号转导，抑制摄食行为；③通过对大脑奖赏系统等的干预而抑制食欲。体重与位于下丘脑的饱中枢和摄食中枢密切相关，饱中枢和摄食中枢神经元活动的改变会影响机体对进食的欲望和行为，这由能量代谢和奖赏两大机制进行调控。下丘脑包括弓状核（ARC）、腹内侧核（ventromedial nucleus，VMN）、腹外侧核（ventrallateral nucleus，VLN）、背中核（DMN）、室旁核（PVN）、外侧下丘脑（LH）、视交叉上核（SCN）等，其中 ARC 和 LH 是食欲信号产生的区域，可合成和释放参与食欲的相关因子；SCN、VMN、VLN、DMN 是调控食欲信号的区域[67]，其中 VMN 被认为是饱中枢所在部位，VLN 为饥中枢所在部位，又称之为摄食中枢；而 PVN 是食欲信号相互作用的区域（表 5-1）。上述区域构成了中枢体重的"调定点"，维持机体体重的平衡（图 5-3）。

如果饱中枢兴奋或饥中枢抑制，就会使机体产生饱胀感，降低食欲；反之，抑制饱中枢或兴奋饥中枢，就会产生饥饿感，增强食欲，产生摄食行为。另外，位于大脑皮质、垂体、下丘脑等部位的奖赏中枢也参与了摄食行为。正常情况下，摄食行为的产生机制：视觉和嗅觉将食物的色泽和味通过视神经和嗅神经将感受信号传递到大脑，再通过相应的神经通路将信号传递给 ARC 和 LH 区域，合成和释放食欲信号相关因子，这些食欲信号因子作用于 SCN、VMN、DMN、PVN 等饱中枢或摄食中枢区域，产生食欲，最终产生摄食行为。奖赏中枢可在进食过程中发挥作用，如果食物美味，就会刺激奖赏中枢，再兴奋饥中枢，增强摄食行为；如果食物口感差，就会抑制奖赏中枢，兴奋饱中枢。低氧环境下，机体会明显感觉食欲差，并伴有强烈的饱胀感，影响摄食行为，这可能与低氧抑制了饥中枢，兴奋饱中枢，同时也抑制奖赏中枢有关。有研究[68]报道在海拔 2650 米地区生活一段时间后，体重明显下降，而且基础代谢率也显著增高，同时伴有瘦素水平的显著升高，提示高海拔地区体重下降与较高的代谢率和食欲下降后引起的食物摄入量下降有关，是由于抗食欲因子瘦素升高所致。另一研究[69]也提到急性低氧可使体重下降，从海平面到 5000 米特高海拔的上山过程中，饱腹感迅速增加、摄食行为明显减退，并伴随瘦素水平的升高和负氮平衡。其中负氮平衡的发生主要与低氧下尿氮排泄增加有关，低氧期间蛋白质消化水平虽然增加不明显，但甘氨酸代谢会随海拔高度的变化而变化，暴露于 5000 米地区第 4 天到第 13 天，甘氨酸排泄量占尿氮的比例从 20.6% 增加到 38.0%。模拟 6000 米海拔也能使大鼠体重显著下降，特别是暴露于低氧第 9 天，体重比常氧条件下下降了 10%，如果低氧下增加运动量，体重下降更明显，提示，低氧加训练，可作为超重和肥胖的替代疗法[70]。体重下降也会发生于常压低氧[71]。说明瘦素在调节低氧下食欲减退和体重下降中扮演着十分重要的角色。其作用的分子机制为（图 5-4）：低氧诱导瘦素水平升高，瘦素与位于 ARC 和 VLN 区域神经元膜上的瘦素受体结合，一方面通过激活 IRS/PI3K/Akt 信号通路，使抗食欲因子的阻遏蛋白（或促食欲因子的激活因子）失活，如 FOX01 蛋白（一种既是抗食欲蛋白的阻遏蛋白，又是促食欲蛋白的激活蛋白）等失活，其结果是抑制促食欲因子 NPY、AGRP 的合成和释放，而促进抗食欲因子 POMC（α-MSH 前体）、CART 等分子的合成和释放；另一方面瘦素与其受体结合后可激活 JAK/STAT3 信号通路，发挥抑制促食欲因子和激活抗食欲因子作用[72]，这些具有活性的抗食欲因子再作用于位于 PVN、DMN、VMN 等区域神经元膜上的相应受体，通过一系列信号通路导致食欲降低和能量消耗增加，最终使体重下降。而胰岛素也通过上

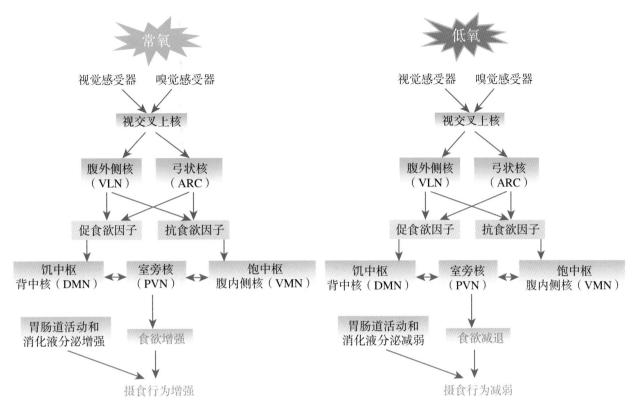

图 5-3　不同氧环境对食欲和摄食行为的影响

表5-1　饮食相关中枢区域分布及与食欲相关因子分布

与食欲调节相关区域	促食欲因子	抗食欲因子	区域破坏后结果	主要功能
弓状核（ARC）	神经肽 Y（NPY）、强啡肽、阿黑皮素原（POMC）衍生肽、β- 内啡肽、促生长激素神经肽、兴奋性氨基酸、γ- 氨基丁酸、脂肪酸合成酶（FAS）、饱腹因子（CART）等	α- 促黑素细胞激素		合成和释放食欲因子
腹外侧核（VLN）、外侧下丘脑（LH）	黑素浓集激素（MCH）、食欲肽、兴奋性氨基酸、谷氨酸、脂肪酸合成酶（FAS）		使食欲减退、抑制摄食行为，体重下降	合成和释放食欲因子，饥中枢
室旁核（PVN）	NPY 受体、GAL 受体、食欲肽受体、GABA 受体、类罂粟碱受体、去甲肾上腺素受体、肾上腺素受体和脂肪酸合成酶（FAS）	促肾上腺皮质素释放激素（CRH）受体、瘦素（leptin）受体、α-MSH 黑素皮质素 -4 受体、5- 羟色胺受体		摄食行为调节
腹内侧核（VMN）	NPY、β- 内啡肽、可卡因、安非他明调节转录因子（作用较弱）	促肾上腺皮质素释放激素（CRH）受体、瘦素（leptin）受体、α-MSH 黑素皮质素 -4 受体、5- 羟色胺	导致饮食过量和体重异常增加	饱中枢
背中核（DMN）	NPY 受体、GAL 受体、食欲肽受体、GABA 受体、类罂粟碱受体、去甲肾上腺素受体、肾上腺素受体和脂肪酸合成酶（FAS）	促肾上腺皮质素释放激素（CRH）受体、瘦素（leptin）受体、α-MSH 黑色素皮质素 -4 受体、5- 羟色胺受体	受损会限制进食	饥中枢
杏仁核		胰岛素、胰高血糖素样肽（GLP-1）、5- 羟色胺		

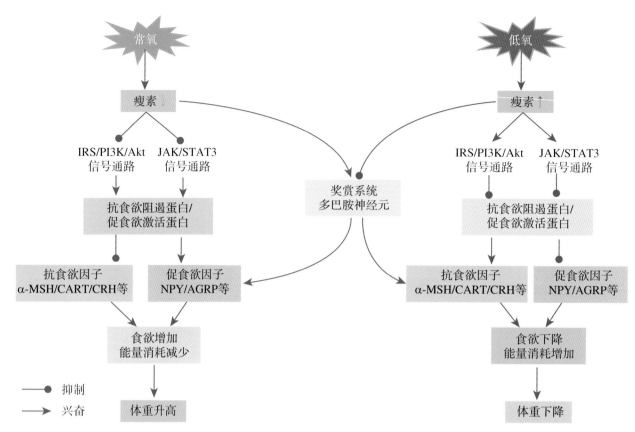

图 5-4　不同氧环境下瘦素介导的摄食行为减弱的分子机制

述信号通路发挥着与瘦素相同的效果。另外多巴胺作为奖赏机制中的主要递质，在食欲调节中也发挥着十分重要的作用，多巴胺水平的升高会促进食欲的增强，然而低氧下食欲并不增强，这是因为在相关奖赏中枢神经区域的多巴胺神经元上分布有丰富的瘦素和胰岛素受体，增加的瘦素与其受体结合，就会通过一系列信号通路抑制多巴胺的合成和释放，从而减弱食欲中的奖赏效果[73]。另外胃肠道的饱腹感也会反过来抑制中枢奖赏系统，降低摄食行为，其中脑源性神经营养因子（BDNF）和儿茶酚胺类物质也参与了饮食中的奖赏过程，而瘦素对 BDNF 和儿茶酚胺物质的变化十分敏感[74]。

肥胖基因（obese gene，OB）是指编码一类与食欲和能量平衡调节相关蛋白的基因。已经确认的肥胖基因有：OB 基因（脂肪组织）、LEPR 基因（下丘脑、心、肝、肾、肺、脂肪等）、PC1 基因（神经、内分泌）、POMC 基因（下丘脑）和 MC4R 基因（下丘脑）；新发现的肥胖基因：TMEM18、KCTD15、GNPDA2、SH2B1、MTCH2 和 NEGR1。这些基因的高表达或变异会诱导机体食欲的显著

增加和体重增加。有关低氧环境下肥胖基因表达的情况研究较少，目前研究较多的为 OB 基因和 LEPR 基因。

许多研究表明，生活在高海拔地区的人很少有超重和肥胖者，其原因与肥胖基因及其编码蛋白表达水平有关。

OB 基因于 1994 年首次从肥胖小鼠的脂肪组织中被成功克隆，其所编码蛋白称为瘦素。肥胖的发生与 OB 基因及其产物瘦素的异常表达密切相关，而高原人群少有肥胖人群的现象与该基因表达是分不开的。有报道认为 OB 基因是 HIF-1 的一个靶基因，因此，OB 基因又称为肥胖基因，OB 基因侧翼区存在能与 HIF 结合的低氧反应元件，低氧下 HIF-1α 与该反应元件结合，激活瘦素基因转录，瘦素水平升高，导致高原人食欲和体重下降[75]。有研究提出在 8%O₂ 环境下，瘦素水平显著升高并达到高峰，而在 0.1% O₂ 环境下，瘦素水平反而会下降[76]。

LEPR 基因又称瘦素受体基因，而 HIF-1 是 LEPR 基因表达的调节器，因为 HIF-1 可调节瘦素，后者又通过反调节抑制 LEPR 基因[77]。但也有研究认为无论在基因水平上或蛋白水平上，HIF-1 与

LEPR 之间没有明确的相关性。

参考文献

[1] Gruss M，Ettorre G，Stehr AJ，et al. Moderate hypoxia influences excitability and blocks dendrotoxin sensitive K^+ currents in rat primary sensory neurons. Mol Pain，2006，2：12-25.

[2] Duchen MR. Effects of metabolic inhibition on the membrane properties of isolated mouse primary sensory neurones. J Physiol，1990，424：387-409.

[3] Henrich M，Buckler KJ. Acid-evoked Ca^{2+} signalling in rat sensory neurons：effects of anoxia and aglycaemia. Eur J Physiol，2009，459（1）：159-181.

[4] 靳国恩，格日力. 世居高原人群肺通气调节研究新进展. 高原医学杂志，2004，14（2）：58-61.

[5] Pichon A，Bai ZZ，Favret F，et al. Long-term ventilatory adaptation and ventilator response to hypoxia in plateau pika（Ochotona curzoniae）：role of nNOS and dopamine. Am J Physiol，2009，297（4）：R978-R987.

[6] Lopez-Barneo J，Macias D，Platero-Luengo A，et al. Carotid body oxygen sensing and adaptation to hypoxia. Eur J Physiol，2016，468：59-70.

[7] Iturriaga R. Intermittent hypoxia：endothelin-1 and hypoxic carotid body chemosensory potentiation. Exper Physiol，2013，98（11）：1550-1551.

[8] Prabhakar N. Sensing hypoxia：physiology，genetics and epigenetics. J Physiol，2013，591（9）：2245-2257.

[9] Ortega-Sáenz P，Pascual A，Gómez-Díaz R，et al. Acute oxygen sensing in heme oxygenase-2 null mice. J Gen Physiol，2006，128：405-411.

[10] Adachi T，Ishikawa K，Hida W，et al. Hypoxemia and blunted hypoxic ventilatory responses in mice lacking heme oxygenase-2. Biochem Biophys Res Commun，2004，320：514-522.

[11] Barbé C，Al-Hashem F，Conway AF，et al. A possible dual site of action for carbon monoxide-mediated chemoexcitation in the rat carotid body. J Physiol，2002，543：933-945.

[12] Li Q，Sun B，Wang X，et al. A crucial role for hydrogen sulfide in oxygen sensing via modulating large conductance calcium-activated potassium channels. Antioxid Redox Signal，2010，12：1179-1189.

[13] Peng YJ，Nanduri J，Raghuraman G，et al. H_2S mediates O_2 sensing in the carotid body. Proc Natl Acad Sci USA，2010，107：10719-10724.

[14] Makarenko VV，Nanduri J，Raghuraman G，et al. Endogenous H_2S is required for hypoxic sensing by carotid body glomus cells. Am J Physiol Cell Physiol，2012，303：C916-C923.

[15] Buckler KJ. Effects of exogenous hydrogen sulphide on calcium signalling，background（TASK）K channel activity and mitochondrial function in chemoreceptor cells. Pflugers Arch，2012，463：743-754.

[16] Kahlin J，Mkrtchian S，Ebberyd A，et al. The human carotid body releases acetylcholine，ATP and cytokines during hypoxia. Exp Physiol，2014，99（8）：1089-1098.

[17] Ortega-Saenz P，Pardal R，Levitsky K，et al. Cellular properties and chemosensory responses of the human carotid body. J Physiol，2013，591：6157-6173.

[18] Kusakabe T，Hirakawa H，Oikawa S，et al. Morphological changes in the rat carotid body 1，2，4，and 8 weeks after the termination of chronically hypocapnic hypoxia. Histol Histopathol，2004，19（4）：1133-1140.

[19] Edwards C，Heath D，Harris P，et al. The carotid body in animals at high altitude. J Path，1971，104（1971）：231-238.

[20] He YX，Qi XB，Ouzh LB，et al. Blunted nitric oxide regulation in Tibetans under high altitude hypoxia. Nat Sci Rev，2018，5（4）：516-529.

[21] Fisher JP，Fluck D，Hilty MP，et al. Carotid chemoreceptor control of muscle sympathetic nerve activity in hypobaric hypoxia. Exp Physiol，2018，103（1）：77-89.

[22] Weil JV，Stevens T，Pickett CK，et al. Strain-associated differences in hypoxic chemosensitivity of the carotid body in rats. Am J Physiol Lung Cell Mol Physiol，1998，274：L767-L774.

[23] Roux JC，Brismar H，Aperia A，et al. Developmental changes in HIF transcription factor in carotid body：relevance for O_2 sensing by chemoreceptors. Pediatr Res，2005，58：53-57.

[24] Peng YJ，Nanduri J，Khan SA，et al. Hypoxia-inducible factor 2α（HIF-2α）heterozygous-null mice exhibit exaggerated carotid body sensitivity to hypoxia，breathing instability，and hypertension. Proc Natl Acad Sci USA，2011，108：3065-3070.

[25] Lesske J，Fletcher EC，Bao G，et al. Hypertension caused by chronic intermittent hypoxia-influence of chemoreceptors and sympathetic nervous system. J Hypertens，1997，15：1593-1603.

[26] Peng YJ，Yuan G，Ramakrishnan D，et al. Heterozygous HIF-1α deficiency impairs carotid body-mediated systemic responses and reactive oxygen species generation in mice exposed to intermittent hypoxia. J Physiol，2006，577：705-716.

[27] Peng YJ，Overholt JL，Kline D，et al. Induction of sensory long-term facilitation in the carotid body by

intermittent hypoxia：implications for recurrent apneas. Proc Natl Acad Sci USA, 2003, 100：10073-10078.

[28] Pawar A, Nanduri J, Yuan G, et al. Reactive oxygen species-dependent endothelin signaling is required for augmented hypoxic sensory response of the neonatal carotid body by intermittent hypoxia. Am J Physiol Regul Integr Comp Physiol, 2009, 296：R735-R742.

[29] Peng YJ, Nanduri J, Yuan G, et al. NADPH oxidase is required for the sensory plasticity of the carotid body by chronic intermittent hypoxia. J Neurosci, 2009, 29：4903-4910.

[30] Yuan G, Khan SA, Luo W, et al. Hypoxia-inducible factor 1 mediates increased expression of NADPH oxidase-2 in response to intermittent hypoxia. J Cell Physiol, 2011, 226：2925-2933.

[31] Nanduri J, Wang N, Yuan G, et al. Intermittent hypoxia degrades HIF-2α via calpains resulting in oxidative stress：implications for recurrent apnea-induced morbidities. Proc Natl Acad Sci USA, 2009, 106：1199-1204.

[32] 郑宏, 于普林, 洪依舒, 等. 我国城乡老年人白内障的患病情况调查. 中华流行病学杂志, 2001, 22 (6)：446-448.

[33] 娄尚, 袁兆康. 我国老年性白内障流行病学的调查研究. 南昌大学学报（医学版）, 2012, 52 (6)：98-101.

[34] Barthelmes D, Bosh MM, Merz TM, et al. Delayed appearance of high altitude retinal haemorrhages. PLOS One, 2011, 6 (2)：e11532- e11547.

[35] McFadden DM, Houston CS, Sutton JR, et al. High altitude retinopathy. JAMA, 1981, 245 (6)：581-586.

[36] Clarke C, Duff J. Mountain sickness, retinal haemorrhages, and acclimatisation on Mount Everest in 1975. Br Med J, 1976, 2：495-497.

[37] McFadden DM, Houston CS, Sutton JR, et al. High altitude retinopathy. JAMA, 1981, 245 (4)：581-586.

[38] Pardinas BN, Fernandez FF, Fondevila CF, et al. High altitude retinopathy. Arch Soc Esp Oftalmol, 2012, 87 (10)：337-339.

[39] 赵鑫, 杨义, 张文芳. 高海拔视网膜病变发病机制的研究进展. 国际眼科杂志, 2018, 18 (3)：461-465.

[40] Xin X, Dang H, Zhao X, et al. Effect of hypoxia on rat retina and protective response of resveratrol to the stress. Int J Med Sci, 2017, 14 (10)：943-950.

[41] Schalz A, Willmann G, Fischer MD. Electroretinographic assessment of retinalfunction at high altitude. J Appl Physiol, 2013, 115 (3)：365-372.

[42] 吉晓华, 张文芳, 杨义. 视网膜电图在研究高海拔视网膜病变中的应用. 国际眼科杂志, 2017, 17 (1)：76-79.

[43] Hann HJ, Kim YH, Lee HL. Morphological Changes of Astrocytes and Muller Cells in the Neonatal Rat Model of Retinopathy of Prematurity. Korean J Anat,2002,35 (1)：53-64.

[44] Heng JS, Rattner A, Stein-O'Brien GL, et al. Hypoxia tolerance in the Norrin-deficient retina and the chronically hypoxic brain studied at single-cell resolution. PNAS, 2019, 116 (18)：9103-9114.

[45] Yafai Y, Landiev I, Lange J, et al. Basic fibroblast growth factor contributes to a shift in the angioregulatory activity of retinal glial (Müller) cells. PLOS One, 2013, 8 (7)：e68773-e68780.

[46] 牛膺筠, 赵岩松, 高云霞, 等. 碱性成纤维细胞生长因子对鼠视网膜缺血再灌注损伤的治疗作用. 中华眼科杂志, 2003, 39 (11)：664-668.

[47] Kaur C, Sivakurnar V, Yong Z, et al. Blood-retinal barrier disruption and ultrastructural changes in the hypoxic retina in adult rats：the benefieial effect of melatonin administration. J Pathol, 2007, 212 (4)：429-439.

[48] Tian X, Zhang B, Jia Y, et al. Retinal changes following rapid ascent to a high altitude environment. Eye (Lond), 2018, 32 (2)：370-374.

[49] Galvao J, Elvas F, Martins T, et al. Adenosine A3 receptor activation is neuroprotective against retinal neurodegeneration. Exp Eye Res, 2015, 140：65-74.

[50] Zhou Z, Doggett TA, Sene A, et al. Autophagy supports survival and phototransduction protein levels in rod photoreceptors. Cell Death and Differentiation, 2015, 22：488-498.

[51] Barben M, Ail D, Storti F, et al. Hif1α inactivation rescues photoreceptor degeneration induced by a chronic hypoxia-like stress. Cell Death and Differentiation, 2018, 25：2071-2085.

[52] Vecchi D, Morgagni F, Guadagno A G, et al. Visual function at altitude under night vision assisted conditions. Aviation, Space, and Environmental Medicine, 2014, 85 (1)：60-65.

[53] 马勇, 张西洲, 刁斌, 等. 慢性缺氧与暗适应. 高原医学杂志, 2000, 10 (1)：31-32.

[54] Ostroy SE, Gaitatzes CG, Friedmann AL. Hypoxia inhibits rhodopsin regeneration in the excised mouse eye. Invest Ophthalmol Vis Sci, 1993, 34 (2)：447-452.

[55] Gooyer TED, Stevenson KA, Humphries P, et al. Rod photoreceptor loss in Rho-/-mice reduces retinal hypoxia and hypoxia-regulated gene expression. Invest Ophthalmol Vis Sci, 2006, 47 (12)：5553-5560.

[56] Wei JY, Yang XL. Effects of acute hypoxia on responses of rod-and cone-driven horizontal cells in carp retinain vivo. Chinese Science Bulletin, 1997, 42 (4)：341-344.

[57] Kühn M, Welsch H, Zahnert T, et al. Is olfactory

function impaired in moderate height. Laryngo-rhino-otologie, 2009, 88 (9)：583-586.

[58] Ruffini R, Di Giulio C, Verratti V, et al. Adaptation of olfactory threshold at high altitude//Levin ED. Neurotransmitter Interactions and Cognitive Function. Springer, Cham, 2014：19-22.

[59] Huppertz T, Freiherr J, Olzowy B, et al. Reduction of olfactory sensitivity during normobaric hypoxia. Auris Nasus Larynx, 2018, 45 (4)：747-752.

[60] Lippl FJ, Neubauer S, Schipfer S, et al. Hypobaric hypoxia causes body weight reduction in obese subjects. Obesity, 2010, 18 (4)：675-681.

[61] Yan X, Zhang J, Gong Q, et al. Appetite at high altitude：an fMRI study on the impact of prolonged high-altitude residence on gustatory neural processing. Experimental Brain Research, 2011, 209 (4)：495-499.

[62] Grosfeld A, Andre J, Hauquel-De MS, et al. Hypoxia-inducible factor 1 transactivates the human leptin gene promoter. J Biol Chem, 2002, 277 (45)：42953-42957.

[63] 任海龙, 潘永越, 高道光, 等. 高原环境对听力健康影响的调查研究. 西藏医药, 2015, 36 (2)：4-6.

[64] Ide R, Harada T, Kanzaki S, et al. Physical and physiological effects on otoacoustic emissions in hypobaric hypoxia. ORL, 2010, 72 (4)：225-232.

[65] 常文旭, 赵宁, 蔡晓. 高原地区听力正常耳鸣患者与诱发性耳声发射的关系. 高原医学, 2012, 22 (3)：28-30.

[66] Nuttall AL. Sound-Induced Cochlear Ischemia/Hypoxia as a Mechanism of Hearing Loss. Noise Health, 1999, 2 (5)：17-32.

[67] 张云波. 食欲调节机制的研究进展. 国外医学卫生学分册, 2008, 35 (2)：97-100.

[68] Lippl FJ, Neubauer S, Schipfer S, et al. Hypobaric hypoxia causes body weight reduction in obese subjects. Obesity (Silver Spring), 2010, 18 (4)：675-681.

[69] Schols AMWJ, Westerterp KR. Hypoxia, nitrogen balance and body weight. Eur Respir J, 2002, 20：252-253.

[70] Ignacio CA, David RR, Elisa AM, et al. Additive effects of intermittent hypobaric hypoxia and endurance training on bodyweight, food intake, and oxygen consumption in rats. High Altitude Med &Bio, 2018, 19 (3)：1-8.

[71] Koob GF, Annau Z, Rubin RJ, et al. Effect of hypoxic hypoxia and carbon monoxide on food intake, water intake, and body weight in two strains of rats. Life Sci, 1974, 14 (8)：1511-1520.

[72] Khanh DV, Choi YH, Moh SH, et al. Leptin and insulin signaling in dopaminergic neurons：relationship between energy balance and reward system. Frontiers Psychol, 2014, 5：846-852.

[73] Cota D, Barrera JG, Seeley RJ. Leptin in energy balance and reward：Two faces of the same coin. Neuron, 2006, 51 (6)：678-680.

[74] Homan P, Grob S, Milos G, et al. The role of bdnf, leptin, and catechol-amines in reward learning in bulimia nervosa. Int J Neuro Psychol Pharmacol, 2014, 18 (5)：1-25.

[75] 雷雨, 崔丽萍, 朱党培. 低氧与 *ob* 基因、瘦素. 辽宁体育科技, 2007, 29 (1)：22-25.

[76] Nusken E, Herrmann Y, Wohlfarth M, et al. Strong hypoxia reduces leptin synthesis in purified primary human trophoblasts. Placenta, 2015, 36 (4)：427-432.

[77] Sierra-Johnson J, Romero-Corral A, Somers VK, et al. Effect of altitude on leptin levels, does it go up or down. J Appl Physiol, 2008, 105 (5)：1684-1685.

（刘　洁　靳国恩）

第六章

低氧下运动神经系统的活动特点

第一节　低氧对脊髓运动神经元的影响

躯体的各种姿势和运动都是在神经系统的控制下进行的，神经系统的调节是一种极其复杂的反射活动，对内外环境的改变也十分敏感。

神经系统对运动的调节根据部位不同可分为脊髓、脑干、小脑、基底神经核和大脑皮质等部位对运动活动的调节。根据功能特征分为对认知功能、肢体运动、内脏活动、腺体分泌、机体平衡等的调节。

一、脊髓运动神经元

脊髓前角有 α、β、γ 三类运动神经元。α 神经元支配梭外肌，β 神经元支配梭内肌和梭外肌，γ 神经元支配梭内肌。

α 运动神经元接受来自皮肤、肌肉和关节的外周传入信息，也接受从脑干到大脑皮质各级高位中枢的下传信息，产生一定的反射传出冲动，直达所支配的骨骼肌，是躯体运动反射的最后公路。

由一个 α 运动神经元及其所支配的全部肌纤维组成的功能单位称为运动单位。运动单位的大小取决于神经元轴突末梢分支的数目，一般肌肉愈大，运动单位也愈大。例如，一个眼外肌运动神经元只支配 6 ～ 12 根肌纤维，而一个四肢肌（如三角肌）运动神经元所支配的肌纤维数目可达 2000 根，前者有利于肌肉进行精细的运动，后者有利于产生巨大的肌张力。

γ 运动神经元的胞体分散在 α 运动神经元之间。γ 运动神经元的兴奋性较高，常以较高频率持续放电，功能是调节肌梭对牵张刺激的敏感性。

二、低氧对脊髓运动神经元的影响

有研究发现间歇性低氧可显著损伤运动神经元的学习和空间记忆功能，加速脊髓腹侧角神经元的退化，从而引起神经肌肉反应无力，并呈现进行性恶化的状态。低氧对神经元退化的影响主要体现在神经元数目的减少和某些神经症状的加重以及突触传递障碍。有研究发现，根据对光反应去极化速度，在脊髓背根存在两种神经元，分别为快速应答神经元和慢速应答神经元，其中快速应答神经元代表突触前神经活动，慢速应答神经元代表突触后神经活动。暴露于急性低氧或缺血下，慢速应答的神经活动出现不可逆降低，但不影响快速应答的神经活动；暴露于慢性低氧或缺血下，不仅可使慢速应答的神经活动出现不可逆降低，还可使快速应答神经活动出现不可逆降低。这些现象提示，低氧或缺血将会干扰脊髓神经元网络中的突触信号传递。但也有不同的研究结果表明，给予急性间歇性低氧后，可使皮质的初级运动神经元、次级运动神经元和颈部、腰部脊髓 α 运动神经元的可塑性增强，一些神经营养因子水平也显著增高，对神经生长具有一定的促进作用，或许可作为脊髓损伤或运动神经元性疾病的治疗手段。因为研究发现，随着 HIF-1α 水平的升高，脑源性神经营养因子（brain derived neurotrophic factor，BDNF）及其受体、血管内皮生长因子及其受体表达水平显著升高。随着暴露低氧时间的延长，神经节中的神经元细胞显著减少，但并不会使低位脑干运动神经元出现显著的变化。存在两种截然不同的结果，可能与机体暴露低氧的强度和时间不同有关。

（一）低氧对运动神经元的损伤

外周运动神经元对低氧具有一定的抵御能力，轻中度低氧下，并未见到肢体异常活动现象，只有严重缺血缺氧才会导致运动神经元的损伤。有研究认为神经元基本上可耐受 0.2% 的氧环境，如果低氧结合其他因素如葡萄糖剥夺等，很容易使神经元损伤，其中 p38 α-MKP 激酶介导了低氧诱导的运动神经元的死亡[1]。有人在一种只与地球大气进行微量空气交换的穹顶式透明环境中居住 2 年后，出现了异常的步态障碍和进行性运动神经元疾病，推测主要由低氧所致，但也不能排除一氧化碳或氧化亚氮暴露的伴随毒性结果[2]。VEGF 启动子存在能与 HIF-1 结合的低氧反应元件（hypoxic responses element，HRE），低氧诱导产生的 HIF-1 与 HRE 结合后可促使血管生成。近来研究发现 VEGF 通过与 VEGF 受体 2 和神经素 1

结合而参与低氧下运动神经元的存活。如果 VEGF 启动子中的 HRE 缺损，就会降低 VEGF 在脊髓中的表达，使神经元出现变性，发生神经细胞的退行性病变，这种改变可能与 VEGF 表达降低而使局部血管血流不足相关。因此，肌萎缩侧索硬化症的产生原因有可能在于血液灌注不足[3]。低氧下，α 运动神经元可能比 γ 运动神经元更容易损伤。有人研究发现在超氧化物歧化酶（superoxide dismutase，SOD）缺损模型小鼠中，α 运动神经元出现退化，而 γ 运动神经元却能够保持其正常状态[4]。这是由于 α 运动神经元对氧化应激反应比较敏感，当神经细胞暴露于低氧后易发生氧化应激反应，产生大量的氧自由基。细胞周期蛋白在神经细胞周期调控中起着中心作用，其中 D 家族由 D1、D2 和 D3 组成。在胚胎期运动神经元祖细胞发育过程中发现了新的细胞周期蛋白 Dx，其基因（*zccndx*）启动子存在能与 HIF-2α 结合的 HRE 位点，受 HIF-2α 的调控，如果敲除 HIF-2α 或 Zccndx，就会导致运动神经元前体 Oligo2 表达被阻断，使轴突生长受抑制[5]。总之，对于脊髓运动神经元而言，单纯低氧对其的损伤仍然有限，反而由于能够增加一些可营养神经的因子而具有一定的保护作用。只有在其他原因引起神经元创伤的基础上，缺血缺氧才会进一步增加神经的坏死。

（二）低氧下细胞因子对运动神经元的保护作用

虽然有研究报道低氧会使脊髓神经元出现损伤，但实际上当机体暴露于低氧环境，其脊髓神经元并不因低氧而出现病理性改变，主要原因是低氧对神经元产生刺激的同时，也刺激许多神经营养因子呈现高表达，以抵御低氧对神经造成的损伤。如脑源性神经营养因子（BDNF）、血管内皮生长因子（VEGF）及其受体和促红细胞生成素（erythropoietin，EPO）等，这些因子在中枢神经系统中发挥着神经营养和神经保护的作用。近来研究发现，低氧环境下，VEGF 和 EPO 两种细胞因子在脊髓膈神经运动神经元上呈现高表达，并能够引起长效膈神经活动。故有人利用低氧能够促进神经营养因子增强的原理，将 EPO 和神经元特异性烯醇化酶启动子联合起来（称之为低氧/神经元双特异性表达系统），然后将其与神经干细胞结合起来进行神经损伤治疗，认为这种方式可提高基因水平上的修复能力。如果将这种表达系统与 VEGF 结合，可触发神经干细胞的糖酵解途径以及 Ras 和 MAPK 介导的信号途径，引起神经细胞的增殖、分化和凋亡[6]。另外，有人通过增强未损伤神经通路的可塑性，提高受损脊髓神经元的修复，其原理就是低氧可提高脊髓中与可塑性相关的蛋白表达。如低氧可显著增强脊髓神经元中 HIF-1α、VEGF、BDNF 以及 BDNF 受体、原肌球蛋白相关激酶 B 水平，这种方法可以诱导神经回路的可塑性，修复受损神经元，达到功能康复[7]。也有研究认为，反复急性间歇性低氧可通过增加神经生长/营养因子的表达，而发挥对脊髓呼吸运动神经元的保护作用，进一步证实这种效果也出现在非呼吸性运动神经元、脊髓 α 运动神经元和运动皮质的上级运动神经元。如果给予 3 周反复急性间歇性低氧，脊髓 α 运动神经元上 BDNF、原肌凝蛋白受体激酶 B（tropomyosin receptor kinase B，TrkB）及其磷酸化水平显著增高，同时也伴随着血管内皮细胞上 HIF-1α、VEGF 及其受体的高表达，这些变化均提示反复急性间歇性低氧具有保护呼吸性和非呼吸性运动神经元的作用[8]。因此，低氧已被作为治疗脊髓损伤和运动神经元疾病的潜在方法，也用于在疾病期间提高运动神经元存活率的预处理和细胞移植治疗的预处理。

第二节　低氧对自主神经系统的影响

自主神经系统（autonomic nervous system，ANS）由交感神经系统和副交感神经系统两部分组成，支配和调节机体各器官、组织的活动。根据所处位置不同，可分为中枢部分和周围部分。由于该系统活动不受意志支配，故被英国剑桥大学生理学家 John Newport Langley 于 1905 年命名为"自主神经系统"。

一、自主神经系统的功能

自主神经系统是调节内脏功能的神经结构，也称为植物神经系统或内脏神经系统，包括交感神经和副交感神经两部分，共同调节内脏平滑肌、心肌和腺体的功能活动。

（一）自主神经的结构特征

1. 自主神经由节前神经元和节后神经元组成。节前神经元位于中枢内，发出的节前纤维在自主神经节内与节后神经元形成突触联系。节后神经元发出的节后纤维支配效应器官。

2. 交感神经节离效应器官远，因而节前纤维短而节后纤维长；副交感神经节位于效应器官内，因此节前纤维长而节后纤维短。

3. 交感神经起自脊髓胸腰段灰质侧角，兴奋时产生广泛效应；副交感神经起自脑干的脑神经核和脊髓骶段灰质侧角，兴奋时效应局限。

4. 交感神经支配所有内脏器官，副交感神经支配范围相对较小。皮肤和肌肉的血管、汗腺、竖毛肌、肾上腺髓质和肾则不受副交感神经支配。

（二）自主神经系统的功能特征

1. 紧张性作用　自主神经中枢经常处于一定的兴奋状态，沿交感神经与副交感神经持续传出低频冲动，使所支配的效应器官处于一定的活动状态，称为自主神经的紧张性作用。如切断心迷走神经后心率加快，切断心交感神经后心率减慢。低氧能够改变自主神经系统的紧张性，急性低氧可增强交感神经张力，减弱迷走神经的紧张性；而慢性低氧可减弱交感神经的活性，增强迷走神经的活性。

2. 双重支配　多数组织器官受交感和副交感神经的双重支配，两种神经的作用相互拮抗。如迷走神经可促进小肠的运动和分泌，交感神经对小肠的运动和分泌起抑制作用。

3. 受效应器功能状态影响　自主神经的外周作用与效应器本身的功能状态有关。如交感神经兴奋使有孕的子宫平滑肌收缩，而使未孕的子宫平滑肌舒张。

4. 功能意义　神经系统与激素一样能够感受机体细微的改变，然后产生相应的活动以适应内外环境变化，并在新环境下保持机体各器官的正常功能。交感神经常以整个系统参与反应，意义在于动员机体许多器官的潜在功能，以适应环境的急剧变化；副交感神经系统活动范围较小，意义在于保护机体、休整恢复、促进消化、积蓄能量、加强排泄和生殖功能，换言之，能够防止交感神经作用过度，保持内脏功能处于稳定平衡的状态。

（三）自主神经系统的递质和受体

自主神经系统的功能是通过不同的递质和受体系统实现的。自主神经系统的主要递质和受体是乙酰胆碱和去甲肾上腺素及其相应的受体，此外还有肽类和嘌呤类递质及相应的受体。表 6-1 总结了自主神经系统胆碱和肾上腺素受体的分布及其生理功能。

二、低氧下自主神经系统的递质和受体变化

自主神经系统活动会根据机体面临的内外环境进行相应的变化，同时又发挥着机体的应激防御功能，特别是对于外部不同环境的影响，呈现不同的变化。

（一）自主神经对常压低氧的反应

自主神经对低氧的反应，不仅表现为兴奋或抑制的改变，还在于其相应受体数量、分布的变化。

常压低氧下交感神经活性及其传导：无论持续性或间歇性低氧，均能使交感神经活性增强，包括肾、内脏、胸和腰椎交感神经。交感神经活性的增强大多与呼吸、心血管活动有关，慢性间歇性低氧可以改变中枢交感神经 - 呼吸偶联的信号输出特性。交感神经活性的增加更多发生在呼气末阶段。

（二）低氧对自主神经受体的影响

重复性间歇性高二氧化碳低氧相比较于急性间歇性高二氧化碳低氧，可诱导海马和脑干烟碱型乙酰胆碱受体更多的变化，其中在海马区域的 α_2 和 β_2 以增加为主要变化；而在脑干区域，主要以 α_2、α_5、α_9 和 β_2 下降为主[9]。但在其他组织表达则不同，0.5% 的氧环境可诱导人肺癌细胞中 α_5 烟碱型乙酰胆碱受体的高表达，并与 HIF-1α 呈显著正相关，且具有时间依赖性增加趋势，提示 α_5 烟

表6-1 自主神经系统胆碱和肾上腺素受体的分布及其生理功能

效应器		胆碱能系统		肾上腺素能系统	
		受体	效应	受体	效应
自主神经节		N_1	节前‑节后兴奋传递		
眼	虹膜环行肌	M	收缩（缩瞳）		
	虹膜辐射状肌			α_1	收缩（扩瞳）
	睫状肌	M	收缩（视近物）	β_2	舒张（视远物）
心	窦房结	M	心率减慢	β_1	心率增快
	房室传导系统	M	传导减慢	β_1	传导加快
	心肌	M	收缩力减弱	β_1	收缩力增强
血管	冠状血管	M	舒张	α_1	收缩
				β_2	舒张（为主）
	皮肤黏膜血管	M	舒张	α_1	收缩
	骨骼肌血管	M	舒张	α_1	收缩
				β_2	舒张（为主）
	脑血管	M	舒张	α_1	收缩
	腹腔内脏血管			α_1	收缩（为主）
				β_2	舒张
	唾液腺血管	M	舒张	α_1	收缩
支气管	平滑肌	M	收缩	β_2	舒张
	腺体	M	促进分泌	α_1	抑制分泌
				β_2	促进分泌
胃肠	胃平滑肌	M	收缩	β_2	舒张
	小肠平滑肌	M	收缩	α_2	舒张
				β_2	舒张
	括约肌	M	舒张	α_1	收缩
	腺体	M	促进分泌	α_2	抑制分泌
胆囊和胆道		M	收缩	β_2	舒张
膀胱	逼尿肌	M	收缩	β_2	舒张
	三角区和括约肌	M	舒张	α_1	收缩
输尿管平滑肌		M	收缩	α_1	收缩
子宫平滑肌		M	可变	α_1	收缩（有孕）
				β_2	舒张（无孕）
皮肤	汗腺	M	促进湿热性发汗	α_1	促进精神性发汗
	竖毛肌			α_1	收缩
唾液腺		M	分泌大量稀薄唾液	α_1	分泌少量黏稠唾液
代谢	糖酵解			β_2	加强
	脂肪分解			β_3	加强

碱型乙酰胆碱受体可上调 HIF-1α 的表达[10]。低氧也能够上调大脑皮质、海马和纹状体组织中 M 型受体表达，同时抑制这些区域的 Gi/α 蛋白水平，因此认为低氧是通过 M 型受体上调而增加 PKA 活性来对乙酰胆碱信号转导系统产生影响的[11]。左、右心室肌 M 型乙酰胆碱受体密度于低氧后第 1 天就开始升高，可增高 33%，暴露低氧 21 天后，增高 80%[12]。低氧可以使突触后膜肾上腺素受体与去甲肾上腺素的亲和力下降，这与低氧下突触前膜释放去甲肾上腺素水平下降有关[13]。急性低氧

可以使大鼠右心室 β 肾上腺素受体密度显著增加，但会随着暴露低氧时间的延长逐渐下降至正常值，这可能与急性低氧期间交感神经活性增加而使相应受体出现同步增高有关。在模拟海拔 5500 米约 21 天时，大鼠左心室心肌细胞 α1 肾上腺素受体密度增加了 66%[14]。另有研究结果显示，同样暴露于 5500 米 15 天的大鼠，其左、右心室肌 α1 肾上腺素受体密度与暴露前相比并无变化[15]。有关低氧对自主神经系统受体影响的资料不多，大多存在争议，尚有待于进一步研究证实。

第三节　低氧下自主神经与心血管系统调节

心肌和血管平滑肌接受自主神经支配。机体对心血管活动的神经调节是通过各种心血管反射实现的。心血管反射包括压力反射和化学反射两类。

一、心脏的神经支配

支配心脏的传出神经有心交感神经和心迷走神经。

（1）心交感神经及其作用：心交感神经的节前神经元位于脊髓第 1～5 胸段的中间外侧柱，其轴突末梢释放的递质为乙酰胆碱，后者能激活节后神经元膜上的 N 型胆碱受体。心交感节后神经元位于星状神经节或颈交感神经节内。节后神经纤维支配心脏各个部分。两侧心交感神经对心脏的支配有所差别。右侧心交感神经支配窦房结，左侧心交感神经支配房室交界。

心交感节后神经末梢释放的递质为去甲肾上腺素，与心肌细胞膜上的 β 肾上腺素受体结合，可导致心率加快、房室交界的传导加快、心房肌和心室肌的收缩能力加强。这些效应分别称为正性变时作用、正性变传导作用和正性变力作用。交感神经末梢释放的去甲肾上腺素作用于心肌细胞膜上的 β 肾上腺素受体，从而激活腺苷酸环化酶，使细胞内 cAMP 的浓度升高，继而激活蛋白激酶和细胞内蛋白质的磷酸化过程，使心肌膜上的钙通道激活，故在心肌动作电位平台期 Ca²⁺ 的内流增加，细胞内肌质网释放的 Ca²⁺ 也增加，其最终效应是心肌收缩能力增强，心输出量增加，血压

升高。

（2）心迷走神经及其作用：支配心脏的副交感神经节前纤维走行于神经干中。这些节前神经元的胞体位于延髓的迷走神经背核和疑核。心迷走神经的节前和节后神经元都是胆碱能神经元。两侧心迷走神经节后神经纤维对心脏的支配也有差别，右侧迷走神经对窦房结的影响占优势，左侧迷走神经对房室交界的作用占优势。

心迷走神经节后纤维末梢释放乙酰胆碱，作用于心肌细胞膜的 M 型胆碱受体，使细胞膜对 K⁺ 的通透性增加，并可使腺苷酸环化酶抑制，使细胞内 cAMP 浓度降低，肌质网释放 Ca²⁺ 减少。其最终效应是心肌收缩能力减弱，可导致心率减慢，心房肌收缩能力减弱，房室传导速度减慢，即具有负性变时、变力和变传导作用。

心交感神经和心迷走神经平时都具有紧张性活动，以其中一种紧张性活动占优势。在安静状态下，以迷走神经的紧张活动占优势。

二、低氧对心血管系统的调节

1. 急性低氧对心血管的调节

（1）"交感神经型"调节模式：正常情况下，交感神经活性与副交感神经活性保持动态平衡，当机体暴露于低氧环境时，交感活性增加，而副交感活性减弱，这种调节变化伴随心率的显著升高，当给予间歇性常压低氧后，血压就会显著高于低氧前水平，如果低氧前切断交感神经传出支，

再给予低氧，血压不再升高，表明交感神经及其受体在低氧环境的刺激下发挥着十分重要的作用。β肾上腺素受体表达量在轻度低氧下会显著增加，阻断β受体后，心率受到影响。但中度/严重缺氧下β受体表达量不仅不增加，反而下降，脱离低氧环境后，受体数量又上升到正常值水平。心肌细胞对急性低氧的反应中，肾上腺素α受体可能扮演着更重要的角色。有研究发现，无论急、慢性低氧均可以明显增加心肌细胞上的α₁受体数量。除此之外，因为单独阻断β受体后并不能完全抑制心率对低氧的反应[16]，而副交感神经活性的降低恰好弥补了交感神经活性的这一反应特点，从而引起心率的增加。这种作用可被阿托品增强。因此，低氧引起的心动过速，交感神经仅起次要作用，迷走神经活性减弱才是主要原因。但也有研究认为阻断胆碱受体，心率增加并不明显。我们把急性低氧对心血管系统的影响称之为"交感神经型"调节模式。

（2）化学感受性反射模式：机体暴露于急性低氧时，通气增加的同时也伴随着心率增加。呼吸系统和心血管系统同步兴奋依赖于外周化学/机械感受器的反射过程，以及呼吸中枢和心血管中枢的"cross talk"（交互）作用。外界环境氧分压下降，致使体内动脉氧分压也下降，外周化学感受器感受到低氧分压后兴奋（颈动脉体化学感受器为主，主动脉弓化学感受器为次），其传入活动经窦神经和迷走神经上行至延髓孤束核，然后使延髓内呼吸运动神经元兴奋，致使通气反应增加；同时通过神经元之间的"cross talk"作用，使心血管中枢神经元也兴奋，引起交感神经活性增加，释放去甲肾上腺素，后者与心肌上的β₁受体和小动脉、微动脉血管平滑肌上的α₁受体结合，导致心率增快，心输出量增多。神经元中的"cross talk"作用始终保持通气/血流比值于正常范围，保证了O_2和CO_2的正常交换。因此，自主神经对心率的控制起源于中枢神经系统中的吸气驱动。如果人为控制动物的呼吸频率和深度不变（控制牵张反射因素），低氧状态下外周化学感受器的传入冲动则引起心率减慢。当切断双侧颈迷走神经后，心率便由慢转快（迷走神经传出信号受阻），提示：①心率的变化受呼吸驱动的影响；②化学感受性反射对迷走神经的兴奋作用比对交感神经的兴奋作用强。

另有研究[17]也证实了压力感受器和化学感受器之间存在"cross talk"关系，将清醒动物暴露于低氧环境下，会显著引起肾交感神经性压力反射活动的增强，表明压力和化学感受器反射效应归根结底是因为中枢神经系统中呼吸神经元和心血管神经元之间存在"cross talk"关系。

（3）牵张感受器反射模式：在高原环境，心率除受外周化学感受器调节之外，也受到牵张感受器的调节。机体为克服外界低氧状态会使呼吸运动代偿性增强，出现肺通气量显著增加的现象。当肺扩张时，分布于气管至细支气管平滑肌上的牵张感受器受到刺激，兴奋经迷走神经传入纤维到达延髓呼吸中枢，促使吸气向呼气转换，呼吸频率增加，同时也通过神经元之间的"cross talk"作用刺激心血管中枢神经元，使交感神经活性增强，心率增快，达到呼吸和心率活动的同步。也有研究认为外周压力感受器在低氧引起心率增加的过程中，其敏感性并没有改变。

2. 慢性低氧对心血管的调节

（1）交感神经活性及其受体表达"弱化"（withdrawal）：机体长期暴露于低氧，会使交感神经活性和血液中的儿茶酚胺类物质含量显著下降，这与β肾上腺素受体密度下降、腺苷酸环化酶水平降低有关。研究发现，长期低氧后该受体在左右心室分布密度明显降低，这种现象并不出现在急性低氧期。另外，给予移居者和高原世居者β受体拮抗剂普萘洛尔后，移居者心率下降幅度显著大于高原世居者，这就说明高原世居者交感神经活动呈现"弱化"。而α肾上腺素受体在慢性低氧期的变化仍然不十分清楚，但其在中枢神经系统中的密度显著下降，刺激腹外侧髓质α肾上腺素受体，将出现交感神经活性下降和副交感神经活性的增强。

（2）副交感神经活性调节模式的建立：胆碱受体是评估副交感神经活性的主要指标，急性低氧下阻断胆碱受体，心率增加并不明显，表明胆碱受体密度并没有显著增加，慢性低氧可使胆碱受体密度显著增加，副交感神经活性也增强，使心率显著下降，这与低氧适应后心率恢复至平原水平的现象相一致，可能与长期低氧使机体由交感型调节方式转换为副交感型调节方式有关。有研究发现将人体暴露于慢性低氧18个月以上，会出现交感神经活性下降，而迷走神经活性明显增加。高原世居者和移居者服用抗胆碱药阿托品后，高原世居者心率增快幅度明显大于移居者，说明高原世居者副交感神经活性高于交感神经的活性。

第四节 低氧下自主神经与呼吸系统调节

一、呼吸中枢与呼吸节律的形成

中枢神经系统中产生呼吸节律和调节呼吸运动的神经元群称为呼吸中枢。呼吸中枢分布于大脑皮质、间脑、脑桥、延髓和脊髓，发挥着不同级别的调节作用，其中基本中枢分布在延髓和脑桥，延髓呼吸中枢具有内在的节律活动，脑桥呼吸中枢具有对延髓呼吸节律进行调整的作用，使其具有正常的节律性活动（图6-1）。

1. 延髓

（1）背侧呼吸群：孤束核腹外侧部，主要含吸气神经元，可调节脊髓颈、胸段吸气运动神经元，刺激膈神经兴奋，引起膈肌收缩。同时刺激肋间神经兴奋，使肋间外肌收缩。

（2）腹侧呼吸群：含后疑核、疑核、面神经后核及其近区。按功能分三区：① cVRG：主要包含呼气神经元，引起肋间内肌、腹肌收缩。② iVRG：主要包含吸气神经元，引起膈肌、肋间外肌、咽喉辅助呼吸肌收缩。③ Bot：主要包含呼气神经元及支配咽喉部的神经元，控制脊髓和延髓呼气神经元，同时抑制吸气神经元。头段和中段 VRG 之间（疑核头端）含各类呼吸性中间神经元的过渡区，称前包钦格复合体，为呼吸节律起源的关键部位。

2. 脑桥　PBKF 核群为"呼吸调整中枢"，可限制吸气（使吸气转为呼气），即"吸气切断机制"核心调整点。

3. 外周化学感受器　腺苷、ATP、乙酰胆碱、内皮素等兴奋性递质和一些抑制性递质如多巴胺等参与形成了颈动脉体和主动脉体的化学感受器信号。多巴胺是主要的信号分子之一，与位于 I 型球细胞上的多巴胺 2（D2）自身受体有较高的

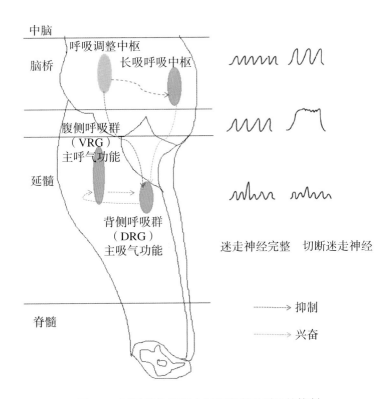

图6-1 不同部位呼吸中枢细胞群对呼吸的控制

亲和力，从而发挥抑制作用，抑制颈动脉体化学信号向中枢传递。因此，静脉注射多巴胺是常用于降低颈动脉体反应性的一种方法。Fisher 等研究发现，静脉注射多巴胺并不能降低慢性低氧引起的通气反应和骨骼肌交感神经活性的增加，也不能降低急性低氧增量所引起的骨骼肌神经交感活性的增加，仅仅能影响高原急性低氧引起的通气反应[18]。提示在慢性低氧下，心肺压力感受器对骨骼肌交感神经活性的影响是次要的，主要的影响还在于中枢神经系统，比如低氧下可能使交感神经抑制通路减少，或交感神经激活通路增加等。总之，急性低氧可增加颈动脉体化学感受器传入信号，导致多个区域的交感神经活性增加，但颈动脉体化学感受器对慢性低氧引起的交感活性作用仍然存在争议[19]。

二、低氧与呼吸调节

（一）化学感受性反射

动脉血或脑脊液中 PCO_2 升高、PO_2 降低或 [H^+] 升高等因素通过兴奋化学感受器，引起呼吸运动的调节，增加肺通气量，以恢复血中化学成分的相对恒定。当机体暴露于低氧，就会引起 PO_2 下降，而 PCO_2 升高，pH 下降，通过外周和中枢化学感受器两个途径对呼吸进行调节，使通气反应增强，气体交换率提高，最终使 PO_2 升高，PCO_2 降低，pH 升高，直至维持在正常水平。

1. 化学感受器（chemoreceptor）

（1）外周化学感受器：颈动脉体及主动脉体可直接感受动脉血液中 PCO_2 升高、PO_2 降低或 [H^+] 升高的刺激，冲动经窦神经主动脉神经传入延髓，反射性地使呼吸活动增强。当缺氧时，外周化学感受器成为驱动节律性呼吸的唯一感受器。颈动脉体 I 型细胞对低氧的敏感性在于低氧会使 I 型细胞膜出现去极化，释放以 ATP、乙酰胆碱为主的兴奋性神经递质，并刺激突触后窦神经传入神经的兴奋。膜去极化的基础是钾离子通道关闭和钙离子通道开放，大量钙离子内流，触发含有 ATP 和乙酰胆碱等神经递质的囊泡移动并与 I 型细胞膜融合，以胞吐方式释放入突触间隙，引发通气反应的持续增强，并维持在较高水平。

（2）中枢化学感受器：位于延髓腹外侧浅表部位，可直接感受脑脊液和局部细胞外液中的 [H^+]，间接感受动脉血中 PCO_2 的改变。其传入冲动可兴奋延髓呼吸中枢，反射性地使呼吸活动增强。中枢化学感受器作用的意义可能是通过调节脑脊液中的 [H^+]，使中枢神经系统内部 pH 维持相对稳定。

2. CO_2、H^+、O_2 对呼吸的调节

（1）PCO_2：维持正常呼吸最主要的生理性刺激因素。动脉血中氧分压过低不但不会增强呼吸运动，反而引起呼吸暂停，此时二氧化碳水平升高成为驱动呼吸运动的主要因素，当血中 PCO_2 升高，可引起呼吸活动增加，肺通气量增大。当吸入气中二氧化碳含量达 2%，潮气量增大，达 4% 时，呼吸频率也增加，通气量成倍增加。如 CO_2 水平过高（占吸入气 7% 以上），反而抑制呼吸中枢活动，使呼吸运动减弱，出现 CO_2 麻痹症状。血 CO_2 对呼吸调节作用有两条途径：

1）中枢化学感受器：是调节通气反应的主要途径，敏感性高（$PCO_2 < 2$ mmHg 即可兴奋），调节效应强（占 80%）。

2）外周化学感受器：是调节通气反应的次要途径，PCO_2 升高，通气量虽只增加 20%，但当 PCO_2 突然升高时，可引起快速呼吸反应。

（2）血 [H^+]：动脉血中 [H^+] 不易透过血脑屏障，但进入中枢后作用增强，在中枢中的作用比在外周强 25 倍。动脉血中 [H^+] 升高主要是通过刺激颈动脉体、主动脉体化学感受器而兴奋呼吸中枢，使呼吸加深加快。

（3）PO_2：当动脉血中 PO_2 下降，特别是降至 80 mmHg（10.64 kPa）以下时，就会刺激颈动脉体和主动脉体化学感受器使其兴奋，冲动经窦神经和迷走神经上传至延髓呼吸中枢，引起呼吸性神经元兴奋，使呼吸增强，肺通气量升高。低氧对呼吸的刺激作用完全是通过外周化学感受器而实现的。低氧对呼吸中枢有直接抑制作用。PO_2 降低到 80 mmHg 时抑制作用开始，降低到 60 mmHg 以下抑制作用更显著。特殊情况下缺氧成为中枢节律性呼吸的驱动因素，故在此情况下患者不能输纯氧。

低氧下呼吸调节过程：当机体暴露于低氧环境，就会使 PCO_2 下降，影响细胞的正常代谢和气体交换，导致 CO_2 在体内的增加和潴留。由于颈动脉体和主动脉体化学感受器对氧浓度下降比较

敏感，就会发放兴奋信号至呼吸中枢，引起呼吸中枢神经元兴奋，再将兴奋性冲动通过传出神经传递给呼吸肌，引起呼吸加深加快，通气量增加，促进气体交换，吸入更多的 O_2，呼出更多的 CO_2，保持体内酸碱平衡并维持正常氧供给。如果 O_2 浓度下降引起呼吸的过度通气，就会过度排出 CO_2，导致呼吸性碱中毒，低 CO_2 浓度无法兴奋中枢化学感受器，引起呼吸驱动减弱，进一步加重机体缺氧，加重组织细胞损伤。

（二）肺牵张反射

由肺扩张或肺缩小引起的吸气抑制或兴奋的反射称为肺牵张反射（pulmonary stretch reflex），也称黑 - 伯反射。它包括两种成分：肺扩张反射和肺缩小反射。

1．肺扩张反射 肺扩张引起支气管、细支气管牵张感受器兴奋性增高，促使迷走神经传入冲动增强，再兴奋延髓吸气切断机制，呼气信号通过传出神经到达呼吸肌，使吸气停止转为呼气。其意义在于阻止吸气过深，与 PBKF 核群共同调节呼吸频率和呼吸幅度。

2．肺缩小反射 肺缩小使支气管、细支气管牵张感受器兴奋性下降，迷走神经传入冲动也降低，抑制呼吸中枢吸气切断机制，吸气神经元活动增强，信号将通过传出神经传给吸气肌和膈肌，引起这些肌群的收缩，使呼气转为吸气。其意义在于阻止呼气过深和肺不张。

三、呼吸对低压低氧的习服过程

长期生活在高原低压（低氧）环境，会对低氧的耐受力逐渐增强，以适应低氧环境，此过程称为习服。其机制包括：①低氧可增加肾对 HCO_3^- 的排出；②血液中 HCO_3^- 的降低可增加 CO_2 的刺激作用；③低氧促进肾分泌 EPO，红细胞增殖和血红蛋白合成增加，有利于 O_2 运输，使 PO_2 升高，颈动脉体化学感受器敏感性降低，通气量逐渐降低并维持在正常范围；④红细胞内 2,3-DPG、PCO_2 和 $[H^+]$ 升高，使氧解离曲线右移，促进 O_2 释放，组织对氧利用率提高，缺氧解除，2,3-DPG、PCO_2 和 $[H^+]$ 降低，促进肺部血红蛋白与 O_2 结合，PO_2 升高，外周化学感受器兴奋性降低，避免了长期居住高原者出现过度通气和通气不足的

现象。

四、低氧通气反应及通气习服

在高原，要获取足够的氧就需要增加通气量，这是一种生理代偿机制，也是对高原低氧环境习服的一种表现。这种通气量因氧浓度下降而增加的现象，称之为低氧通气反应，是主要由外周化学感受器颈动脉体受刺激而出现的呼吸调节。在低氧期间，根据二氧化碳分压不同，低氧通气反应在模式、强度上表现出不同的几个阶段：①第一阶段：暴露于急性低氧后约 1 小时，低氧通气反应快速增加，而 PCO_2 降低，此时的通气反应主要依赖于氧浓度下降、外周化学感受器受刺激所引起；②第二阶段：出现通气反应降低，称为低氧通气抑制，由于 PCO_2 下降，中枢化学感受器受到抑制所致；③第三阶段：随着持续性低氧，通气反应再一次增加，可持续几个小时、几天甚至几周。通气反应随着机体对低氧环境的习服出现相应的变化，并保持机体正常的生命活动的过程称为通气习服过程，分为短期习服和长期习服（适应）。短期习服是指通气反应随机体暴露于急性低氧后出现增强，获得足够氧，使机体在新环境中仍能正常做功的过程。一旦脱离低氧环境，通气反应又逐渐降低并恢复到正常水平，称为通气反应脱习服。长期习服（适应）是指机体持续暴露于慢性低氧环境，通气反应呈现先增强、后随暴露低氧时间延长而逐渐降低，接近或恢复高原世居者水平并保持正常生理活动过程。而高原世居者由于世世代代居住高原，其通气反应呈现"钝化"现象，这是由于其在细胞水平、基因水平出现进化，以耐低氧能力增强等"高效节能"的生理活动模式替代了以呼吸频率加快等"低效耗能"的生理应激活动模式。

低氧通气习服机制：低氧通气反应过程涉及外周化学感受器和呼吸中枢神经元对血液氧浓度下降的反应而呈现相应的变化。其中颈动脉体对氧浓度降低的敏感性反应和呼吸中枢神经元对氧浓度降低的耐受性在低氧性呼吸调节中扮演着十分重要的角色。

无论动物或人体研究，低氧通气习服与低氧通气反应均有着密切的相关性，机体暴露于急性低氧，就会显著提高新进入高原环境的人或动物

颈动脉体对低氧的敏感性，从而快速增强通气反应，这已经成为共识。然而当机体持续暴露于低氧环境后，并非如上文所述，而是会随暴露低氧时间的延长，颈动脉体出现钝化，通气反应降低。有研究发现低氧通气反应增强会持续很长时间，直到脱离低氧环境为止。在慢性低氧过程中，与颈动脉体 I 型细胞形成突触的窦神经持续发放兴奋性冲动至位于延髓孤束核的呼吸中枢神经群。

五、低氧对呼吸中枢神经元活动的影响

呼吸中枢（respiratory center）是指中枢神经系统内产生呼吸节律和调节呼吸运动的神经细胞群。呼吸中枢分布于大脑皮质、间脑、边缘体、脑桥、延髓和脊髓等各级部位，参与呼吸节律的产生和调节，协调完成正常的呼吸运动和特殊状态下的代偿性呼吸运动。延髓是产生节律性呼吸的最基本中枢，分吸气性神经细胞群（吸气中枢）、呼气性神经细胞群（呼气中枢）和吸气 - 呼气连接的中间神经元。刺激吸气中枢，引起吸气活动；刺激呼气中枢，引起呼气活动。其中吸气神经元能够自动发出兴奋，故对外界刺激更敏感。根据在延髓部位不同，呼吸细胞群分为背侧呼吸群（dorsal respiratory group，DRG）和腹侧呼吸群（ventral respiratory group，VRG），这是呼吸调节的核心部分。

在常氧下，呼吸中枢呼吸神经元存在易化和抑制状态，其中以抑制状态占主导地位。低氧下，根据低氧程度不同，对呼吸中枢呼吸神经元的影响也不相同。在中度低氧下，电刺激边缘体内侧隔核会使兴奋的呼吸神经元产生抑制状态，严重低氧下，由于呼吸神经元已经处于低氧抑制状态，再给予电刺激内侧隔核，呼吸神经元的活性不会发生改变[20]。同样的结果也出现在海马 CA1 和 CA3 区域的呼吸性神经元[21]，轻中度低氧对呼吸中枢起兴奋作用，严重低氧对呼吸中枢起抑制作用。当给予轻度低氧（$PaCO_2$ 维持在 40 mmHg）时，膈神经活动增强，此时如果 PaO_2 低于 20 mmHg，膈神经活动将由兴奋转为抑制。如果出现 CO_2 潴留现象，会加重低氧对中枢呼吸神经元的抑制效应。

第五节　脑桥 KFN 与低氧下呼吸调节

脑桥又称桥脑，是脑干的一部分，位于延髓和中脑之间，主要生理功能是参与呼吸调节，被认为是呼气向吸气转换的"开关"。而 Kólliker-Fuse Nucleus（KFN）位于脑桥的背外侧，是"开关"所处部位。KFN 对低氧比较敏感，可影响低氧下睡眠过程中的呼吸方式——睡眠呼吸暂停，也参与对低氧下的呼吸调节和心肺耦合功能的调节。KFN 的主要目的是使位于脑干与脊髓的呼吸相关结构的传入和传出神经纤维活动保持协调一致性，其中 KFN 传出神经纤维与其他呼吸结构之间的连接很有特点，即一根传出神经纤维下行并发出分支以"扇形"结构与位于下游不同断面脑干上的多个呼吸结构神经元连接，同时也发出分支支配对侧相应的神经元，这种结构有利于整个呼吸运动网络的同步。低氧可以激活存在于脑干腹侧、腹外侧、内侧、脑桥旁背外侧、外侧区和延髓腹外侧区的 c-fos 阳性呼吸神经元，并使电信号下传频率增强。如脑桥背外侧呼气神经元能够在低氧环境中很快被激活，以适应低氧引起的呼吸性牵张反射和吸气切断机制。脑桥腹外侧区可调节低氧性呼气相抑制或低氧后信号传出频率的下降，而背外侧可接受来自孤束核和延髓腹外侧的低氧性兴奋神经元的轴突投射。常氧下，c-fos 阳性神经元主要局限于非呼吸相关结构中，在呼吸相关结构中极少，但低氧下会使呼吸相关结构中的 c-fos 阳性神经元增多，同时也增加非呼吸相关结构神经元中的 c-fos 表达。如果电刺激颈动脉窦，也会产生与低氧刺激相似的结果，即 c-fos 在呼吸相关结构的神经元上的表达增强。由于颈动脉窦，活动涉及化学感受器和压力感受器反射，因此，认为低氧下 c-fos 阳性神经元增多可能与两种反射活动刺激中枢通路均有关。由于 c-fos 阳性神经元属于儿茶酚胺类神经元，低氧下高达 68% 的孤束核神经元将表达 c-fos，而腹外侧 89% 的

神经元属于儿茶酚胺类神经元。另有报道认为低氧可诱导孤束核和腹外侧核27%的神经元表达c-fos，其中一半为儿茶酚胺类神经元，低氧在诱导这些呼吸相关结构神经元调节呼吸运动之外，也参与对心血管活动的调节，比如刺激这些部位的神经元，不但会抑制吸气，还会使血压升高[22]。低氧也能增强脑桥与侧臂旁核的主动呼气活动，抑制吸气。

第六节　低氧下心血管－呼吸中枢间"耦合"和"cross talk"的关系

一、自主神经系统之间的"耦合"和"cross talk"

常氧情况下，交感神经活动处于较低状态，而副交感神经活动相对占有优势地位。于是，心肺活动保持在一个低而稳定的水平。一旦外部环境改变，如低氧或机体活动增加，交感神经活动即可增强，交感神经活动的增强往往伴随着迷走神经活动的减弱，其原因在于自主神经系统间存在"cross talk"和"耦合"现象，这种现象可发生在中枢和外周的不同部位。

"耦合"作为电学名词，指能量从一种介质传播到另一种介质的过程。应用到生理学上，指信号从一种神经元（如与呼吸相关神经元）传播到另一种神经元（如与心血管相关的神经元）的过程，信号也可以从心血管相关神经元传播到呼吸相关神经元，故"耦合"关系相当于英文中的"interaction"，即交互作用。

所谓的"cross talk"，又称"串扰"，最早应用于电学，是指一个信号在传输通道上传输时，因电磁耦合而对相邻的传输线产生干扰，使相邻传输线出现不期望的结果的现象。但应用于生物学方面，并没有明确的中文名称，由于这种"干扰"并不都是有害的，更多的是一种协调活动，因此，其意思为"相互对话或交流"，但又不同于"interaction"简单的"抑制或协同"，可能存在相互间更加"智能化"的调控机制。因此，呼吸系统与心血管系统之间的这种关系用"cross talk"可能更合适。

自主神经外周"cross talk"现象：当机体暴露于急性低氧下，就会出现心率的增快和血压的升高，这是由于交感神经活动增强的结果。研究发现，当交感神经活动增强的同时，有副交感神经活动的减弱，其原因是交感神经传入神经纤维和传出神经纤维与副交感神经传入、传出神经纤维同时在两个分区和反射中运行，在一个反射活动中，一个分区中的传入神经活动增强就会诱导出两个分区的传出神经均出现反应，其结果是当一个分区的传入神经活动增强，就会使另一个分区的传入神经活动减弱[23]。当机体暴露于低氧环境下，心率迅速增快，R-R间期缩短，而R-R缩短往往出现在吸气相，此相正是迷走神经作用处于"消退"（withdrawal）的状态。这是由于交感神经与迷走神经之间产生了"cross talk"的结果所致，当然这种现象也存在于中枢神经系统。

二、心血管－呼吸中枢之间的"cross talk"

脑干是呼吸中枢所在部位，存在许多与吸气、呼气相关的神经元群，这些不同的神经元群之间形成网络结构，发挥相互协同或相互抑制的作用。而低氧可激活位于脑干核心结构区的呼吸网络，同时也激活分布于该区域的心血管神经元群。常氧状态下，心肺活动始终保持高度一致，这种一致性能够保持通气/血流比值在最佳状态，在气体交换、氧运输、氧利用各个环节效率达到最高。低氧环境下，心血管活动和呼吸活动均有增加，两系统活动同样保持高度一致，比如当平原人进入高原后就会出现心率和呼吸同步增快的现象。机体之所以获得如此高度一致的活动，离不开延髓心血管中枢和呼吸中枢的整合调控机制，这种调控机制首先表现在结构的独特性：延髓心血管中枢和呼吸中枢之间存在非常复杂的网络化结构，在信号传入或传出方面，其拥有共同的信号通路或并列的信号通路（图 6-2），如去除支配颈动脉体的神经，会显著降低通气反应和肾交感神经活性，而支配膈神经和交感神经的传出激活的中枢神经回路呈现并列关系。交感神经血管运动性放电不仅仅调节血管活动，也具有呼吸调节作用，但遗憾的是中枢神经系统中心肺之间相互协调的调节方式和部位仍然不清楚。目前认为心血管和呼吸中枢耦合部位（网络结构）可能在延髓的头端腹外侧（rostral ventral lateral medulla，RVLM），而且交感神经元与呼吸神经元紧密相邻，相互间形成心肺神经性调控的网络结构，而RVLM 部位的神经元就是通过这种网络活动进行呼吸调控。有研究发现当 RVLM 神经元兴奋时，支配呼吸活动的舌咽神经兴奋性就会同步增加[24]。常氧状态下，吸气活动并不会引起 RVLM 神经元中的谷氨酸、γ- 氨基丁酸、甘氨酸能的突触活动或自发动作电位产生。但低氧会可逆性地降低由γ- 氨基丁酸、甘氨酸产生的抑制性突触后电位的频率，其中甘氨酸能突触后电位首先被抑制，而γ- 氨基丁酸能突触后电位被抑制相对较迟。在延髓可自发放电活动的 RVLM 神经元群有两个：低

放电神经元群和高放电神经元群，低氧可增强低放电 RVLM 神经元的放电频率，使抑制性神经信号传递减少；低氧可抑制高放电 RVLM 神经元的放电频率，但与神经信号传递无关。交感神经 - 呼吸网络结构在新生儿中枢神经系统中并不活跃，在成人相对活跃。呼吸网络在胎儿期就已经开始建立，对外界变化也十分敏感。通过动物研究发现，将出生第 1 天小鼠暴露于低氧环境，其脑干神经元网络就会被激活，激活的特征：①背侧亚束核儿茶酚胺能神经元被激活；②腹侧网状结构儿茶酚胺能神经元弱激活。脑干是调节低氧性通气过度的区域，吸气神经元群和呼气神经元群虽然分布在不同部位，但存在密切的联系，形成呼吸网络结构，协调控制呼吸节律和呼吸运动，该区域呼吸神经元激活的同时，也激活心血管中枢神经元，实现呼吸和心血管协调同步活动。这就提示，出生仅 1 天的小鼠就已经存在呼吸网络模型的特征。

调节心血管与呼吸系统的相关中枢神经元之间的网络结构关系，也存在于外周其他部位的次级中枢系统。有研究认为，孤束核（NTS）是压

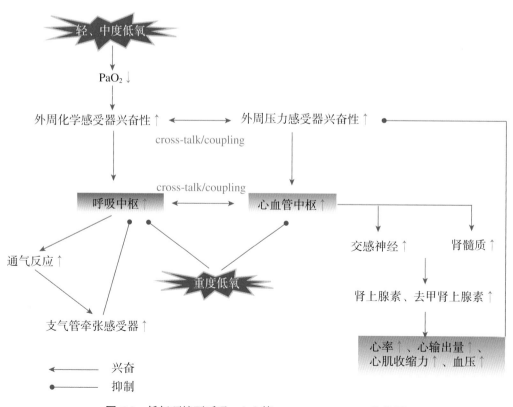

图 6-2 低氧环境下呼吸 - 心血管 cross-talk/coupling 的作用

力反射和化学反射共同传入的第一个突触站，持续性低氧会刺激化学性反射增加，引起通气反应增加，继而又引起压力反射增加，呈现交感抑制现象，如心动过缓。利用荧光示踪剂分别进行压力传感器传入和化学传感器传入，对 NTS 区神经元进行识别，相关神经元将会在持续低氧下呈现兴奋状态。在常氧对照组大鼠 NTS 神经元中，可观察到由 A 型钾离子电流（A type potassium current，iKA）诱发的迟发性兴奋，iKA 波幅高于持续低氧组。持续低氧钝化了星形胶质细胞对 NTS 神经元上 iKA 的抑制，增加了传入神经引起的突触传递。由于低氧改变了胶质细胞与神经元之间的交互抑制关系，增加了 NTS 神经元的兴奋性和兴奋性传递，即增加了压力反射和化学反射的敏感性。持续性低氧组大鼠神经元自发性兴奋电流的频率显著增加，提示持续性低氧通过突触前机制增加了突触传递[25]。低氧可以增加颈动脉体化学感受器的兴奋，并把信号传入中枢神经相关神经元群，引起反射性通气反应的增加，同时会反射性引起支配心肌、血管的交感神经传出信号增加，使心脏活动增加和神经肌肉组成的终板结构处信号也发生改变，即骨骼肌交感神经活性增加。Fisher JP 等利用神经显微技术对支配骨骼肌的交感神经活性进行记录，揭示急性低氧下一旦外周毛细血管氧饱和度低于 85%，交感神经就会呈现剂量依赖性的交感神经兴奋性变化，换言之，低氧越严重，交感神经兴奋性越强；反之，就越弱。在同样氧饱和度水平时，慢性低氧引起的骨骼肌交感神经活性的增加可达到海平面水平的三倍之多。有研究认为，随着机体慢性暴露于高原环境，外周化学感受器仅轻微增加骨骼肌交感神经活性，在此基础上给予 100% 氧气吸入，骨骼肌交感神经活性仅轻微下降，其值仍然高出平原水平很多，而吸入 100% 氧气使交感神经活性轻微下降的原因，可能是氧浓度升高，降低了通气反应，CO_2 浓度升高，减弱了肺牵张感受器兴奋参与的对交感神经的抑制作用，同时激活了中枢化学感受器。因此，颈动脉体化学感受器不仅仅是调节通气反应的氧感受器，同时具有调节心血管反应的自主神经作用。因此，"cross talk"现象不仅仅存在于交感神经和迷走神经之间，也存在于心血管中枢与呼吸中枢之间，其目的就是更加智能化地调节低氧下心血管反应和呼吸反应，使二者保持高度一致，有利于对低氧的习服。

参考文献

[1] Guo G, Bhat NR. p38α MAP kinase mediates hypoxia-induced motor neuron cell death：a potential target of minocycline's neuroprotective action. Neurochem Res，2007，32（12）：2160-2166.
[2] Lassinger BK, Kwak C, Walford RL, et al. Atypical parkinsonism and motor neuron syndrome in a Biosphere 2 participant：a possible complication of chronic hypoxia and carbon monoxide toxicity. Mov Disord，2004，19（4）：465-469.
[3] Oosthuyse B, Moons L, Storkebaum E, et al. Deletion of the hypoxia-response element in the vascular endothelial growth factor promoter causes motor neuron degeneration. Nat Genet，2001，28：131-138.
[4] Lalancette-Hebert M, Sharma A, Lyashchenko AK, et al. Gamma motor neurons survive and exacerbate alpha motor neuron degeneration in ALS. PNAS,2016,113(51)：8316-8325.
[5] Lien HW, Yuan RY, Chou CM, et al. Zebrafish cyclin Dx is required for development of motor neuron progenitors，and its expression is regulated by hypoxia-inducible factor 2α. Scientific Reports，2016，6：28297-28309.
[6] Yun Y, Oh J, Kim Y, et al. Characterization of neural stem cells modified with hypoxia/neuron specific VEGF expression system for spinal cord injury. Gene Ther，2018，25（1）：27-38.
[7] Hassan A, Arnold BM, Caine S, et al. Acute intermittent hypoxia and rehabilitative training following cervical spinal injury alters neuronal hypoxia- and plasticity-associated protein expression. PLOS One, 2018, 13（5）：e097486-e097507.
[8] Satriotomo I, Nichols NL, Dale EA, et al. Repetitive acute intermittent hypoxia increases growth/neurotrophic factor expression in non-respiratory motor neurons. Neuroscience，2016，322：479-488.
[9] Vivekanandarajsh A, Aishah A, Waters KA, et al. Intermittent hypercapnic hypoxia affects on the nicotinic acetylcholine receptors in the developing piglet hippocampus and brainstem. Neuro Toxicol，2017，60：23-33.
[10] Jia Y, Jia YF, Zu SS. Hypoxia-induced overexpression of αlpha5 nicotinic acetylcholine receptor of human lung cancer cell lines. IEEE，2014，6：969-971.
[11] Wu Q, Yang HP, Gao YQ, et al. Roles of muscarinic acetylcholine receptor in brain injuries induced by soman intoxication combined with hypoxia. Acta Acadiemiae

Medicinae Militaris Tertiae，2005，27（4）：287-290.

[12] Favret F，Richalet JP，Henderson KK，et al. Myocardial adrenergic and cholinergic receptor function in hypoxia：correlation with O_2 transport in exercise. Am J Physiol Regul Integr Comp Physiol，2001，280（3）：R730-738.

[13] Lee K，Ito A，Koshimura K，et al. Differential effects of hypoxia on ligand binding properties of nicotinic and muscarinic acetylcholine receptors on cultured bovine adrenal chromaffin cells. J Neurochem，1995，64（2）：874-882.

[14] Leon-Velarde F，Bourin MC，Germack R，et al. Differential alterations in cardiac adrenergic signaling in chronic hypoxia or norepinephrine infusion. Am J Physiol Regul Integr Comp Physiol，2001，280（1）：R274-281.

[15] Morel OE，Buvry A，Le CP，et al. Effects of nifedipine- induced pulmonary vasodilatation on cardiac receptors and protein kinase C isoforms in the chronically hypoxic rat. Pflugers Arch，2003，446（3）：356-364.

[16] Clar C，Dorrington KL，Fatemian M，et al. Cardiovascular effects of 8 h of isocapnic hypoxia with and without beta-blockade in humans. Exp Physiol，2000，85（5）：557-565.

[17] Iriki M，Kozawa E. Renal sympathetic baroreflex during normoxia and during hypoxia in conscious and in anesthetized rabbits. Pflugers Arch，1983，398：23-26.

[18] Fisher JP，Fluck D，Hilty MP，et al. Carotid chemoreceptor control of muscle sympathetic nerve activity in hypobaric hypoxia. Exper Physiol，2018，103（1）：77-89.

[19] Kumar P，Prabhakar NR. Peripheral chemoreceptors：function and plasticity of the carotid body. Compr Physiol，2012，2：141-219.

[20] Akopyan NS，Adamyan NY，Sarkisyan NV. Responses of respiratory neurons in the medulla oblongata to stimulation of the septal nuclei during hypoxia. Neuroscience and Behavioral Physiology，2004，34（1）：105-108.

[21] Arutyunyan RS，Adamyan NY，Karapetyan MA，et al. Regulatory influences of hippocampal fields CA1 and CA3 on bulbar respiratory neurons in conditions of hypoxia. Neuroscience and Behavioral Physiology，2012，42（6）：620-627.

[22] Song G，Wang H，Xu H，et al. Kölliker-Fuse neurons send collateral projections to multiple hypoxia-activated and nonactivated structures in rat brainstem and spinal cord. Brain Structure Function，2012，217（4）：834-858.

[23] Drinkhill MJ，Hainsworth R，Claydon VE. Autonomic nervous system. High Altitude Physiology，2014，34（2）：143-153.

[24] Boychuk CR，Woerman AL，Mendelowitz D，et al. Modulation of bulbospinal rostral ventral lateral medulla neuron by hypoxia/hypercapnia but not medullary respiratory activity. Hypertension，2012，60（6）：1491-1497.

[25] Accorsi-Mendonca D，Almado CE，Bonagamba LG，et al. Enhanced firing in nts induced by short-term sustained hypoxia is modulated by glia-neuron interaction. J Neurosci，2015，35（17）：6903-6917.

（靳国恩）

第七章

高原环境对认知功能的影响

认知是指人们获得知识或应用知识的过程，或信息加工的过程，这是人的最基本的心理过程，包括感觉、知觉、记忆、思维、想象和语言等。人脑接受外界输入的信息，经过大脑的加工处理，转换成内在的心理活动，进而支配人的行为，这个过程就是信息加工的过程，也就是认知过程。

人的认知能力与人的认识过程是密切相关的，可以说认知是人的认识过程的一种产物。一般说来，人们对客观事物的感知（感觉、知觉）、思维（想象、联想、思考）等都是认识活动。认识过程是主观客观化的过程，即主观反映客观，使客观表现在主观中。

具体来说，人们获得知识或应用知识的过程开始于感觉与知觉。感觉是对事物个别属性和特性的认识，如感觉到颜色、明暗、声调、气味、形状、质地等。而知觉是对事物的整体及其联系与关系的认识，如看到一面红旗、听到一阵嘈杂的声音、摸到一件轻柔的毛衣等。

人们通过感知觉所获得的知识经验，在刺激物停止作用之后，并不会马上消失，而是还保留在人们的头脑中，并在需要时能再现出来。这种积累和保存个体经验的心理过程，就叫记忆。记忆按存储时间可分为瞬时记忆、工作记忆和长时记忆。

人不仅能直接感知个别、具体的事物，认识事物的表面联系和关系，还能运用头脑中已有的知识和经验去间接、概括地认识事物，揭露事物的本质及其内在的联系和规律，形成对事物的概念，进行推理和判断，解决面临的各种各样的问题，这就是思维。

人们还能利用语言把自己思维活动的结果、认识活动的成果与他人进行交流，接受他人的经验，这就是语言活动。

人们还具有想象的活动，这是凭借在头脑中保存的具体形象来进行的。

第一节　高原环境对工作记忆的影响

一、工作记忆的概念和理论

1974 年，Baddeley 和 Hitch 在模拟短时记忆障碍的实验基础上提出工作记忆的三系统概念，认为工作记忆是一种对有限信息进行暂时储存和加工的系统，它为复杂的任务，如言语理解、学习和推理提供临时的储存空间和加工时所必需的信息。传统上短时记忆被认为是一个被动的信息储存器。它与短时记忆不同，工作记忆既包括信息的暂时性存储，也包括对信息的处理过程，包括四个方面：中央执行系统、视空间模板子系统、语音控制环路和情景缓存器。最初，Baddeley 和 Hitch 提出的是三成分的系统，包括前三个成分，但是在 2002 年增加了第四个成分（如图 7-1）。工作记忆可能存在多个系统，分别用于加工处理不同种类的信息。目前发现至少存在两种类型的工作记忆系统，即负责处理语言信息的言语工作记忆和负责处理空间信息的空间工作记忆。言语工作记忆对应于 Baddeley 提出的工作记忆中的语音控制环路，可以看成是言语信息的缓存区，而空间工作记忆则对应于视空间模板中负责缓存空间信息的缓存区。信息缓存是言语记忆与空间记忆的一个重要功能。

根据 Sternberg 的观点，工作记忆中最主要

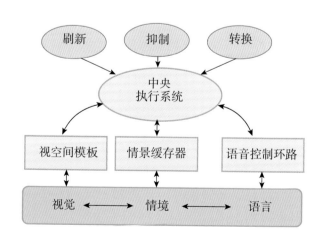

图 7-1　工作记忆构成
[引自：Baddeley A D. Is working memory still working? European Psychologist, 2002, 7（2）：85.]

的成分是中央执行系统，它调节有限的注意资源去完成心理任务。执行系统是目前研究者所关注的理论研究与实证研究的焦点问题，是工作记忆研究中最重要、研究难度最大的领域，同时也是研究最少、发展相对滞后的一部分。执行系统是学习和信息提取的必要因素，是个体在记忆方面差异的主要原因，对于很多心理过程比如决策是必不可少的。而且它激活了人的复述功能将新信息存储到长时记忆中。执行系统作为注意的控制器，包含两个子成分：视空间模板和语音控制环路。视空间模板子系统关注视觉和空间信息，语音控制环路子系统关注听觉和言语信息。执行系统可以进一步分离为对双任务的协调、对无关信息干扰的抑制、策略转换以及对于长时记忆中信息的保持和操纵这四种执行功能。Miyake 等采用验证性因素分析证明中央执行系统是可以分离的，主要包括三种基本成分：抑制、转换、刷新[1]。Vander Linden 等根据脑成像研究的结果认为，除了上述三种成分，中央执行系统还包括双任务协调[2]。

人们常从以下几个方面研究中央执行系统：

1．工作记忆容量　也称为工作记忆广度。工作记忆容量是一个复杂的执行功能任务。它对从子系统和长时记忆中暂时激活的信息同时进行储存和加工，采用最广泛的研究范式，常被作为中央执行功能的综合指标。采用的测量范式有倒背数字、听力广度、阅读广度、运算广度和计数广度等。

2．抑制　中央执行系统中最重要的成分是抑制，是人有意识地对优势的、自动的、具有支配性反应的抑制。这是研究最多的一部分，在整个执行功能中占有非常重要的地位，几乎所有的执行功能任务中都有抑制过程的参与。比较典型的任务有 STROOP 任务、反眼动任务和停止信号任务。

3．记忆刷新　中央执行的另一个功能是记忆刷新。它是对工作记忆中的内容所进行的动态操作，即对新进入工作记忆中的信息进行监控和编码，使之与当前进行的任务相关；然后再适当地修正工作记忆中的项目，用新的更为相关的信息来代替那些已不再与当前任务有关的信息。对于刷新功能的研究常采用活动记忆范式和 n-back 范式。研究工作记忆通常采用的范式是 n-back 范式，这个任务可以操纵与工作记忆有关的因素，比如

负荷。这个任务的大多数经典变式要求被试监控一个呈现在中央的刺激系列（比如字母），当前呈现的刺激与前面呈现过的刺激一样时做出反应，n 是规定的前面间隔（通常是 1、2、或 3）。随着 n 的增加，对工作记忆的要求越高，行为表现也就越差。因而，这个任务要求同时进行几种保持和控制有关的运算，因而要求将最大的需求放到工作记忆中最关键的过程中。近年来，n-back 过程的变式已经运用到调查工作记忆的神经基础的研究中。

4．注意转换　注意转换是在不同的任务或心理定势间的反复转换，又称为"任务转换"，是一种在指导语的指导下，内源性的注意转换控制机制，即在一组刺激中，执行一个新的操作时，必须克服先前激活的模式的干扰或负启动以转向新的任务。常采用的测量范式有加减法任务、数字字母任务、局部整体任务。另外，也有许多研究采用传统的执行功能的测试范式，如威斯康星卡片任务、随机生成任务、汉诺塔任务等。

二、工作记忆的脑基础

执行功能的概念源于对前额叶损伤后果的分析。与执行功能关系密切的脑结构包括背外侧前额叶皮质、眶额叶、前扣带回和基底神经节等在内的额叶-纹状体环路以及小脑等，其中额叶处于额叶-纹状体的中心。执行功能依赖前额叶皮质与其他皮质及皮质下区域之间动态的共同作用，不同的执行功能是脑的不同区域协同作用的结果。在注意和抑制加工过程中，主要是前扣带回的激活，同时背外侧前额叶皮质也有不同程度的参与；在反应抑制过程中，主要有背外侧额叶皮质的活动；而任务管理则主要需要背外侧前额叶皮质的激活，前扣带回的作用则不占优势；在完成对任务的监控时，有右侧背外侧前额叶皮质的激活。特别是在完成执行任务时的维持和选择性注意过程中，顶叶起了非常重要的作用。然而前额叶在执行分类任务过程中非常有必要。在与困难任务有关的注意控制中，扣带回与前额叶共同发挥了重要的作用。有证据表明，前额叶皮质的背侧区与腹侧区对工作记忆负荷较敏感，在较低记忆负荷条件下，只有腹侧区参与，其活动可能与工作记忆信息贮存有关；当工作记忆负荷超出腹侧区的能力限度时，背侧区开始参与，其活动可能与

工作记忆执行加工功能有关。这也进一步表明前额叶皮质可能与顶后区同时参与信息的暂时贮存。

Jonides 和 Smith 等近几年以正常人体为对象，利用 PET 对工作记忆进行了一系列研究发现：言语工作记忆主要由左半球参与，包括左顶后皮质布罗德曼（Brodmann area，BA）40 区、Broca 区（BA44）、左前运动区（BA6）以及左辅助运动区（BA6）；空间工作记忆主要由右半球参与，包括右顶后皮质（BA40）、右枕前皮质（BA19）、右前运动区（BA6）以及右脑前额叶腹侧（BA47），两种记忆条件下所参与的脑区没有重叠，为言语工作记忆与空间工作记忆的双分离提供了明确的证据。大脑前额叶、顶叶、颞叶、海马等脑区对于工作记忆有重要作用。尤其是前额叶在工作记忆加工中起了重要作用。脑成像和经颅磁刺激的研究发现，对工作记忆的形成除了有前额叶（PFC）的贡献，经过 n-back 研究也不断地证实有后部顶叶皮质（PPC）的参与，特别是上级和下级的顶叶位。至于工作记忆负荷，脑成像研究已经发现相对于 1-back 任务的表现，在 2-back 任务时额叶和顶叶活动增加得更加明显，而且随着 n 的增加而增加。至于偏侧化，言语的 n-back 任务似乎激活了左半球的额 - 顶网络，然而空间的 n-back 任务似乎激活了右半球的网络，尽管这个任务绝不是明确的，而且在两种任务中也经常出现双侧的活动 [3,4]。比如，脑成像研究发现在语言 n-back 任务中有双侧的 PPC 的激活。

三、工作记忆的事件相关电位研究

运用事件相关电位（ERPs）的研究证实了工作记忆容量是有限的。对侧延迟活动（CDA）在视觉工作记忆任务中反映了项目的保持。CDA 是较大的负走向的电压，出现在顶后部、外侧枕叶，一般出现在匹配任务样本序列呈现后 200 毫秒左右，在整个保持过程中一直持续，被测验序列所打断。CDA 的波幅在整个保持期受呈现的目标数量调节，当个体的能力充分发挥时，该成分到达一个极限。这样，呈现的目标数量增加，工作记忆容量大的个体 CDA 的波幅大于容量小的个体。CDA 波幅的增加幅值与记忆容量的行为评价呈正相关。这样，在视觉记忆任务中，延迟活动反映了主观物体表征的具体维持，因此 CDA 是记忆容量个体差异的可靠的神经生理指标。

Ruchkin 等使用 DMST 范式研究发现，在言语任务的延迟阶段观察到左前额部的负向慢波，其波幅大小与工作记忆的负荷相关。但是在空间任务的对应阶段，这个慢波就缺失 [5]。Gevins 等的实验也发现，当被试对词和伪词进行匹配反应时，左前颞叶的 N470 才被观察到，但是非言语信息（图形）则未诱发 N470 [6]。Salisbury 等对 N400 与语义记忆、言语工作记忆的关系做了研究，证明了 N400 主要与言语工作记忆的容量保持有关，而非一般意义上的语义理解加工 [7]。因此，左前脑区的负波可以看作言语工作记忆特有的成分，是对言语材料进行语音复述的反应。

采用 DMST 范式的研究发现，在顶枕部出现的负向慢波体现空间工作记忆贮存和复述功能，其波幅随空间工作记忆负荷的增加而增大，并在整个延迟期间一直持续。Martin-Loeches 等在考察知觉、注意和记忆条件下 ERP 成分的差异时发现，只在记忆条件（要求对前后刺激出现的位置进行匹配）的刺激间期记录到了枕部的负向慢波。Ruchkin 等的研究也发现了空间任务所特有的顶枕部负向慢波，这说明此波可能与空间位置信息在工作记忆中的保持有关。Bosch 等提出这种顶枕部负波不单纯地反映空间信息的保持，而是空间选择性注意加工的指标。为了阐明注意与空间工作记忆的关系，Jha 在延迟阶段加入与任务无关的刺激，发现当无关刺激出现在需要记忆的位置时，所诱发的注意相关的 P1、N1 波幅明显大于其他位置，并且无论这一刺激出现在延迟阶段的早期或晚期均可观察到此效应 [8]。这说明选择性注意确实持续存在于保持空间信息的整个阶段，对空间信息在工作记忆中的保持起关键作用。Awh 认为空间选择性注意与空间工作记忆是密不可分的，二者分享着一个共同的脑机制，因此晚期的负向慢波仍然可以在一定程度上反映空间工作记忆的贮存与复述功能 [9]。

四、高原环境与工作记忆损伤

1. 急性暴露到高原环境对认知功能的影响记忆相关的脑区对缺氧特别敏感。通过动物缺氧实验和人类临床缺氧病例（如慢性阻塞性肺疾病、阻塞性睡眠呼吸暂停综合征）的观察发现，缺氧会导致海马、小脑和边缘系统的损伤。急性高原暴露影响记忆能力，包括工作记忆、短时记忆和长时记忆。Garrido 与同事分别在海拔 3750 米、4400 米和 8000 米报告了与急性高原反应（AMS）相关的脑水肿和短暂广泛性记忆障碍的个案[10]。

在海拔 5000 米地区，Nelson 在 35 天的登山过程中，发现 20 名登山者的空间记忆发生改变，Crow 和 Kelman 在测试 86 名被试时也发现了明显的短时记忆损伤。在自由回忆任务中，72 名飞行员在不同海拔高度执行无线电传呼任务，相关的记忆损伤发生在 4545 米，说明高海拔对记忆有更高的要求[11]。Virués-Ortega 等采用数字广度任务也在 4800 米和 4600 米的海拔高度发现了短期记忆损伤。在高海拔环境下（4500 和 5050 米），成年人（29～37 岁）出现对词语序列的回忆困难，尤其是对先前出现的词语的回忆更加困难（首因效应）[12]。

2. 长期暴露在高原环境对工作记忆的影响
严小丹等[13]采用 fMRI 技术用言语的 n-back 任务对 28 名长期居住在高海拔环境的居民进行研究时发现，在行为表现上，高海拔居民与海平面居民相比，具有更长的反应时和更高的错误率（图 7-2）。磁共振检查发现，高海拔组和海平面组在与言语 n-back 任务有关的脑区上都有明显的激活，但是高海拔组在与额下回、额中回、枕中回、舌回、小脑锥体以及丘脑这几个脑区的激活明显下降（图 7-3）。

严小丹等[14]用 fMRI 也调查了生长在高海拔地区的汉族人的空间工作记忆，发现除了高海拔组的平均反应时比低海拔组的略长之外，在精确性方面两组之间没有差异（图 7-4）。与空间工作记忆有关的脑区在两组均有激活。高海拔组左侧枕中回的激活下降，而左侧锥体和左颞上回的激活增加。尽管高海拔组前额叶的灰质体积减小，但是额叶的 BOLD 信号没有显著下降，这表明高海拔组更大范围地利用了额叶，在任务完成中维持了更高的注意水平。高海拔组小脑锥体和颞叶的激活增加，表明高海拔组在完成空间工作记忆任务时利用了更多注意资源，以维持更高的注意水平来补偿视空间结构的缺损（图 7-5）。

马海林、王妍等[15]采用事件相关技术运用 n-back 任务对移居到 3700 米（拉萨）居住满 3 年的大学生的言语工作记忆和空间工作记忆进行了研究。研究发现，在行为表现上，在 1-back 条件下言语工作记忆和空间工作记忆反应时和正确率均不存在显著差异；2-back 条件下言语工作记忆和空间工作记忆的反应时不存在显著差异，但是正确率均存在显著差异，高海拔组在言语工作记忆和空间工作记忆上的正确率均显著低于低海拔组的正确率（图 7-6 和图 7-7）。脑电结果分析发现，言语和空间工作记忆方面，前额叶的 LPC 波幅存在明显的高海拔效应（图 7-8 和图 7-9），高海拔组的 LPC 波幅显著小于对照组。前额叶的 LPC 波幅减小可以看作注意资源减少的一种表现[16]，

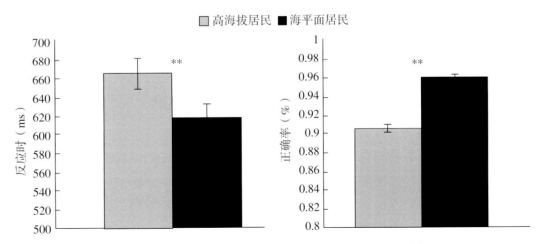

图 7-2 高海拔居民在言语工作记忆任务上的反应时和正确率

［引自：Yan X，Zhang J，Gong Q，et al. Prolonged high-altitude residence impacts verbal working memory：an fMRI study. Experimental Brain Research，208（3），437-445.］

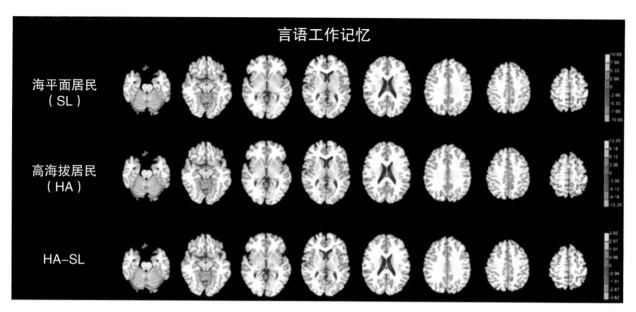

图 7-3 高低海拔居民在言语工作记忆上的脑激活图

[引自：Yan X，Zhang J，Gong Q，et al. Prolonged high-altitude residence impacts verbal working memory：an fMRI study. Experimental Brain Research，208（3），437-445.]

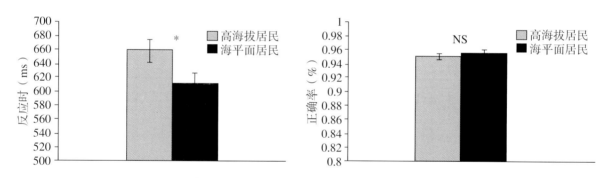

图 7-4 高海拔居民在空间工作记忆任务上的反应时和正确率

（引自：Yan X，Zhang J，Gong Q，et al. Adaptive influence of long term high altitude residence on spatial working memory：An fMRI study. Brain and cognition，77，53-59.）

这说明言语和空间任务上前额叶的注意资源受到长期缺氧的影响。

为了考察高原低氧环境是否对个体的工作记忆中执行功能的抑制能力有影响，马海林、王妍等[17]运用 flanker 任务对移居到 3700 米（拉萨）居住满 3 年的大学生进行了研究。研究发现（图7-10），在反应时和正确率上高低海拔组之间没有发现差异，但是脑电结果发现，高海拔组被试的N2 波幅显著大于低海拔组，P3 波幅显著小于低海拔组，说明高海拔组通过过度的激活注意来补偿

反应抑制能力的下降。

在另一项采用 Go/NoGo 任务的研究中[18]，研究者也发现了同样的结果，高海拔组的早期与注意相关的成分波幅变大，但是与反应抑制相关的P3 成分的波幅显著减小（图 7-11）。进一步对错误相关的负波（ERN）进行分析发现，高海拔组的 ERN 波幅显著增大，这说明长期的高海拔环境暴露导致个体过度激活了行为监控能力，这是一种行为补偿机制[19]。

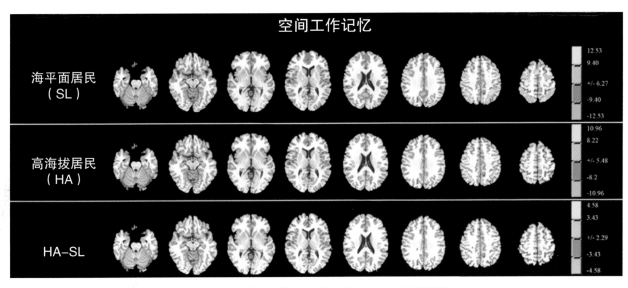

图 7-5　高低海拔居民在空间工作记忆上的脑激活图

（引自：Yan X，Zhang J，Gong Q，et al. Adaptive influence of long term high altitude residence on spatial working memory：An fMRI study. Brain and cognition，77，53-59.）

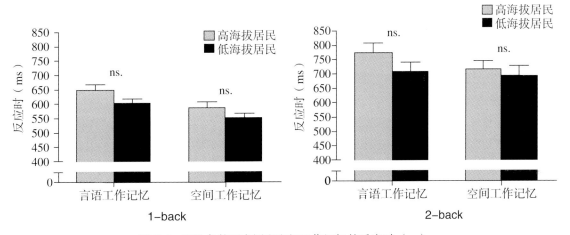

图 7-6　两种条件下言语和空间工作记忆的反应时（ms）

[引自：Ma H，Zhang D，Li X，et al. Long-term exposure to high altitude attenuates verbal and spatial working memory：Evidence from an event-related potential study. Brain and behavior，2019，9（4）：e01256.]

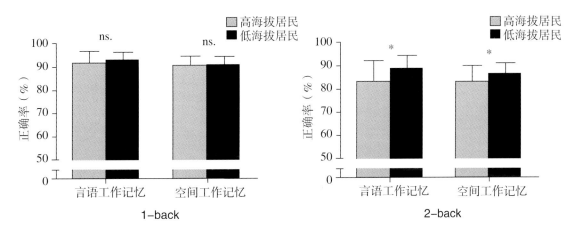

图 7-7　两种条件下言语和空间工作记忆的正确率

[引自：Ma H，Zhang D，Li X，et al. Long-term exposure to high altitude attenuates verbal and spatial working memory：Evidence from an event-related potential study. Brain and behavior，2019，9（4）：e01256.]

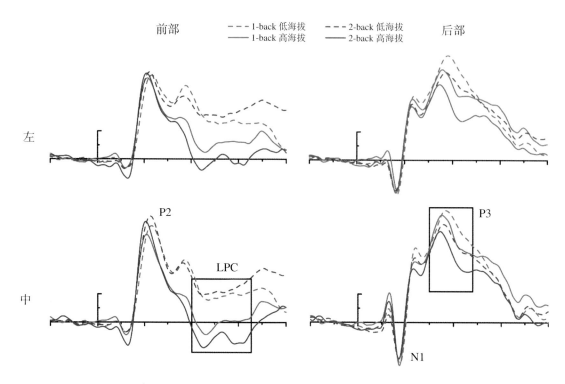

图 7-8　言语工作记忆在高低海拔上的 ERP 波形

[引自：Ma H，Zhang D，Li X，et al. Long-term exposure to high altitude attenuates verbal and spatial working memory：Evidence from an event-related potential study. Brain and behavior，2019，9（4）：e01256.]

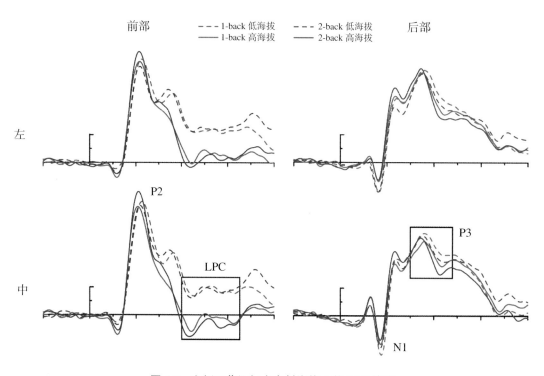

图 7-9　空间工作记忆在高低海拔上的 ERP 波形

[引自：Ma H，Zhang D，Li X，et al. Long-term exposure to high altitude attenuates verbal and spatial working memory：Evidence from an event-related potential study. Brain and behavior，2019，9（4）：e01256.]

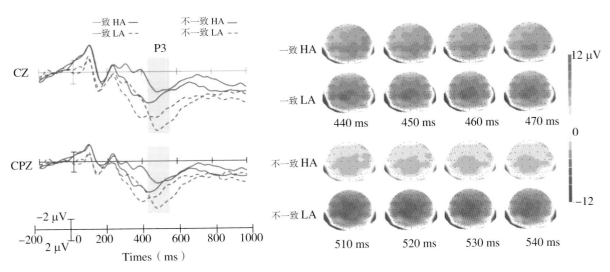

图 7-10　高低海拔组在 flanker 任务上的脑电波形和脑地形图

[引自：Ma H，Wang Y，Wu J，et al. Long-Term Exposure to High Altitude Affects Conflict Control in the Conflict-Resolving Stage）．plos one，2015，10（12）：1-12.]

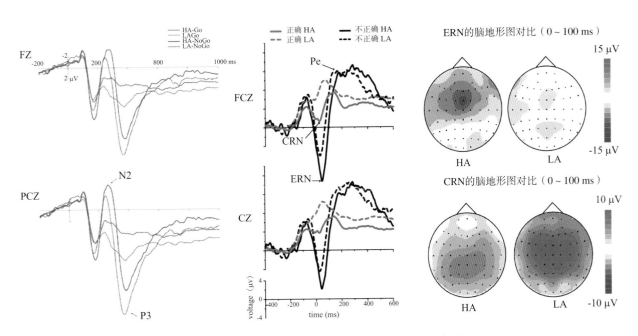

图 7-11　高低海拔组在 Go/NoGo 任务上的脑电波形

（引自：Ma H，Wang Y，Wu J，et al. Long-term exposure to high altitude affects response inhibition in the conflict-monitoring stage. Scientific reports，2015，5：13701.）

第二节　高原环境对注意功能的影响

一、注意的概念及特征

《心理学导论》将注意定义为"导致局部刺激的意识水平提高的知觉集中"。该定义在强调知觉集中的过程中，进一步强调其导致的结果，即人对局部刺激水平的意识的提高，同时也意味着在知觉集中范围外的刺激意识水平下降或根本无意识。在美国学者罗伯特·索尔索《认知心理学》一书中，注意被看作是认知心理学的八大领域之一（其他七个领域分别为：知觉、记忆、表象、语言的技能、发展心理学、思维和问题的解决、人工智能），并被定义为心理努力对感觉或心理事件的集中。也有研究者采用扩大范围式的定义，即"注意是心理活动对一定事物的指向与集中"。心理学家詹姆斯曾说："注意是以清晰生动的形式，让数个同时可能的物体或思维序列之一占据心灵……它意味着，为了更有效地加工一些刺激，其他的要退缩出来。"

随着认知神经科学和认知神经心理学的发展，对注意的功能和神经机制有了更多更深入的理解。Pashler对注意做出了这样的描述：注意具有一定的容量限制，这使得我们只能加工输入信息中的一部分，而忽略掉其他的信息；注意具有选择性，可以将资源更多地分配到与当前认知行为事件最相关的信息上，这种选择性既可以是主动的，也可以是被动的或者自发的；同时注意能够根据接受者的状态和目的，对选择的信息进行调控、增强，使被选择的信息能够得到进一步的易化加工。这是当代认知心理学对注意普遍和基本一致的看法。

选择性（指向性）和集中性是注意的两个基本特征。选择性指注意选择某一对象而离开另一对象的变化过程。由于注意的指向性，人才能通过选择对个体具有意义的外界信息，并在头脑中对其继续加工。人体有限的主要容量无法关注外界无限的信息世界，如果在某一特定时间内过多的感觉线索作用于人体，就会"超载"，或者如果人试图在记忆中对过多的事件进行加工，也会导致"超载"。"超载"的结果将可能使操作系统受到损失或失败。注意的选择性使得有意义的外界信息被提取加工，同时撇开无关信息的干扰。Hemandez Peon把注意的指向性比作探照灯的一束亮光，在亮光照射的中心，人们得到最清晰的印象；而在亮光照射的边缘，事物就变得模糊不清了。

集中性指注意对所指向的对象保持着高度的强度或紧张性。当人们的意识活动指向一定对象之后，集中性可以将注意持续地关注到其指向的对象上面。注意的集中性可以用心理努力程度来表示。注意的选择性是注意的开始，而注意的集中性是注意过程的第二个阶段。人们的意识活动指向一定对象之后，往往会由于某种主客观的原因，继续深入到这个对象中去。注意转移是注意的结束，是其过程的最后阶段。当人们的意识活动指向集中一定客体后，人们会有意或无意地将注意从一个客体转移到另一个客体，即注意的转移。某一个注意的结束，实际上是另一个注意的开始。

注意的选择性和集中性策略在人类学习中至关重要。学习者通常面对复杂多样的学习内容，由于在有限的时间内能接受的信息是有限的，学习者不应把所有内容都不分主次地输入大脑进行加工编码，而应善于对有价值的信息给予特别的注意。能否对有关的重要学习内容给予选择性注意，并保持高度的紧张性和觉醒状态，这正是学习者能否有效学习的前提。这种选择性和集中性的注意策略的作用，就是能将进入大脑的信息加以严格地过滤和筛选，使注意力集中在重要内容上，确保大脑在特定时间内所编码、储存和加工的信息是有价值的，进而保证学习的效率。

二、注意的基础研究

从20世纪60年代以来，认知心理学对注意选择作用的实质及其具体发生在信息处理加工的哪个阶段进行了大量的研究，并由此提出了一系列的理论解释。英国心理学家Broadbent最早提出了注意的过滤器理论，认为在注意容量有限的条件下，注意的通道是按照"全或无"的工作模式，当注意选择了一个通道，其余通道将被关闭，只有在被选择的通道内的信息才能被进一步加工，因此注意类似于过滤器的开关[20]。依该理论，注意是一个较为繁琐的过程，当要对较多的信息进行加工处理时，人的注意只能在不同的通道间进行切换，然而注意在不同的通道间如何实现自由切换是该理论没有阐述的。Gray 和 Wedderburn 在一项双耳分听的实验中却得出了不同的结果，被试并没有把某个通道的信息过滤掉，而是将呈现于两个通道的信息进行整合。Terisman 在 Gray 等的研究基础上进行进一步研究，提出注意的衰减器理论，认为不论被注意到还是未被注意到的信息都将被存储在感觉器官中，未被注意到的信息处在一种不完全减弱的状态。当受到事物的一些物理属性的影响，或在未被注意的通道中的刺激信息发生了重要的变化时，注意就会马上转移到该通道。该理论阐述了注意如何在不同通道间进行切换，并且提出了最初对刺激信息的分析主要集中在刺激的物理特征上，之后的分析处理则主要集中在刺激的意义上。注意的过滤器理论和衰减理论均认为注意的选择功能是位于辨识和反应之间。而以 Deutsch 为代表、后由 Normen 在 1968 年加以完善的注意反应选择模型认为，注意的选择功能位于辨识和反应之间，所有的信息均能进入高级分析通道，但只有重要的信息个体才会做出反应。

三、注意网络的研究

长期以来，研究者把注意视为一个单一的系统。随着研究的深入，已有的理论解释注意现象时表现出来越来越多的缺陷，为解决单一系统理论的缺陷，Posner 和 Peterson 提出注意网络模型，将注意系统分成警觉、定向和执行控制。警觉是指达到或保持一种状态，在该状态下对即将到来的信息的敏感度增加；定向是将注意力转移到将要选择或关注的刺激上；执行控制是指对预期、刺激和反应之间的冲突的监控和解决。该模型认为注意系统的三个成分是相互独立的；但是有些研究发现三个注意网络之间存在复杂的交互作用。

（一）注意警觉

警觉是指维持一个灵敏的状态以接受信息的传入，激活的脑区主要在大脑半球额叶及顶叶，以右侧为主。注意警觉又可分为固有警觉（tonic alerting）和相位性警觉（phasic alerting）。固有警觉是指在没有外界提示的情况下，个体本身所具备的觉醒状态和反应敏捷度，通常通过简单的反应时任务就能够测量；相位性警觉是指在出现提示线索之后的一段时间内，个体对接下来的目标刺激提高反应准备的能力。在研究相位性警觉时，通常在目标刺激出现之前会出现一个线索提示目标刺激即将出现，通过线索的出现对个体反应时的影响来测量相位性警觉，注意网络测验测量的警觉即为相位性警觉。

警觉的有效性一般通过无提示线索减去中心线索提示条件来测量，是指对即将发生的事情有意图地准备。额叶和顶叶损伤，特别是右侧半球损伤，会降低患者维持警觉状态的能力。警觉主要涉及丘脑、额叶和顶叶区域。PET 研究发现，在警觉阶段可以观察到丘脑、额叶和顶上小叶皮质 BOLD 活性增强。而功能性红外光谱分析还发现警觉功能涉及腹外侧额前皮质和颞叶。功能磁共振技术研究发现，警觉功能与右侧大脑半球的额叶和顶叶有关。

对注意警觉的相关研究相对来说还较少，大部分聚焦在特殊群体上。已有的研究发现老年人的警觉功能在反应时上显著低于年轻人，脑电成分（P1，N1，CNV）的波幅也显著小于年轻人。在早期的病变研究中，右侧半球受损的患者其视觉和听觉的简单反应时比正常人显著延长，而当任务中有线索呈现时，这一绩效缺陷却要小很多，表明大脑右侧半球的损伤主要损害个体的固有警觉而非相位性警觉。Sturm 等使用 PET 研究发现与固有警觉相关的脑区主要在大脑右侧半球，包括前扣带皮质、背外侧前额叶、顶下小叶以及丘脑和脑干等；应用 fMRI 研究发现相位性警觉除了右侧半球之外还有左侧半球的激活，主要位于前胰岛、背侧前运动皮质以及顶上和顶下皮质等。已有的研究表明，抑制去甲肾上腺素（norepinephrine，NE）释放的药物会削弱动物对警觉信号的反应，说明警觉与脑内的 NE 系统有关。

（二）注意定向

定向是将注意力转移到将要选择或关注的刺激上，顶叶在注意的空间定位、注意的解除及新奇刺激的选择中起关键作用；也有研究者认为额叶也参与了定向任务，而且额顶叶的再定向比定向功能更为明显。注意定向网络又分为内源性注意定向和外源性注意定向。内源性注意定向指的是一种自上而下的加工模式，即个体主动将注意力集中在目标任务上，如学生知道老师这节课讲的是难点和重点内容，因而更加认真和集中注意力听讲；外源性注意指的是一种自下而上的加工模式，如学生在非常认真地听讲时，校园的广播突然响起，引起学生的注意。内源性注意定向和外源性注意定向对知觉的加工有不同的作用机制，受神经递质的影响不同，且二者所持续的时间也不同，内源性注意定向的发生相对较慢，但是持续时间较长；外源性注意定向的发生十分迅速且短暂，发生一段时间后会产生返回抑制，即抑制注意回到先前注意的内容。内源性注意定向与外源性注意定向并非相互独立的，在一定条件下二者会产生交互作用，如与当前任务有关的新异刺激比无关干扰更容易捕获注意。

Posner 等很早就开发了一套空间线索范式，用以研究这两种注意定向的发生机制。在该范式中，在目标刺激呈现之前，会出现一个线索来提示目标刺激即将可能出现的位置。当研究内源性注意时，提示的线索通常出现在中央注视点的位置，来提示目标刺激即将出现的位置；而用以研究外源性定向的线索一般出现在外周。当线索为有效空间线索时，随后呈现的目标刺激就会出现在线索提示的位置；当线索为无效空间线索时，随后呈现的目标刺激就不在线索提示的位置上。在内源性注意定向中，有效线索出现的概率大于随机水平，此时的线索可以预测靶子的位置，因此可以引导被试自主地进行注意的定向；而在外源性注意定向中，有效空间线索和无效空间线索出现的概率是相等的，此时线索对目标刺激出现的位置没有任何预测性，此时注意定向主要由外周线索引起。定向网络定向一般是根据在目标位置有无信号条件的反应时间来测试，可分为下行反馈和上行反馈两种。对视觉信号空间定位的定向功能涉及的脑区主要是额前区（眶额区）和顶区（包括双侧顶上小叶和颞顶结合区）。额眼区和顶上小叶组成背侧注意网络，颞顶结合区和腹侧额区构成腹侧注意网络。研究发现上纵束和弓状束连接背侧网络，下额枕束连接腹侧注意网络。在

已有的研究中显示，注射胆碱受体阻断剂东莨菪碱到猴的顶叶侧面，会严重影响猴对注意的定向功能，而警觉反应却无变化[21]，说明胆碱系统对注意网络中的定向起关键作用。胆碱能系统异常是阿尔茨海默病的重要病理特征，对该类患者的研究发现，其在视觉注意任务中的定向功能受损[22]。

（三）注意执行控制

执行控制是指对认知操作进行协调控制和解决反应冲突的能力，涵盖了诸如计划、工作记忆、抑制、任务转换以及对反应的启动和监控等众多功能[23]。Kane 和 Engle 运用 Stroop 范式，区分出了两种执行控制功能：目标维持、冲突解决。工作记忆容量是执行控制功能强弱的一个重要指标，研究者发现具有不同工作记忆容量的个体在维持任务目标和抑制优势反应的能力上也各不相同。在 PET 和 fMRI 研究中发现，在解决冲突任务时，额叶的中间部分（前扣带回）和前额叶的侧面被激活，表明前扣带皮质和前额叶侧面与执行功能相关，颞叶和顶叶可能不是参与执行功能的关键神经结构。在当前的加工任务中，额叶的主要任务是抑制与当前任务无关的干扰刺激，是高级智能活动中关键的神经基础。其中前额叶是执行功能非常重要的神经基础，受损后会出现选择性注意网络的紊乱。在国内学者王长青的运用注意网络测验对小脑损伤患者进行研究后，认为小脑病变可能通过影响大脑与小脑往返的神经环路，最终导致注意网络的执行控制功能受损，从而认为小脑也部分参与了执行控制网络。执行控制一般应用刺激或反应维度不相容的任务来测量，比如经典的 Stroop、Flanker 或 Simon 任务，根据不一致任务和一致中性任务的反应时间差来量化。神经影像学研究发现执行控制包括前扣带回（ACC）和背外侧额前皮质，利用静息 fMRI 也发现 ACC和前额叶（PFC）以及一些其他脑区存在功能联系。另一项实验发现背外侧额顶网络可共同参与对执行功能的控制。另一项应用 ANT 的 fMRI 研究发现，ACC 和背外侧额前皮质之间存在显著的功能连接，其功能连接系数与执行控制的行为学得分存在显著负相关。前扣带回和前额叶的侧面脑区的多巴胺（dopamine，DA）系统对执行控制功能起主导作用。

（四）注意网络研究范式

对注意网络研究使用最广泛的是注意网络测验（attentional network test，ANT），该测验有较好的重测信度，由于其操作简易且耗时短，已被广泛用于从健康人到患者、从成人到小儿的注意绩效评估。ANT最早由范津等提出，整个实验将线索提示和 flanker 任务结合起来。实验方法如下：线索在目标刺激之前出现，起到一个提示的作用，整个实验过程包括3种线索条件：无线索、中心线索和空间线索；2种目标条件：一致刺激和不一致刺激，一致刺激即所有箭头都指向相同的方向，不一致刺激中间箭头和两边箭头的朝向相反；被试的任务是判断目标刺激中间箭头的朝向，当中间的箭头朝左按"F"键，中间的箭头朝右按"J"键；每个箭头的视角为0.58°，两个箭头之间间隔0.06°视角，目标刺激共5个箭头，整体视角3.27°，目标刺激呈现在"+"的上方或下方1.06°视角（图7-12）。注意的警觉 = RT 无线索 − RT 中心线索（RT即反应时）。在无线索的条件下，个体的注意力较为分散，而当出现空间线索时，个体的注意力根据此线索提前达到并维持警觉的状态，故二者条件相减反映个体的警觉能力，数值越大提示警觉能力越强。注意的定向 =RT 中心线

索 - RT 空间线索，这两种线索都包含了目标刺激即将出现的时间信息，但是空间线索还进一步包含了目标刺激出现的位置，因而二者之差反映个体的定向能力，数值越大提示定向能力越好。注意的执行控制 = RT 不一致的目标刺激 − RT 一致的目标刺激，当目标刺激的中间箭头和两端箭头的朝向不一致时，个体需要抑制两端干扰的箭头来有效加工中间的箭头，比一致条件下的反应时更长。二者的差值越小，提示注意的执行控制功能越强。

（五）相关的 ERP 成分

P1 和 N1 成分分布在头皮后部，是识别注意的早期成分（P1 在刺激出现之后的 80 ~ 100 ms，紧接着出现 N1）。P1 和 N1 成分产生在顶叶和枕叶，这些成分标记着对刺激的早期处理，当注意到刺激时或加深注意时波幅增加，然而对 P1 而言并不总是这样，有时波幅也会降低。

N2 成分呈现在大脑中前部的电极，平均波峰出现在刺激出现后的 250 ~ 350 ms 之间。冲突监控理论指出，ACC 是 N2 的潜在机制，当冲突被检测到刺激时补充自上而下加工机制的资源。一系列的研究将 flanker 任务和 ERP 研究结合起来，类似于 ANT 的研究证明不一致的 flanker 任务比

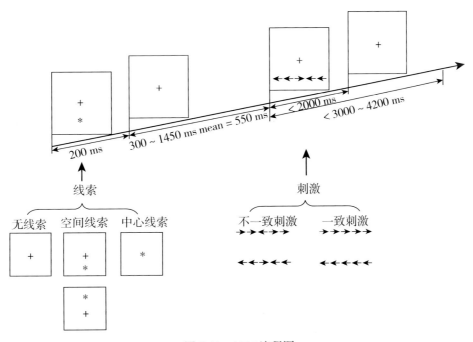

图 7-12　ANT 流程图

[引自：Zhang D，Zhang X，Ma H，et al. Competition among the attentional networks due to resource reduction in Tibetan indigenous residents：evidence from event-related potentials. Sci Rep，2018，8（1）：610.]

一致的任务产生更负的波于中前部的电极。然而，ACC活动在N2的产生过程中可能事实上反映可能结果的评估而非冲突察觉，作为目前提出的预测反应模型。

P3在中线电极产生，平均波峰出现在刺激出现后的250～350 ms之间。P3成分包含至少2个子成分：前额产生P3a成分包含新奇的探测，颞叶产生P3b进行刺激评估，执行控制任务产生P3成分，在flanker任务中，相较于一致刺激，不一致刺激增加P3潜伏期和P3波幅。P3成分潜伏期的增加表明判断目标刺激需要更多的时间，波幅的增加可能反映更多的反应抑制。

四、视觉空间注意

（一）视觉空间注意的概述

视觉系统是一个信息加工系统，其资源是有限的。人们生活的环境周围经常存在着大量的复杂信息，视觉注意只能选择其中一部分有限的信息来进行加工，其他信息则被忽略。在这个过程中，人们有选择地对看到的信息进行知觉和反应，选择性地注意与当前任务相关的特定信息，并成功地抑制其他的无关干扰，以此来保证正确、有效地完成当前任务，这就是选择性注意。近年来，研究者对视觉选择注意加工的规律和认知机制进行了大量的实验研究，提出了"基于空间"的注意加工理论。基于空间的理论模型认为，视觉选择是基于对视野纯粹的空间表征进行操作的，视觉注意选择的是特定的空间位置，然后才对落在所选空间内的物体进行加工。脑电活动和脑成像研究为视觉空间选择注意的加工机制提供了神经层面的实验证据。

视觉空间注意（visual-spatial attention，VSA）是指对刺激物方位、范围、大小等空间信息的注意，人类获得的外界信息80%来源于视觉，而正确识别客体的过程中首先必须明确"方位"，因此研究最多的是方位，目的是揭示大脑对于视野处理信息的机制，视觉空间注意的脑机制即以此为起点开始展开。

（二）视觉空间注意研究的范式

Luck和Hillyard提出了视觉搜索范式，最早研究了视觉空间注意[24]。在这种范式下，Luck使用block设计，一个block里包含四种刺激序列：同质刺激（homogenous）、朝向突出刺激（orientation pop-out）、颜色突出刺激（color pop-out）和大小突出刺激（size pop-out）。同质刺激和其中一个突出刺激为非目标刺激，其余的突出刺激则为目标刺激。四种刺激序列类型随机呈现，被试不可预测下一个任务，以此平衡各个试次间的工作记忆负担。整个过程中，注视点始终出现在屏幕中央。

视觉搜索范式是研究视觉空间注意所使用的经典范式。人们的视觉系统在探测和识别当前相关目标中起了重要作用。注意机制在众多目标同时出现在视野中的情况下，选择目标刺激进行深入分析、鉴别等，这在视觉认知中发挥着关键作用。由于视觉搜索任务能捕获视觉场景的这些特质，使其被广泛用于研究人类视觉选择性注意的属性。在这个范式中，被试搜索随机呈现在刺激序列（目标与分心物混合组成的刺激序列）中预先设定的目标刺激。典型的单一特征视觉搜索任务中（如本研究采用的视觉搜索任务），通常要求被试在一些无关的分心物中寻找某个特定的目标（通常是由形状或颜色等特征来定义的），最后按相应的反应键来判断每个刺激序列中是否存在目标或报告目标出现的位置。

随着实验研究的发展，又衍生出了一些视觉搜索范式的变式，比如在实验开始前并不告知被试什么是目标刺激，而是在刺激序列出现之前呈现一个目标指示物来提供目标特征信息，例如目标的颜色或者形状。

（三）视觉空间注意的抑制说

通常采用视觉搜索范式，刺激序列往往包括同质刺激、奇异刺激（目标和分心物混合而成）。所以，在进行选择性的注意加工时，简单地对目标进行选择性的促进加工，或者抑制对分心物的加工而凸显对目标刺激的加工，均有可能引发N2pc的产生。针对抑制对分心物的加工凸显对目标刺激的加工产生了抑制说。

抑制说又称空间过滤加工理论，是Luck等于1994年提出的[24]。根据这一理论，研究者认为被试在搜索目标与分心物混合组成的刺激序列时，对目标的识别是通过抑制目标周围的分心物的竞争信息来实现的，N2pc反映的是一种空间过滤加工。在 Luck 等的实验中，为了减少或消除注意系统对干扰刺激的抑制，他们对干扰刺激进行操作。当干扰物与目标一起呈现时，引发 N2pc；当被试能够根据刺激的简单特征排除干扰刺激时，N2pc 就会消失。只呈现目标刺激，或者使用同质刺激，又或者使干扰刺激与当前任务具有关联，进而消除对其的抑制作用，都不会引发 N2pc。为了进一步说明抑制作用，Luck 等控制干扰物的数量，发现干扰刺激数目的增加会引发更大的 N2pc，这再次验证了抑制理论的可信性。另外，Amenedo 等使用视觉搜索范式进行老龄化研究，实验中的刺激序列包括三种类型：同质刺激、颜色非目标刺激及朝向目标刺激。研究发现，刺激序列中所有项目都相同时，或者出现非目标刺激都不会产生 N2pc，只有目标与分心物同时出现才引发 N2pc。本研究没有在颜色非目标序列观察到明显的 ERP 效应，只在出现在左视野或右视野目标的脑电活动中观察到 ERP 效应。这不仅再次证明了 Luck 的研究结论，而且也得出非目标刺激不会产生 N2pc。这些研究结果均说明 N2pc 与抑制作用是伴随出现的。

（四）视觉空间注意的 ERP 研究

随着科学技术的不断进步，事件相关电位（ERPs）被作为发现视觉空间注意神经机制新证据的指标。目前为止发现的注意 ERPs 有 N2pc 和 N2cc，反应 ERPs 有 MP 和 RAP。

1．与视觉空间注意有关的 ERPs

（1）N2pc 成分：Luck 和他的同事第一次描述了视觉空间注意中的一个非常重要的成分：N2pc 成分。后来 Luck、Eimer 和 Woodman 等对青少年视觉搜索的电生理研究，进一步证实了 N2pc 成分的存在，并且加深了对该成分的认识。ERP 的研究揭示了视野双侧刺激序列呈现后的 200 ~ 300 ms 之间，在视野目标刺激的对侧脑后区域出现了一个向上走向（负偏离）的 ERP 成分，即 N2pc。它已被证实是视觉搜索任务中与空间选择性注意分配相关的唯一的脑电指标，被认为是反映视觉搜索过程中对目标刺激的空间选择性加工和（或）对周围干扰项（非目标刺激）的抑制加工，与刺激的注意约束密切相关。

N2pc 是基于其自身属性、潜伏期范围和大脑头皮分布位置来命名的。其中，"N"是指负波

（negative），"2"代表成分出现的时间大约在刺激呈现后的 200 ~ 300 ms 之间，"pc"指成分头皮分布位置为目标刺激的对侧脑后区域（posterior-contralateral）。N2pc 的波幅反映了目标刺激注意分配量的指标，潜伏期被看作是目标刺激注意分配的时间指标。

虽然现在 N2pc 反映了对目标刺激的选择性注意过程，揭示了视觉空间注意的神经过程，为空间注意的轨迹研究提供了有效的工具，但之前许多学者就 N2pc 的目标注意选择发生阶段产生过争议。为了研究这个成分是由注意目标的选择过程引起，还是由注意加工阶段之前（隐蔽的注意定向阶段：attentional orienting；目标不特定的空间注意）引起，Monika Kiss 采用视觉搜索任务与空间线索程序相结合的实验进行研究。在一些 Blocks 中，在有效线索提示下，即将出现的奇异目标呈现在均匀分布的干扰物中；在另一些 Blocks 中，可能会出现无效的空间化线索提示和未预料的注意转移。发现通过这种操作对目标反应的 N2pc 不受影响，表明这个成分与注意转移无关，而且在有效线索提示下的目标选择之前的任务相关位置，均匀非目标序列引起 N2pc 波幅减小，说明 N2pc 反映了刺激特征空间特定的加工过程。Woodman 等的 N2pc 线索化研究中支持了上述观点，其 ERP 数据表明当位置的特点是线索字母作标记，注意力就会转移到预期目标形状的线索位置[25]。然而当可能出现的位置没有线索字母的标志（只呈现位置信息而没有目标刺激本身），便不会发现线索预期位置的注意力转移。这些结果表明，与知觉注意机制有关的 N2pc 反映目标刺激本身的注意选择过程。

N2pc 有其独特的测量方法，由于对侧目标要比同侧目标在单侧脑后区域引起的波形更负，因此，它是一种对侧波（左视野对应右侧脑后部区域与右视野对应左侧脑后部区域电极的平均）减去同侧波（左视野对应左侧脑后部区域与右视野对应右侧脑后部区域电极的平均）得到的差异波。基于 Eimer[26]、Luck 和 Hillyard[24,27] 等的一系列研究，发现在目标视野呈现的对侧脑后部区域的顶枕部电极位置记录到 N2pc 的波幅最大。因此，通常选用 PO7/PO8、PO3/PO4、P3/P4、O1/O2 等电极点记录 N2pc，然后再对多对电极点加以平均，或者根据每对电极点记录到的 N2pc 波幅

的大小进行单独取点来求得。需要指出的是，对侧、同侧是相对于脑区位置而言的。由于大脑具有单侧化的性质，不论是左半球还是右半球都有同侧波与对侧波，将其相加后就去除了大脑单侧化，最后，得出对侧和同侧波形的总平均。

（2）N2cc成分：近年来，研究者发现了一个阻止注意指向与手动按键反应选择干扰作用的ERP成分，被命名为N2cc（N2 central-contralateral），它是西蒙任务中与认知控制有关的中央对侧负波。N2cc在视觉搜索任务中目标刺激呈现位置对侧的中央电极被记录到，与上面描述的N2pc成分属性、潜伏期相同。基于灵长类动物单细胞结果、神经影像学数据、ERP源定位分析，N2cc反映背外侧前运动皮质激活来阻止依赖于视觉视野目标刺激位置的手动反应选择，因此保证反应选择不偏离空间注意指向，抑制了空间注意和按键反应选择之间的干扰作用。

最近研究表明，当提供线索预先告知被试目标位置的先行信息，N2cc的波幅将会减小，此结果增加了其功能性解释。视觉搜索任务，目标刺激伴随着分散的干扰物随机出现在视野的左侧或右侧，通过左右手只对目标出现或不出现做出反应。在这种情况下，与视野一致的同侧手做反应是有利的。因此，选择正确反应手的能力依赖于任务指导，与出现在视野左侧或右侧的位置无关，此种能力被视为帮助抑制受注意指向影响的反应选择脆弱性的执行功能。关于这方面，测量N2cc成分使得探索视觉搜索任务执行功能的海拔效应成为可能。

关于N2cc的测量，是每个被试注意视野的对侧波减去视野同侧波的差异波。N2cc是通过减法程序获取的，即分离出现在目标刺激呈现的视野位置对侧的中央电极位置的活动。通常选取中央头皮区域的多对电极点，根据每对电极点的显著性程度进行单独取点来求得，比如C3/4、C1/2、FCC3h/4h、CCP3h/4h等电极点。下面我们以常见的C3/C4为例，阐述N2cc成分的计算公式：

$$N2cc=[(C3-C4)_{RVF\ attention}+(C4-C3)_{LVF\ attention}]/2$$

RVF表示右视野，LVF表示左视野。此程序提取大脑两半球活动叠加的单侧电位。

2．与视觉空间注意的反应有关的ERPs

ERP研究表明要求对刺激做出反应的任务中，在对刺激进行加工后大脑皮质运动机制立即激活，或与刺激加工同时进行。在明显地执行一个正确反应之前，大脑运动皮质区域产生了几个与运动选择和准备过程相关的ERP成分。Kornhuber和Deecke观察到这些成分，并对其做了区分[28]。它们是主动或有意运动产生的脑电位，包括运动反应前的准备电位（RP）以及其后的运动反应电位（MP）和反应后电位（RAP）。

Kornhuber和Deecke第一次报告了先于人类有意运动之前的脑电活动。在他们之前，Bates试图通过多个单扫描脑电图踪迹的颅像重合记录，但由于信噪比低，只能确定运动后的脑电活动[29]。20世纪60年代，没有计算机软件进行在线平均。因此，当被试以自定速度重复运动时，Kornhuber和Deecke同步记录下他们的脑电图和肌电图，并将所有数据存储在磁带。然后通过回放磁带，对肌电图开始前的脑电图分段进行离线平均。通过磁带回放平均技术，他们成功确认了两个成分：一个在肌电开始前，另一个在肌电开始后。这些就叫准备电位和运动后电位。后来他们又发现了两个成分：运动前活动成分和运动成分。从那时起，许多运动相关的皮质电位研究已在生理发现和临床应用方面被报告。但是除准备电位外，其他成分的生理学意义尚不清楚。

与积极的肢体运动有关的最显著的ERPs是准备电位RP。准备电位通过不同的成分发展，其中最突出的手指运动的对侧中央电极观察到在运动开始出现一个最大的负偏向（运动电位，MP），MP产生于对侧前运动皮质，与运动需求开始和准备导致的明显反应有关。紧接着在明显的运动执行时出现一个最大的正偏向（运动后电位，RAP）。运动电位（MP）指标促进了对侧运动皮质选择反应的产生。虽然对运动后电位（RAP）知之甚少，但它一直被认为与反应执行时感觉运动整合过程有关。

运动相关的脑电位不仅反映与运动执行过程有关的脑电活动，也是其他技术的补充结果，如就运动准备而言的经颅磁刺激研究。皮质运动电位的准备电位已在运动开始前的初级运动皮质和前运动皮质记录到，反映随意运动准备的大脑网络。运动电位与准备电位一样在中央区域呈负偏向，代表初级运动皮质的神经元活性的皮质脊髓束，在运动开始时产生。皮质运动电位的结束以反应后电位为标志，反应后电位与感觉运动反馈有关，运动一旦产生，感觉运动反馈就会产生作用。RAP 成分相关的功能来自肌肉、关节参与运动的运动皮质脊髓细胞传入易化，对控制持续运动是有必要的。

五、持续性注意概述

（一）持续性注意的概念

注意是心理努力对感觉或心理事件的集中，可分为选择性注意、分配性注意和持续性注意[30]。选择性注意是指同时出现两种及以上的刺激时个体集中选择一种事物进行注意，忽略其他刺激的心理过程。分配性注意是同一时间内个体对两种或两种以上的刺激进行注意，或将注意分配到不同活动中的能力。在某种程度上，持续性注意可等同于警觉（vigilance）、警觉性注意、注意的警戒性等，都是指长时间内对某一刺激保持注意的能力，因此对持续性注意的研究可追溯到对警觉的研究。最初，研究者认为警觉是神经系统对即将到来的刺激的一种心理准备状态。1948 年 Mackworth 设计了时钟测验（clock test），开始了警觉的开创性研究，实验包括时钟指针每隔一段时间走一格和偶尔一次走两格两种情况，被试需对时针一次走两格的情况进行报告[31]。在警觉任务中，被试需对较长时间内不经常出现的、间隔不确定的信号进行探测，可看作是机体在长时间内对周围环境中的低频重要事件进行监测、忽视无关事件的过程。1990 年，Posner 和 Petersen 等提出了注意网络模型，将注意分为前注意网络、后注意网络和警觉系统三个方面。2008 年，Posner 等对警觉进行了进一步划分，认为警觉可分为固有警觉（tonic alerting）和相位性警觉（phasic alerting）[32]。警觉并不完全等同于持续性注意，在某种程度上，警觉的外延更为宽广。

持续性注意是指在一定时间内将注意保持在某个认识的客体或活动上的能力。狭义的持续性注意是指注意持久地持续在一个特定的对象上，广义的持续性注意则是指注意保持在对一定活动的总的指向上，而行动所接触的对象和行动本身可以发生变化。可见，持续性注意要求个体在一定时间内集中注意于某件事或者某个情形中，它是注意功能的基本成分，也是更高层次的注意，

是认知功能的基础。资源限制理论认为人的心理资源总量是有限的，任务的复杂程度与占用的认知资源多少呈正比，所以大脑如何进行资源分配显得尤为重要。当某一重要任务需要持续性注意参与时，大脑将认知资源稳定集中于当前任务，这对于人类面对复杂的内部环境和外部环境时处理紧急任务具有重大意义，是人类适应环境的重要机制。

（二）持续性注意的理论

个体持续性注意能力的维持取决于认知控制机制的适时调整。认知控制也称执行控制，是指个体在面对干扰或冲突时，通过促进与任务相关的信息加工，减少无关刺激的干扰，抑制习惯性反应或冲动行为，以适应当前需要的能力。双重认知控制理论（dual mechanisms of cognitive control account，简称 DMC 理论）认为，认知控制机制可分为主动性控制和反应性控制，二者相互独立，共同作用于个体。主动性控制指在任务前期准备阶段，有选择地对任务相关的线索信息进行注意加工，并在随后时间内（从线索信息呈现到开始反应的时间间隔）在工作记忆中积极地表征和维持这一线索信息，从而形成相应的反应准备，运用线索信息预测接下来所要做出的反应。它是一种线索驱动的控制，受自上而下的信息加工影响较大。反应性控制指在将要做出反应时，灵活运用即时出现的任务相关信息解决冲突，并在需要运用先前的线索解决当前冲突时，通过检索来重新激活先前的线索信息，以指导当前的反应，并修正可能存在的错误反应倾向。它是一种探测驱动的控制，受自下而上的信息输入影响较大。

（三）持续性注意研究范式

测量持续性注意可采用持续性注意测试（continuous performance test，CPT）、注意力变量检查（the test of variables of attention，TOVA）、Conner 简明量表、Go/NoGo 任务等。经典的 CPT 范式要求被试对一段时间内快速呈现的多个刺激中的靶刺激保持注意，通常以反应时、漏报率和虚报率等行为指标作为测量标准。TOVA 软件通过客观手段可有效测量被试的注意力集中程度、冲动抑制能力、信息加工速度和注意维持能力，在注意缺陷多动障碍（attention deficit hyperactivity disorder，ADHD）儿童和正常儿童的筛选中具

有较高的敏感度和特异度。Conner 简明量表最初由 Conners 等于 1969 年编订、1978 年修订，直至 20 世纪 80 年代由徐韬园引入中国，正式用于临床。作为国际公认的 ADHD 诊断和疗效判定量表，Conner 简明量表在区分 ADHD 儿童和正常儿童及药物治疗疗效方面具有较高的敏感度。通常，在 Go/NoGo 任务中，被试仅需对 Go 刺激进行反应，对 NoGo 刺激不反应，但由于其研究内容、实验目的等不同，各个实验中的刺激材料、刺激间隔等也会有所不同。其中，CPT 测验和 Go/NoGo 任务较为常用。由于单纯的行为研究并不能为揭示其内在的心理机制提供充分的证据，近年来，事件相关电位（ERPs）技术和功能性磁共振（fMRI）等脑成像技术的发展，为深入探究持续性注意心理加工的神经基础和内在机制提供了可能。

现有研究采用了 Stroop 和 Go/NoGo 相结合的持续性注意 Go/NoGo 实验范式。实验刺激物为表征颜色的汉字，且汉字带有颜色。刺激物分为 2 种情况：①当汉字所表征的颜色意义与其颜色一致时（如汉字"红"使用红色书写），此为 Go 试次，Go 试次为高频试次，在总试次中出现频率超过 80%，此类试次出现时被试需要按键做出反应；②当汉字所表征的颜色意义与其颜色不一致时（如汉字"红"使用绿色书写），此为 NoGo 试次，或称为不一致的 NoGo 试次，NoGo 试次为低频试次，在总试次中出现频率低于 20%，此类试次出现时被试须抑制自己的反应不按键。研究者为保持任务的连续性，规定连续的 2 个 Go 刺激中，若后刺激物与前一完全相同，则后一试次也为 NoGo 试次，或称为重复的 NoGo 试次。完成此 Go/NoGo 任务范式时间超过 1 小时，且被试须在高频的 Go 试次出现时持续按键，而在低频的 NoGo 试次出现时抑制按键，符合对持续性注意的操作性定义，故可有效测量持续性注意。

（四）持续性注意的相关研究

1. 持续性注意的基础研究 关于持续性注意的基础研究，最早可追溯到 1948 年 Mackworth 在持续性视觉搜索过程中警觉的衰弱研究。他通过时钟测验发现，随着任务时间的延长，被试信号检测的正确率逐渐下降，这种现象称为警觉衰减（vigilance decrement）。早期关于警觉的理论大致可分为疲劳理论、期望理论、唤醒理论三个方面。

疲劳理论认为，高概率刺激易使个体产生疲劳，从而导致警觉性的下降，即在高概率的视觉任务中被试的漏报率更高，更易产生疲劳。此观点得到了 Mackworth 等的支持，他们认为警觉的衰退受个体神经习惯化的影响，即随着时间的推移，重复的刺激体验会导致个体的电生理活性及神经敏感性降低。但随后的 ERP 研究结果却得到与之相反的结果，即警觉性任务中 N100 的波幅并没有显著削弱，他们认为警觉衰退可能并不是由疲劳或神经敏感性下降所致。1964 年，维克托·弗鲁姆提出期望理论，认为个体在实现不同人生目标的过程中会怀有一定期望，且个体期望水平的高低受事件本身所具有的意义及实现可能性的影响。研究者认为，高期望水平的被试，其行为也更为积极，以此可以解释 β 值的增大。注意有限理论认为，注意的认知资源（或注意能量）是有限的，当个体同时从事几项认知活动时，活动的任务越复杂，注意的认知负荷越高，一旦产生注意资源不足，各项活动之间便会产生认知资源竞争，注意资源分配是否足够直接影响各项活动能否顺利完成。唤醒理论认为，个体存在最佳唤醒水平，刺激水平过高或过低都会使其感到不适，过多重复的刺激会降低唤醒水平。

可见，个体的警觉水平可能与其疲劳程度、期望水平、唤醒水平及注意资源的分配有关。随着研究的不断深入，越来越多的研究表明，个体的警觉性水平并非由单一因素决定，而是受任务类型、练习或训练、应激、年龄等多种因素的影响。

2. 持续性注意的认知神经研究 研究表明，持续性注意和主动性控制、反应性控制有共同的神经机制。一方面，前额叶、顶叶与持续性注意有关。Cao 等采用线索化反应时任务结合 fMRI 方法对注意缺陷多动障碍（ADHD）患者的持续性注意功能进行研究，发现除小脑和枕叶参与持续性注意任务的完成外，还有前扣带回（ACC）和额叶等脑区的参与[331]。可见，持续性注意过程中有前额叶（PFC）、前扣带回（ACC）、顶叶、枕叶和小脑等脑区的参与，共同构成持续性注意网络。这与 Wang 等的研究结果一致，即认为持续性注意并不依赖单一脑区，而是由多个脑区相互协作的神经网络构成[34]；另一方面，前额叶皮质（PFC）、前扣带回（ACC）与认知执行控制相关，主动性控制和反应性控制在这些脑区均有不同时间、不同强度的激活。可见，持续性注意和认知控制机制紧密相关。Staub 等使用 Go/NoGo 任务对持续性注意的老化研究表明：与年轻的对照组相比，老年组的反应性控制能力增加，其持续性注意维持较好，年轻组的主动性控制和反应性控制下降，持续性注意能力下降。以往研究认为，认知控制能力会随年龄增长而下降，主动性控制能力降低，这是因为，老年人的前额叶（PFC）功能自然衰退，使得维持表征的能力受损，主动性控制能力下降，从而偏向反应性控制。已有研究表明，长期高原缺氧会对前额叶（PFC）和扣带回皮质产生影响。因此，可以推测，无论是老化引起的前额叶（PFC）功能自然衰退，还是高原缺氧导致的前额叶（PFC）皮质受损，都会导致主动性控制和反应性控制的改变，从而对持续性注意产生影响。由于持续性注意能力的维持依赖于认知控制机制的调整，二者又存在共同的神经机制，由此为研究长期高原低氧环境对持续性注意的影响提供了理论支持。

六、高原环境对注意功能的研究

（一）急性高原暴露对注意功能的影响

高原低氧环境对注意功能存在一定程度的影响。以往关于急性高原暴露对注意功能影响的研究多在低压氧舱中进行。Evans 等对急性暴露在海拔 4200 米的被试进行数字编码测验，发现其注意功能明显受损[35]。随后，Berry 等对急性暴露在海拔 3000～5000 米的被试进行数字符号测验，发现其注意容量受损[36]。Stivalet 等对中度缺氧条件下急性暴露 8 小时的被试进行视觉搜索任务测验，发现被试的搜索成绩下降[37]。在急性中度缺氧条件下分别对海拔 3600 米、4400 米和 5000 米的个体进行研究发现，个体的注意广度及注意转移能力受影响程度遵循高度依赖原则，即随着海拔升高，其注意广度及注意转移能力受损愈发严重[38]。可见，与模拟高原缺氧的研究结果趋于一致，即急性高原暴露会对注意功能产生影响，其结果在真实的高原环境中也得到了证实。李军杰等通过对不同海拔高度急进高原的人群进行研究发现，平原组比低海拔组的注意力下降更为明显，说明急性高原暴露对注意功能的影响受受试者原居住地的影响，即受试者的原居住地海拔越低，急进

高原后其注意力受损越明显[39]。

（二）长期高原暴露对注意功能的影响

个体注意功能受高原驻留时间的影响。在高海拔地区驻留 15 个月的军人比驻留 3 个月的军人其注意广度受损更为明显[40]。安心、马海林等[41]采用队列设计考察高原缺氧对注意网络影响的时间效应，23 名受试者在高海拔地区（3700 米）的驻留时间分别为 1 周、1 个月和 2 年。研究发现驻留 1 个月后的执行控制功能比 1 周时显著上升，驻留 2 年后的执行控制功能比 1 个月时显著下降，但仍显著高于驻留 1 周时。警觉和定向功能的时间效应不显著。

王妍和马海林等采用注意辨别任务对在高海拔地区（3700 米）驻留满 3 年的移居者进行测验发现，高海拔组的反应时显著延长，正确率显著下降，高海拔组在高知觉负荷条件下其 P3 波幅更小（图 7-13），表明其空间注意功能下降[42]。

马海林、张新娟等调查了 24 名西藏大学四年级学生（平原出生且上大学之前均生活在平原）和 24 名从未到过高原地区的同龄大学生的注意网络测验结果，考察长期高原暴露对移居者注意的警觉、定向、执行控制三个过程的影响。研究结果发现，在行为数据中，移居至高海拔群体的警觉和执行控制功能下降。移居至高海拔群体的 N2 和 P3 波幅的变化，反映了其执行控制网络的冲突抑制能力下降和冲突评估能力下降。在行为数据中并未发现移居至高海拔群体其定向功能的改变，然而线索 N1 和刺激 P1 波幅的改变显示出移居至高海拔组的定向能力下降，低海拔组更容易注意到目标刺激的呈现，对应于行为数据中警觉功能的激活下降，移居至高海拔组线索和刺激 N1 变化，显示出其在警觉阶段需要调用更多的资源。这一结果为移居至高海拔群体注意资源的下降提供了新的证据。

张得龙、马海林等同样采用 ANT 范式调查了分别来自海拔 2900 米左右、3700 米左右、4200 米左右地区出生和成长的 25 名藏族大学生的注意网络，系统考察不同海拔高度对世居者注意的警觉、定向、执行控制三个成分的影响。研究结果发现，在行为数据中，三个海拔地区的被试在警觉上无显著差异；海拔 4200 米被试的定向水平显著低于海拔 3700 米和 2900 米的被试；海拔 4200

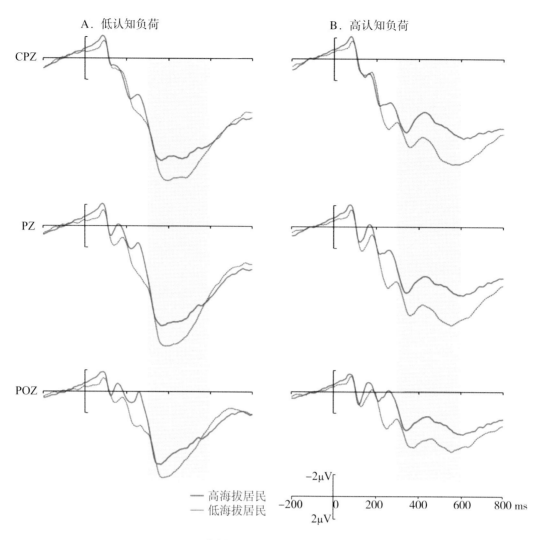

图 7-13 高低海拔组在注意辨别任务上的脑电波形

(引自：Wang Y*，Ma H，Fu S，et al. Long-Term Exposure to High Altitude Affects Voluntary Spatial Attention at Early and Late Processing Stages. Scientific Reports，4443.)

米被试的执行控制水平显著高于海拔 3700 米和 2900 米的被试。脑电数据和行为数据相类似，P3 和 N2 的改变显示出海拔 4200 米组的执行控制能力在冲突的条件下得到过多的激活，N1/P1 波幅的改变显示出 4200 米组的定向能力下降。仅在 4200 米组发现了 N2/P3 波幅和智力成分显著正相关及定向和执行控制正相关。这些发现均只存在于海拔 4200 米组，在海拔 2900 米组和 3700 米组并未发现[43]。马海林等的这一结果证明了高海拔对人类认知功能的负性影响存在一个大概 4000 米的阈限，超过这一海拔阈限，即使是已经适应了高海拔低氧环境的藏族人，也会导致认知功能的损伤。Jansen 等也指出，海拔 4000 米以上，超出了脑对

慢性缺氧的适应范围，这时会出现明显的神经心理差异[44]，Virués-Ortega 等的研究也证明了这一点[45]。Barkaszi 等采用 ANT 范式对在海拔 3233 米驻留 6 周的 11 名队员进行研究，确实没有发现缺氧对注意网络功能存在显著影响[46]。Bonon 等对在海拔 6542 米持续居住 21 天的登山小组进行实地测验发现，其注意功能明显降低，且停留时间越长，注意损害越严重，而且这种损害在人员回到海平面后仍可持续存在一段时间[47]。

视觉空间注意是空间注意的主要表现形式，在视觉搜索任务中包括调用空间注意资源、抑制干扰、运动执行三个过程。为了证实长期高海拔缺氧暴露对注意功能的消极影响主要体现在注意

的哪一个过程，马海林和张得龙等采用经典的视觉搜索任务范式调查了在 3700 米海拔居住满 3 年的 20 名大学生。研究发现：行为数据结果发现对于视觉搜索任务 3700 米被试比低海拔被试的反应时更慢；两组被试在正确率上没有显著差异。脑电结果表明，低海拔组被试的右脑 N2pc 峰值比高海拔组更负；高海拔组被试 N2cc 的平均波幅比低海拔组被试更负（图 7-14）；低海拔组比高海拔组被试 MP 的峰值更大；高海拔被试比低海拔被试 RAP 潜伏期更长。研究表明长期高原暴露对移居者的调用空间注意资源、抑制干扰及运动执行均可造成负面影响。

马海林和史瑞娟采用持续性注意 Go/NoGo 任务，调查了 3700 米海拔居住满 2 年的 30 名汉族大学生，探索长期高原低氧环境对持续性注意的影响。研究发现，与低海拔组相比，高海拔组被试的持续性注意能力更差，长期高海拔暴露影响个体主动性控制和反应性控制水平，进而影响其持续性注意能力。高海拔组被试更偏向主动性控制，反应性控制水平较低；相反，低海拔组被试的主动性控制水平较低，反应性控制水平较高，两组被试对两种认知控制模式选择的不同偏好可能是导致其持续性注意能力产生差异的原因[48]。

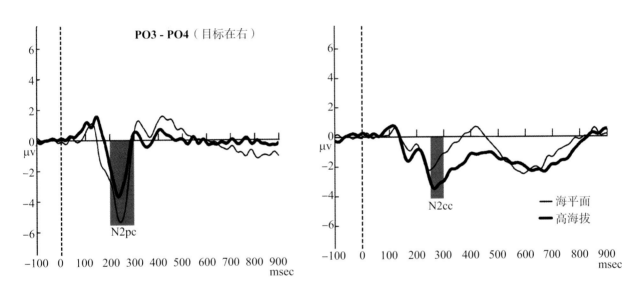

图 7-14　高低海拔组的 N2Pc 和 N2cc 成分

（引自：Zhang D，Ma H*，et al. Exploring the impact on visual spatial attention of chronic high-altitude exposure by ERP approach. Brain and Behavior，2018.）

第三节　高原环境对心理旋转功能的影响

人们在思维过程中，经常伴有感性的直观形象（表象），这些直观形象是思维活动的感性支柱，有助于思维活动的顺利进行。表象是事物不在面前时，人在头脑中出现的关于事物的形象。从信息加工的角度来讲，表象是指当前不存在的物体或事件的一种知识表征，这种表征具有鲜明的形象性。从表象产生的主要感觉通道来划分，表象可分为视觉表象（如想起母亲的笑脸）、听觉表象（如想起某歌曲的旋律）、运动表象（如想起某舞蹈的动作）等。由于表象是知觉的类似物，因此人们可以在头脑中对表象进行操作，这种操作就像人们通过外部动作控制和操作客观事物一样。表象的可操作性可以用"心理旋转"的实验来说明。

一、心理旋转的定义及经典研究

心理旋转又叫"心像旋转"，指个体在头脑中将自己身体的某一部位或客体的映像做平面（二维）或立体（三维）旋转的心理加工（运作）过程。根据心理旋转呈现刺激材料的不同，可将其分为客体旋转和主体旋转，客体旋转是个体对其外部物体的旋转，包括二维的平面图形，如数字、字母、汉字等字符及不规则图形，还包括三维图形的平面投影[49]和真实场景；而主体旋转就是个体对其自身的整个身体或身体某个部位的旋转，通常研究的对象是手脚、手臂或面孔等。

美国的心理学家 Shepard 和 Metzler 最早采用认知心理学的方法对心理旋转进行研究，他们以二维或三维的图片作为实验材料，这些材料是由 1600 组图片对组成，包括三种类型：第一种类型如图 7-15（A）所示，两张图片中，一张图片是另外一张图片在平面上旋转了一定角度形成的，二者图形相同而方位不同，如果把其中一个图片旋转相应的角度，那么两者会完全重合；第二种类型如图 7-15（B）所示，两张图片是经过空间旋转（深度旋转）形成的，同样，对其中一张图片旋转可以得到另外一张图片；第三种类型如图 7-15（C）所示，与前面两种情况不同的是，两张图片存在着镜像对称的关系，不管旋转多少度，二者永远都不可能重合。在实验过程中，将三种不同类型的图片混在一起，然后每次随机呈现一个图对，让被试判断两张图片相同与否。在实验过程中记录被试的反应时和正确率。结果发现无论是平面旋转还是空间旋转，反应时均随着旋转角度的增大而呈现不断上升的趋势。通过最终得到的反应时和旋转角度的线性关系，证明了心理旋转过程的存在。既然通过二维或三维图片能够诱发心理旋转效应，那么采用其他的材料是否会产生同样的心理旋转效应或者是否实验材料是影响心理旋转的因素呢？

为了进一步深入探究心理旋转的内在本质，Shepard 和 Cooper 于 1973 年，采用经过一定旋转角度的正常和镜像字母（不同旋转角度之间的间隔为 60°）作为实验材料，每次随机呈现一个字母，要求被试不管其旋转的角度，尽快判断呈现的字母是正常的还是镜像的。结果证明以字母为刺激材料时，也出现了典型的心理旋转效应，即判断字母的反应时随着旋转角度的增加而增加，并且发现个体对字母进行心理旋转时还采取了"就近原则"，即哪边离正常位置近，就倾向于

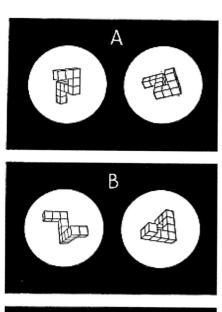

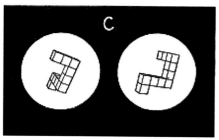

图 7-15　三种心理旋转模式
A. 平面对，其中一图在平面上旋转 80° 后与另一图相同；
B. 立体对，其中一图在空间中旋转 80° 后与另一图相同；
C. 镜像对，不能通过旋转其中一图而使其与另一图相同
[引自：彭聃龄. 普通心理学（修订版）. 北京师范大学出版社 2001.]

向哪边旋转。在此基础上，他们还增加了线索信息（用箭头表示图形顶端的位置），探索线索信息是否会影响心理旋转的加工过程。结果发现在没有线索信息时，不管是正常还是镜像字母，反应时和刺激材料旋转角度出现了线性的函数关系；而在有线索信息时，因为线索信息的出现，在靶刺激出现前，被试就已经完成了心理旋转的操作，所以靶刺激旋转角度的大小并不会影响其做出判断的反应时，导致反应时和刺激材料角度之间是一条近乎与横轴平行的直线。如同实际物体一样，添加线索信息后心理旋转的过程得到了简化，那么心理旋转和实物旋转的内在机制是否也和实物旋转是相似的呢？ Parsons 等针对这个问题[50]，探索了心理旋转与动力旋转的关系，目的是进一步揭示心理旋转与物理旋转间的相似性的内在机制。

他们用了一种干涉的方法：要求被试在心理旋转的同时也进行实际旋转。结果发现当两种类型的旋转轨迹无法同步进行时，就表明个体心理旋转能力受损。既然实物旋转与心理旋转时，两者极具相似性，那么心理旋转所使用的两种类型的旋转，是否也存在相似性？Kosslyn 等做了一个有趣的尝试，他们发现以主体和以客体为心理旋转对象时，大脑皮质的激活模式存在着千差万别[51]。当以主体——手作为旋转对象时，呈现出显著的左半球优势效应，而以客体为旋转对象时，并没有发现类似的结果。他们解释这种现象为个体在对手进行心理旋转时通过对自己优势手判断来完成任务。这些结果被后来采用不同旋转任务的一些研究者所证实，得到的结论也都完全一致。

上述一系列的研究结果用实验的方法证实了心理旋转过程是客观存在的，他们同实际物体一样，也需要一些中间过程才能够得以实现，也进一步说明了表象是存在并可以人为操作的。

二、心理旋转的 ERP 研究

迄今为止，很多研究者主要围绕心理旋转刺激材料的类型、人群差异性（包括不同年龄的群体和患精神疾病的群体）以及神经机制等多方面的因素开展了一系列具体研究。早期心理旋转研究中常常采用行为学的数据作为评价指标来研究，比如反应时和准确率等。随着神经影像学和眼动追踪技术的不断发展和进步，事件相关电位（ERP）、功能磁共振成像（fMRI）、正电子发射断层扫描（PET）以及眼动追踪等技术已逐渐被研究人员所采用，与此同时，这些技术相对应的评价指标也逐渐多样化。

Wijers 等是最早应用电生理技术来研究心理旋转的[52]。他们采用不同角度、不同颜色的字母和数字等二维材料作为实验刺激，当被试完成心理旋转任务后，在被试大脑的顶叶区域测量到一个标准且显著的正成分 P300，这个观察到的 P300 的波幅与图形的旋转角度存在着显著的负相关，即随着字母和数字旋转角度的增大，波幅朝着坐标轴的负方向出现更大偏移。Wijers 等认为这个逐渐减少的正性成分是由一个缓慢变化的慢性负波引起的，这个负波可以作为与心理旋转加工过程有关的直接电生理信号。由于随着角度偏离垂直位置程度的加大，慢性负波也逐渐增加，从而使得正波的波幅逐渐降低，向负向产生一定的偏移。这一结论被后来的研究者验证。他们认为，这个正成分是心理旋转过程产生的认知加工的特异波 P300。其波幅和图形的旋转角度呈负相关，并随着刺激图片与正立位角度差异的增大（从 0° 到 180°）负向漂移。他们解释这种现象为随着旋转角度的增加，心理任务的难度也逐渐加大，被试投入的心理资源也增加。从 P300 潜伏期的变化来看，随着旋转角度的增加，大脑要接受和处理的信息量增加，被试完成认知任务的反应时就会增加。从此，P300 波幅成为研究心理旋转认知过程的一个重要的神经生理学指标。

然而，后期的研究者认为，波幅的逐渐减小是由于在 P300 上同时叠加了一个负性成分导致的，所以把这个负性成分称为旋转相关的负性成分（rotation related negativity，RRN）。RRN 已被证明是心理旋转过程的电生理的相关性特征。后来陆续有很多不同任务类型的研究得到了同样的结论，如用字母、数字、折纸刺激、左右手、几何图形等旋转任务同样报道了相同的 RRN。Heil 和 Rolke 详细报道了心理旋转的 ERP 关系在顶叶大约刺激呈现后 300 ～ 800 ms 时间窗越来越负向漂移。Harris 和 Miniussi 也报道了在右顶叶 400 ～ 600 ms 心理旋转的速率逐渐上升[53]。Milivojevic 等研究发现旋转相关性负波出现在大约刺激呈现后 400 ms 时间窗，并在右大脑半球持续到大约 550 ms，在左大脑半球持续到大约 610 ms[54]。Núñez-Peña 和 Aznar 也发现心理旋转任务能诱发出旋转相关性负波在右大脑半球 400 ～ 500 ms 时间窗。Horst 等在左右手的心理旋转的研究中也使用了 ERP 技术，发现对于外旋手的刺激图片，反应时会随着角度的增大而增加，同时反映在 RRN 上也是波幅随之增大，而对于内旋手的刺激图片并没有这样的趋势。这也是首次在左右手图片的心理旋转研究中发现不同的旋转方式在反应时和神经电生理上表现出不同的结果[55]。Riečanský 等通过分析 ERP 的 RRN 来研究瞬时记忆中视觉残留与心理旋转的关系，推断出 RRN 成分反映的是对视觉图像的操作，而并非瞬时记忆中的视觉残留[56]。RRN 的波幅随着旋转角度的增加而向负向偏移，在相同的任务下，心理旋转能力高的被试的 RRN 的波幅更小[57]。

以上这些均说明在心理旋转的认知加工过程中，在顶叶皮质上会出现一个波幅大约在 300 ms 和 800 ms 事件相关电位的电生理指标，波幅大小能被用来作为判断心理旋转信息加工过程发生与否的标志，而且旋转的角度越大，波幅越负，即波幅大小会随着旋转角度的增加而减小。

三、心理旋转的神经加工机制研究

语言能力和空间能力是人的两大基本能力，研究者已经证实语言存在着优势半球效应，那么作为空间能力代表的心理旋转能力是否也存在大脑功能一侧化？为此优势半球问题成为许多学者较为关注的对象。通过对以往很多相关文献进行元分析，发现心理旋转过程中涉及的脑区主要有顶叶皮质、运动系统、镜像神经元、空间工作记忆区和视觉系统等。尤其顶叶皮质作为一个复杂的空间感知器官，能够参与空间信息的处理和保持、物体识别和行为计划，帮助人体实现高级运动，在个体的感知 - 运动中起到非常重要的作用。顶叶皮质保留了物体空间呈现和位置信息，可用于计划和执行控制不同的物体，通常在被试观察与物体相关的行为时被激活。顶上小叶的瞬间激活表明该顶叶皮质区域是转换注意状态的短暂注意控制信息的起源。左顶上小叶主要功能是辨别空间位置关系，右顶上小叶主要作用是持续协调空间关系。

那么到底是左顶叶还是右顶叶，抑或两者共同发挥作用？ Cohen 着重研究了右利手被试的心理旋转能力，他分别向被试的左侧视野和右侧视野呈现二维字符刺激，结果发现被试对左侧视野刺激的反应时少于对右侧视野刺激的反应时，据此认为右脑半球是心理旋转加工的优势半球[58]。Papanicolaou 等使用 Shepard 和 Metzler 的三维图形作为刺激图形，在被试完成心理旋转任务时测量并记录其脑电变化和局部皮质血流量，结果发现左右脑半球活动具有显著的不对称性，顶叶的差异尤为显著，即右顶叶的脑电位显著高于左顶叶的脑电位[59]。Harris 的研究也发现心理旋转加工过程中大脑的激活通常是单侧化的，即大脑右侧一般被激活[60]。Corballis 等在对 11 ~ 13 岁的正常青少年的心理旋转能力研究中发现了右侧视野半球的优势效应，同时也发现有阅读障碍的同

龄青少年心理旋转的左右视野半球的无差异性[61]。Barbara 等开展了脑损伤患者对不同客体的心理旋转能力研究，结果显示，左脑损伤患者能够完成对外部客体的心理旋转，但是在左右手一致性判断任务中却显示出了能力上的不足，右脑损伤患者左右手判断的心理旋转成绩与正常人的成绩相当，但是他们却难以完成对外部客体的心理旋转。研究者认为，不同刺激对象的心理旋转涉及不同大脑半球的活动，右脑半球负责外部客体的旋转，左脑半球负责对身体部位（如手或脚）的心理旋转[62]。还有研究者发现，在心理旋转任务中，右脑在简单转换中占优势，但当任务更复杂时，有更多的左脑参与。Heil 等对 7、8 岁儿童心理旋转的 ERP 研究中，发现 7、8 岁的儿童在心理旋转任务中单侧化为左半球，这个新的发现和以往研究结果不大相同[63]。

四、心理旋转的影响因素

（一）角度对心理旋转的影响

通过经典的心理旋转实验，学者发现反应时随着旋转角度的增加而不断延长，但围绕 Z 轴和围绕 X 轴旋转的反应时差别并不大。后续的大部分研究都发现了心理旋转的反应时与角度之间的线性函数关系，这种反应时随着角度的增加而增加的现象被称为"角度效应"，可以作为心理旋转的"行为标签"，以此来表明心理旋转过程的存在，即通过角度效应可以确定实验任务是否诱发出了心理旋转的认知过程。如果在某个实验任务中，发现了这种反应时随角度而增加的现象，就可认为被试进行了心理旋转。被试执行心理旋转任务时，反应时随所需旋转的角度的增加呈线性增加，正确率则随角度的增加而线性地减小，这一现象被称为"角度效应"。角度效应说明，旋转角度的增加意味着心理负荷的增加，而随着任务难度的加大，被试完成任务的时间消耗增加，也更容易出现错误。

（二）刺激复杂程度对心理旋转的影响

关于刺激图形的复杂程度是否影响心理旋转加工这一问题，众说纷纭。一种观点强烈认为，图形的编码过程与心理旋转过程是两个相互独立的过程，因此图形复杂程度不可能影响心理旋转

速率。但 Bethell-fox 和 Shepard 在探究刺激图形的复杂程度与熟悉性对心理旋转的影响时发现，当对不熟悉的图形进行心理旋转加工时，反应时会随着图形复杂程度的增加而增加，但是，这一效应会随着被试练习次数的增加而逐渐减小。他们认为，对熟悉图形和不熟悉图形加工的速度取决于采取的策略，当对不熟悉的图形加工时，被试采用的是部分加工，即对刺激的每个部分进行编码和对比，随着练习次数的增加，则可以对刺激进行整体加工，缩短加工的时间。因此，当涉及的心理旋转实验需要将练习效应和图形的复杂程度作为无关变量时，可以通过让被试对不熟悉图形进行练习，从而剔除无关变量带来的干扰。在图形的意义和复杂程度对心理旋转的影响研究中，发现对有意义的图形采取的是分布的旋转策略，而对无意义图形则采取了整体旋转过程。从以上几个研究可以发现，当对复杂图形进行心理旋转时，被试采取的旋转策略在很大程度上影响着心理旋转过程中的反应时，即刺激图形的复杂程度往往是通过旋转方式的不同而对心理旋转加工产生影响。

（三）刺激视角大小对心理旋转的影响

Shwartz 将大小不同但难度相同的两种多边形作为刺激图形，要求被试按照指示的方向对记忆中的图形表象进行心理旋转，发现被试对大图形的旋转比对小图形的旋转的反应时更长。Suzuki 和 Nakata 研究了图形大小对心理旋转加工的影响，他们使用的是 Shepard 和 Metzler 提出的三维图形，但大小有三种规格——大、中、小。被试与屏幕的距离也分为三种——近、中、远。结果发现，对于相同图形，平均反应时随角度差呈线性增加的趋势，而对不同图形则未发现这种趋势。此外，他们还发现，反应时不受观察距离的影响，而受视角大小的影响，即视角越小，旋转越慢[64]。该报道提到的结果虽然有一定的差异，但文章未给出统计学差异性水平，并不能确定其在统计学上的显著性，因此反应时是否受到视角大小的影响还存在疑问。邱香的研究采用了两种刺激图形：Shepard 提出的三维图形，以及由几个小正方形组成的二维图形。用三维图形的实验结果发现视角大小在角度差相同时与反应时具有显著性效应，旋转大视角的刺激图形的反应时要长于小视角的

刺激图形；而采用二维图形的实验结果表明这一效应并不显著[65]。由这三项研究的结果可以看出，视角大小对心理旋转速率的影响的结论并不一致，这可能是由于刺激材料的旋转和实验因素的不同导致的，同时单独的"视角"因素可能并不合适，它考虑的仅是刺激图形在视网膜上成像的大小，大脑对刺激图形获取的特征信息是相同的，因而很难得出一致的结论。

（四）心理旋转的性别差异

男性的心理旋转能力优于女性。在完成心理旋转任务过程中，两性右半球皮质活动（功能）的差异为这种现象提供了依据，而有的研究者把这种现象归类为两性的空间活动经历不同、反应时的限制等。对于性别差异也存在其他一些观点，这种优势只局限于一定的发展阶段，并不是贯穿人的发展全程的。许燕和张厚粲对二年级、四年级和六年级小学生的空间能力进行了研究，结果表明男生虽然在心理旋转上存在一定优势，但会随着年龄的增长而逐渐减弱甚至消失[66]。Maccoby 认为男性相比女性在空间能力上的优势在青少年时期出现并持续到成年[67]。Kerkman 等认为心理旋转的性别差异也许不存在，因为主要体现在对镜像图形而非相同图形的心理旋转上，但这些镜像刺激产生的差异并不能准确衡量心理旋转能力[68]。

（五）年龄因素

心理旋转能力发展较晚，其发展历程为：7～8 岁儿童期开始出现，青春期达到关键期，在后期的发展阶段先随着年龄递增而上升，达到一定的高度后随着年龄递增而呈下降趋势，直至出现老化现象。Hertzog 曾在一时间点给不同年龄的被试呈现一幅图形，被试的任务是判断这两幅图形旋转之后是否一致。结果发现完成同样的任务，年龄较大的被试，需要的时间会更长。由此认为年龄的增大会损失旋转转换中的视觉工作记忆的一部分相关信息[69]。林仲贤等对不同年龄的被试的心理旋转能力的研究发现，在不同的发展阶段，个体的心理旋转能力是不同的[70]。无论是方位匹配还是完成速度上，中青年被试的成绩均好于老年人，说明老年人的心理旋转能力随着神经功能灵活性的下降而下降。

五、心理旋转在精神疾病患者领域中的应用研究

国外很多研究报道精神疾病患者的心理旋转能力有不同程度受损。帕金森病、右基底神经节病变患者、单相抑郁患者、有幻觉的精神分裂症患者均存在心理旋转或意象想象操作困难。国外研究相应大脑功能区缺陷患者的报道显示，右大脑半球后部损伤、右顶叶受损患者的客体心理旋转能力受损，下颞叶皮质双边损害患者客体心理旋转任务呈现一个选择性缺陷。而有研究出现相反的结果，即发现左前颞-顶叶出现了缺陷。有研究报道右大脑半球受伤的患者客体心理旋转能力受损，而自我旋转能力未见异常；左大脑半球受损的患者表现出相反的缺陷。Fiorio 等研究发现肌张力障碍患者也不能顺利完成自我心理旋转任务[71]。Clement 等研究报道前庭受伤并伴有旋转眩晕患者的空间心理表征出现了障碍[72]。Grabherr 等研究发现双边前庭叶缺陷患者自我旋转能力受损程度大于客体旋转，单边前庭叶缺陷患者心理旋转能力却未见异常[73]。

六、高原对心理旋转功能的影响

（一）急性高原暴露对心理旋转功能的影响

马庆国等在低压氧舱中模拟 5000 米高原急性暴露对心理旋转功能的影响进行了研究，实验中他们运用了心理旋转任务和事件相关电位技术。

结果发现，模拟 5000 米海拔暴露组和对照组在反应时和正确率上并没有差异。但是，模拟缺氧组在心理旋转负波（RRN）和 P300 成分上的波幅显著大于对照组的波幅；RRN 波幅的角度效应在缺氧情况下比正常情况下更加明显，在缺氧状态下镜像字母的角度效应近乎消失。研究者还发现，在缺氧状态下双侧顶叶的激活更加明显。研究表明，在缺氧状态下大脑出现了补偿机制，但是这种补偿机制仅仅对正常字母有效，对镜像字母没有效果[74]。

（二）长期高原暴露对心理旋转功能的影响

马海林、李晓燕等利用事件相关电位（ERP）技术系统地探讨了长期高原暴露对个体心理旋转信息加工的电生理机制的改变。他们调查了 3680 米海拔居住满 2 年的 35 名汉族大学生，结果发现，高海拔组心理旋转的反应时显著长于低海拔组（图 7-16），但是并没有在两组的错误率上发现存在差异；脑电记录的分析发现，高海拔组心理旋转的 RRN 的平均波幅低于低海拔组的波幅（图 7-17），表明高海拔组知觉加工能力减弱且注意的集中程度下降；在心理旋转过程中，高海拔移居者的脑地形图显示（图 7-18），在顶叶区域出现了右半球过度激活的补偿机制。这些结果说明，长期的高原暴露导致心理旋转功能下降，虽然出现了补偿机制，但是依然难以弥补高原低氧导致的心理旋转功能下降[75]。

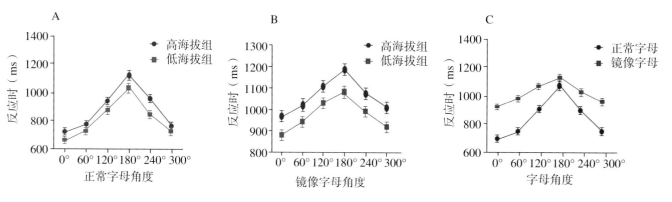

图 7-16　高低海拔组在不同实验条件下的反应时

A．正常字母在不同角度上的反应时；B．镜像字母在不同角度上的反应时；C．字母类型与角度的交互作用

（引自：Ma H，Li X，Liu M，et al. Mental Rotation Effect on Adult Immigrants with Long-term Exposure to High Altitude in Tibet：An ERP Study. Neuroscience，2018，386：339-350.）

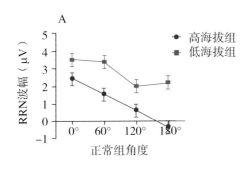 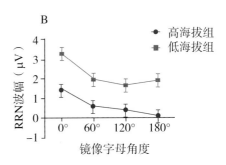

图 7-17　高低海拔组在不同实验条件下的 RRN 波幅

A．正常字母在不同旋转角度的 RRN 波幅；B．镜像字母在不同旋转角度的反 RRN 波幅

（引自：Ma H，Li X，Liu M，et al. Mental Rotation Effect on Adult Immigrants with Long-term Exposure to High Altitude in Tibet：An ERP Study. Neuroscience，2018，386：339-350.）

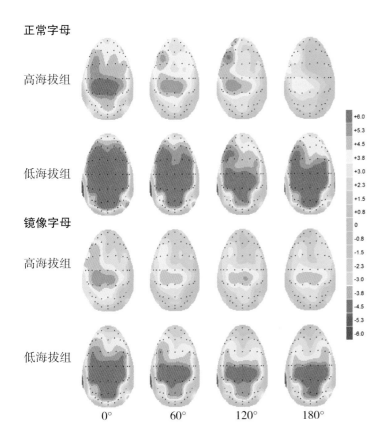

图 7-18　400 ～ 700 ms 正常字母和镜像字母在不同旋转角度的脑地形图

（引自：Ma H，Li X，Liu M，et al. Mental Rotation Effect on Adult Immigrants with Long-term Exposure to High Altitude in Tibet：An ERP Study. Neuroscience，2018，386：339-35.）

参考文献

[1] Akira，Miyake，Naomi，et al.，The unity and diversity of executive functions and their contributions to complex "frontal lobe" tasks：A latent variable analysis. Cognitive psychology，2000，41（1）：49-100.

[2] Linden MVd，Coyette F，and Seron X．Selective impairment of the "central executive" component of working memory：A single case study. Cognitive Neuropsychology，1992，9（4）：301-326.

[3] Braver TS，Cohen JD，Nystrom LE，et al. A parametric study of prefrontal cortex involvement in human working memory. Neuroimage，1997，5（1）：49-62.

[4] Nystrom LE，Braver TS，Sabb FW，et al. Working memory for letters，shapes，and locations：fMRI evidence against stimulus-based regional organization in human prefrontal cortex. Neuroimage，2000，11（5）：424-446.

[5] Ruchkin DS，Johnson R，Jordan G，et al. Distinctions and similarities among working memory processes：An event-related potential study. Cognitive Brain Research，

1992, 1 (1): 53-66.

[6] Gevins A, Cutillo B, Smith ME. Regional modulation of high resolution evoked potentials during verbal and non-verbal matching tasks. Electroencephalography and clinical Neurophysiology, 1995, 94 (2): 129-147.

[7] Salisbury DF. Semantic memory and verbal working memory correlates of N400 to subordinate homographs. Brain and cognition, 2004, 55 (2): 396-399.

[8] Amishi PJ. Tracking the time-course of attentional involvement in spatial working memory: An event-related potential investigation. Cognitive Brain Research, 2002, 15 (1): 61-69.

[9] Awh E, Jonides J. Overlapping mechanisms of attention and spatial working memory. Trends in cognitive sciences, 2001, 5 (3): 119-126.

[10] Garrido E, Segura R, Capdevila A, et al. New evidence from magnetic resonance imaging of brain changes after climbs at extreme altitude. European journal of applied physiology and occupational physiology, 1995, 70 (6): 477-481.

[11] Crow T, Kelman G. Effect of mild acute hypoxia on human short-term memory. British journal of anaesthesia, 1971, 43 (6): 548-552.

[12] Pelamatti G, Pascotto M, Semenza C. Verbal free recall in high altitude: proper names vs common names. Cortex, 2003, 39 (1): 97-103.

[13] Yan X, Zhang J, Gong Q, et al. Prolonged high-altitude residence impacts verbal working memory: an fMRI study. Experimental Brain Research, 208 (3): 437-445.

[14] Yan X, Zhang J, Gong Q, et al. Adaptive influence of long term high altitude residence on spatial working memory: An fMRI study. Brain and cognition, 2011, 77: 53-59.

[15] Ma H, Zhang P, Li X, et al. Long-term exposure to high altitude attenuates verbal and spatial working memory: evidence from an event-related potential study. Brain Behav, 2019.

[16] Li X, Ouyang Z, Luo Y. The cognitive load affects the interaction pattern of emotion and working memory. International Journal of Cognitive Informatics and Natural Intelligence, 2012, 6 (2): 68-81.

[17] Ma H, Wang Y, Wu J, et al. Long-term exposure to high altitude affects conflict control in the conflict-resolving stage. PLOS One, 2015, 10 (12): 1-12.

[18] Ma H, Wang Y, Wu J, et al. Long-term exposure to high altitude affects response inhibition in the conflict-monitoring stage. Scientific reports, 2015, 5: 13701.

[19] Ma H, Wang Y, Wu J, et al. Overactive Performance Monitoring Resulting from Chronic Exposure to High Altitude. Aerospace medicine and human performance,

2015, 86 (10): 860-864.

[20] Broadbent DE. Stimulus set and response set: Two kinds of selective attention. DI Mostofsky, 1970.

[21] Voytko ML, Olton DS, Richardson RT, et al. Basal forebrain lesions in monkeys disrupt attention but not learning and memory. Neurosci, 1994, 14: 167-186.

[22] Parasuraman R, Greenwood PM, Haxby JV, et al. Visual spatial attention in dementia of the Alzheimer type. Brain, 1992, 115: 711-733.

[23] Engle RW, Kane MJ. Executive attention, working memory capacity, and a two-factor theory of cognitive Control. Psychology of Learning & Motivation, 2003, 44 (3): 145-199.

[24] Luck SJ, Hillyard SA. Spatial filtering during visual search: evidence from human electrophysiology. Journal of Experimental Psychology Human Perception & Performance, 1994, 20 (5): 1000.

[25] Woodman GF, Luck SJ. Serial deployment of attention during visual search. Journal of Experimental Psychology Human Perception & Performance, 2003, 29 (1): 121.

[26] Eimer M. The N2pc component as an indicator of attentional selectivity. Electroencephalography & Clinical Neurophysiology, 1996, 99 (3): 225.

[27] Luck SJ, Hillyard SA. Electrophysiological correlates of feature analysis during visual search. Psychophysiology, 1994. 31 (3): 291-308.

[28] Kornhuber HH, Deecke L. Changes in the brain potential in voluntary movements and passive movements in man: readiness potential and reafferent potentials. pflugers Arch Gesamte Physiol Menschen Tiere, 1965, 284 (6): 1-1.

[29] Bates JA, Electrical activity of the cortex accompanying movement. Journal of Physiology, 1951, 113 (2-3): 240-257.

[30] Solso RL, Maclin OH, Maclin MK. Cognitive psychology. 机械工业出版社. 2013.

[31] Mackworth JF. Vigilance and habituation: a neuropsychological approach. American Journal of Physiology, 1969, 233 (5): F455-F463.

[32] Posner MI, Fan J. Topics in integrative neuroscience: attention as an organ system. 2008.

[33] Cao Q, Zang Y, Sun L, et al. Abnormal neural activity in children with attention deficit hyperactivity disorder: a resting-state functional magnetic resonance imaging study. Neuroreport, 2006, 17 (10): 1033.

[34] Wang H, Fan J, Human attentional networks: a connectionist model. Journal of Cognitive Neuroscience, 2007, 19 (10): 1678.

[35] Evans WO, Witt NF. The interaction of high altitude and psychotropic drug action. Psychopharmacology, 1966, 10 (2): 184-188.

[36] Berry DT，Mcconnell JW，Phillips BA，et al. Isocapnic hypoxemia and neuropsychological functioning. Journal of Clinical and Experimental Neuropsychology，1989，11（2）：241.

[37] Stivalet P，Leifflen D，Poquin D，et al. Positive expiratory pressure as a method for preventing the impairment of attentional processes by hypoxia. Ergonomics，2000，43（4）：474-85.

[38] 吴兴裕，王小珍. 模拟高原低氧对人的认知能力影响的研究. 中国应用生理学杂志，2002，18（3）：34-37.

[39] 李军杰，贾建平. 不同海拔居住人群急进高原认知水平与急性高原反应的调查. 脑与神经疾病杂志，2011，19（6）：447-450.

[40] 保宏翔，陈竺，王东勇. 海拔 3700 m 驻防 3 个月和 15 个月的男性新兵认知功能对比研究. 第二军医大学学报，2015，36（4）：455-458.

[41] 安心，马海林，韩布新，等. 高海拔驻留时间对注意网络的影响. 中国临床心理学杂志，2017，25（3）：502-506.

[42] Wang Y，Ma H，Fu S，et al. Long-term exposure to high altitude affects voluntary spatial attention at early and late processing stages. Scientific Reports，2014，4（3）：1-8.

[43] Zhang D，Zhang X，Ma H，et al. Competition among the attentional networks due to resource reduction in Tibetan indigenous residents：evidence from event-related potentials. Sci Rep，2018，8（1）：610.

[44] Jansen GFA，Krins A，Basnyat B，et al. Role of the altitude level on cerebral autoregulation in residents at high altitude. Journal of Applied physiology，2007，103：518-523.

[45] Virués-Ortega J，Bucks R，Kirkham FJ，et al. Changing patterns of neuropsychological functioning in children living at high altitude above and below 4000 m：a report from the Bolivian Children Living at Altitude（BoCLA）study. Developmental science，2011，14：1185-1193.

[46] Irén B，Endre T，István C，et al. Extreme environment effects on cognitive functions：a longitudinal study in high altitude in antarctica. Frontiers in Human Neuroscience，2016，10（813）．

[47] Bonnon M，Noël-Jorand MC，Therme P. Effects of different stay durations on attentional performance during two mountain expeditions. Aviation Space & Environmental Medicine，2000，71（7）：678.

[48] 史瑞娟. 长期高海拔暴露对持续性注意的影响. 西藏大学，2018.

[49] Shepard RN，Metzler J. Mental rotation of three-dimensional objects. Science，1988，171（3972）：598-599.

[50] Parsons LM. Imagined spatial transformation of one's body. J Exp Psychol Gen，1987，116（2）：172-191.

[51] Stepher MK，Gregory JD，William LT，et al. Mental rotation of objects versus hands：Neural mechanisms revealed by positron emission tomography. Psychophysiology，1998，35（2）：151-161.

[52] Wijers AA，Dtten L，Feenstra，et al. Brain potentials during selective attention，memory search，and mental rotation. Psychophysiology，1989，26（4）：452-467.

[53] Harris IM and Miniussi C. Parietal lobe contribution to mental rotation demonstrated with rTMS. MIT Press，2003，315-323.

[54] Milivojevic B，Hamm JP，Corballis MC. Hemispheric dominance for mental rotation：It is a matter of time. Neuroreport，2009，20（17）：1507-1512.

[55] Horst AC，Different mental rotation strategies reflected in the rotation related negativity. Psychophysiology，2012，49（4）：566-573.

[56] Riečanský I，Tomova L，Katina S，et al. Visual image retention does not contribute to modulation of event-related potentials by mental rotation. Brain & Cognition，2013，83（2）：163-170.

[57] Riečanský I，Jagla F. Linking performance with brain potentials：mental rotation-related negativity revisited. Neuropsychologia，2008，46（13）：3069-3073.

[58] Cohen G. Hemispheric differences in the utilization of advance information. In：P.M.A. Rabbitt and S.Dornic，P.M.A. Rabbitt and S.Dornic P.M.A. Rabbitt and S.Dornics. Attention and Performance. London:Academic Press，1975：20-32.

[59] Papanicolaou AC，Deutsch G，Bourbon WT，et al. Convergent evoked potential and cerebral blood flow evidence of task-specific hemispheric differences. Electroencephalography & Clinical Neurophysiology，1987，66（6）：515-520.

[60] Harris IM，Egan GF，Cynon S，et al. Selective right parietal lobe activation during mental rotation：A parametric PET study. Brain，2000，123（1）：65.

[61] Corballis MC，Lindy，Maradie，et al. The naming of disoriented letters by normal and reading-disabled children. Journal of Child Psychology & Psychiatry & Allied Disciplines，1985，26（6）：929.

[62] Tomasino B，Toraldo A，Rumiati RI. Dissociation between the mental rotation of visual images and motor images in unilateral brain-damaged patients. Brain Cogn，2003，51（3）：368-371.

[63] Heil M and Jansen-Osmann P. Children's left parietal brain activation during mental rotation is reliable as well as specific. Cognitive Development，2007，22（2）：280-288.

[64] Suzuki K，Nakata Y. Does the size of figures affect the rate of mental rotation? Percept Psychophys，1988，44（1）：

76-80.

[65] 邱香. 客体视角对视觉表象贮存、扫描和旋转的影响. 陕西师范大学, 2006.

[66] 许燕, 张厚粲. 小学生言语能力及其发展倾向的性别差异研究. 心理发展与教育, 1998, 23 (3): 2-5.

[67] Maccoby EE, Jacklin CN. The psychology of sex differences. Stanford, Calif.: Stanford University Press, 1974.

[68] Kerkman DD, Wise JC, Harwood EA. Impossible "mental rotation" problems: A mismeasure of women's spatial abilities? Learning & Individual Differences, 2000, 12 (3): 253-269.

[69] 蔡华俭, 陈权. 心理旋转能力的发展性及其与智力的相关性初步研究. 心理科学, 2000 (3): 108-110.

[70] 林仲贤, 张增慧, 韩布新. 儿童、中青年及老年人心理旋转能力的比较研究. 心理科学, 2002, 25 (3): 257-259.

[71] Fiorio M, Tinazzi M, Aglioti SM. Selective impairment of hand mental rotation in patients with focal hand dystonia. Digest of the World Core Medical Journals, 2006, 129 (1): 47-54.

[72] Clement G, Fraysse MJ, Deguime O. Mental representation of space in vestibular patients with otolithic or rotatory vertigo. Neuroreport, 2009, 20 (5): 457-461.

[73] Grabherr L, Cuffel C, Guyot JP, et al. Mental transformation abilities in patients with unilateral and bilateral vestibular loss. Experimental Brain Research, 2011, 209 (2): 205-214.

[74] Ma Q, Hu L, Li J, et al. Different effects of hypoxia on mental rotation of normal and mirrored letters: evidence from the rotation-related negativity. PLOS One, 2016, 11 (5): e0154479.

[75] Ma H, Li X, Liu M, et al. Mental rotation effect on adult immigrants with long-term exposure to high altitude in tibet: An ERP study. Neuroscience, 2018, 386: 339-350.

（马海林）

第八章

低氧与脑细胞代谢

在不同物种中，大脑对能量的利用以及大脑的能量需求占比存在显著差异。啮齿动物大脑的能量需求约为全身能量消耗的 2%，非人类灵长类动物大脑能量需求为全身能量消耗的 9% ～ 12%，而人类大脑的能量需求更是高达全身能量需求的 20% [1]。在过去的二十年中，人们对细胞能量代谢（energy metabolism）机制的研究取得了相当大的进展，从糖酵解（glycolysis）和糖异生（gluconeogenesis）作用的相互转化、代谢组学的改变、基因突变和修饰等多个方面分别阐释了细胞能量代谢的丰富而复杂有序的分子机制 [2]。不同的细胞类型具有不同的代谢谱，而且构成大脑的神经元和星形胶质细胞之间存在很明显的代谢谱差异。而这些差异之间必定存在着复杂而丰富的细胞信号转导和调节机制。本章将对低氧下大脑的能量代谢进行概述和总结。

第一节　大脑能量代谢

一、大脑能量代谢的一般特征及生理特点

大脑体积在男性约为 1260 cm³，在女性约为 1160 cm³。大脑对氧的消耗量十分巨大，是机体安静状态下单位组织耗氧量和耗能最大的器官。大脑重量仅占人体体重的 2%，为 1.2 ～ 1.4 kg，安静时可占到全身耗氧量的 20% ～ 25%，而能量消耗可占到人体总能量的 20% [3]。机体通过颈内动脉将富含氧气的血液供给大脑前部，而椎动脉供应大脑后部，两股动脉最后汇合形成 Willis 环。因此，大脑具有完整的血液循环系统解剖构造和独特的生理特征，以确保机体在任何情况下氧及能量供给的连续性。

在人体，葡萄糖是机体主要的能量来源，维持机体血糖平衡对大脑的正常生理功能极其重要，而且在安静和禁食状态下，大脑对葡萄糖的消耗可以达到全身血糖的 60%。但是当机体处于禁食、耐力运动或者进食糖类减少的情况下，由于血脑屏障（blood brain barrier，BBB）的存在，长链脂肪酸不能够自由通过 BBB 而进入大脑，但是肝可以通过代谢作用将其分解，并产生酮体（ketone body）供给大脑，以此作为能源物质供能。不仅如此，机体短链脂肪酸，例如丁酸、丙酸和乙酸以及中链脂肪酸，如辛酸和庚酸，可以穿过血脑屏障，被脑细胞代谢使用。因此，大脑可以利用肝分解脂肪酸而产生酮体，包括丙酮酸、乙酰乙酸和 β- 羟丁酸等物质，供给能量，以弥补由于葡萄糖减少而导致的能量消耗，从而维持脑功能的正常发挥 [4]。以往的观点认为大脑不能储存糖原，但现在已有越来越多的研究证实，大脑同样可以储存糖原物质，尽管其在大脑中的储备量远远小于肝和骨骼肌，却足以维持大脑在正常状态下对能量的需求。

二、大脑的供能物质

糖是人体主要的供能物质，也是重要的能源物质，其主要的生理功能是为生命活动提供能源和碳源，而且糖也是机体优先利用的能源物质。人体进食后，机体可通过对淀粉类物质的分解和利用动物组织中的糖原，以及麦芽糖、蔗糖、乳糖和葡萄糖等方式，为机体提供能量。进入人体的糖类物质在口腔、小肠等消化道内被消化酶类分解产生单糖，单糖可以直接被小肠黏膜吸收，即在小肠黏膜细胞表面表达的特定葡萄糖转运体（glucose transport，GLUTs）的作用下，从肠道依靠主动转运的方式进入血液。进入大脑组织中的葡萄糖，在神经元细胞质内裂解为两分子的丙酮酸，即糖酵解途径，它是葡萄糖无氧氧化和有氧氧化的共同起始途径，也是神经元在氧含量较低时，快速供能产生三磷酸腺苷（ATP）的方式。然而在大多数氧气供应充足的情况下，丙酮酸主要进入线粒体（mitochondria）被彻底氧化成为 CO_2 和 H_2O。尽管大脑的糖原含量很少，但由于 BBB 的存在，可将血液中的脂肪和蛋白质等大分子能量物质通过分解反应合成小分子单体物质，如游离脂肪酸和氨基酸分子，从而提供能量。大脑神经元本身含有丰富的糖酵解关键酶，比如己糖激酶（hexokinase），其在大脑中的活性很高，使得在血糖水平很低时，大脑也可以通过糖酵解

途径分解供能。

葡萄糖的无氧氧化分解过程都发生在大脑神经元和胶质细胞的细胞质，可以分为糖酵解和乳酸（lactate）生成两个部分。其中第一步就是将葡萄糖磷酸化生成葡糖 -6- 磷酸分子。葡萄糖进入神经元后，发生磷酸化反应，该步反应是不可逆的，也是糖酵解的限速步骤。而催化此步反应的关键酶是己糖激酶。研究发现哺乳动物体内含有 4 种己糖激酶的同工酶。其中肝中特有的葡萄糖激酶（glucokinase）具有与葡萄糖低亲和力、受激素调控敏感的特殊作用，对于全身血糖维持具有十分重要的作用，同时对大脑等重要器官葡萄糖的连续供给具有重要的调节作用。通过糖酵解作用的最后一步反应，将生成丙酮酸和 4 分子的 ATP。丙酮酸可以根据机体供氧量的不同，分别进入两种途径：有氧条件下的三羧酸循环和缺氧或低氧条件下的乳酸生成。以往认为，糖异生场所仅限于肝、肾、肠和肌肉。肝优先使用乳酸、甘油和生糖氨基酸（尤其是丙氨酸），而肾优先使用乳酸、谷氨酰胺和甘油。乳酸循环中生成的乳酸盐是肾糖异生所需底物的最大来源。肝同时利用糖原分解和糖异生来产生葡萄糖，而肾只利用糖异生。近来人们发现，脑的星形胶质细胞也可以通过糖异生产生一定量的葡萄糖，以供神经元利用和消耗[5]。

高原低氧下机体由于缺乏氧气，可以产生大量的乳酸，由丙酮酸还原生成乳酸所需的氢原子由来自糖酵解反应的 3- 磷酸甘油醛脱氢反应产生（NADH + H+）。丙酮酸不断还原生成乳酸，需要连续重新转变生成 NAD+，使糖酵解反应得以重复进行。神经元糖酵解的大多数反应是可逆的，这些可逆反应的方向、速率受底物和产物的控制。催化这些可逆反应的酶活性并不能决定反应的方向。糖酵解过程中起催化作用的四个关键酶分别是己糖激酶、葡萄糖激酶、磷酸果糖激酶 -1 和丙酮酸激酶，低氧诱导产生的低氧诱导因子（HIF-1）对这四种酶都具有调节作用，而且多为上调表达，使神经元在低氧环境下通过增加糖酵解获得能量，从而减少对氧气的依赖性。

糖异生发生时，神经元线粒体只能通过丙酮酸和三羧酸循环中间体形成草酰乙酸等糖异生的来源物质，但是只在星形胶质细胞胞质中存在将磷酸烯醇式丙酮酸转化为葡萄糖的酶，由此，通过将草酰乙酸转化为磷酸烯醇式丙酮酸，然后在磷酸烯醇式丙酮酸羧激酶作用下将这两部分糖异生作用联系起来。此反应在大脑内是由星形胶质细胞完成的。因此，在缺乏线粒体内磷酸烯醇式丙酮酸羧激酶的物种中，草酰乙酸必须转化为苹果酸或天冬氨酸，并从线粒体输出重新转化为草酰乙酸，以供糖异生反应继续进行，维持正常的血糖供给。糖异生反应是由 11 种酶催化反应组成的分子反应途径，反应进行的程度取决于反应底物的浓度。糖异生在星形胶质细胞线粒体中开始，由丙酮酸羧化酶催化，消耗 1 分子 ATP，通过丙酮酸的羧化形成草酰乙酸，这种酶受到高水平的乙酰辅酶 A 的刺激，但被高浓度的 ADP 和葡萄糖所抑制。使用 NADH 将草酰乙酸还原成苹果酸，这是其输出线粒体所需的步骤。而星形胶质细胞胞质中 NAD+ 将苹果酸氧化成草酰乙酸，随后发生糖异生后续步骤。将草酰乙酸脱羧，再将 PEPCK 磷酸化形成磷酸烯醇式丙酮酸。在该反应过程中，GTP 分子水解成 GDP。果糖 1,6- 二磷酸酶将果糖 1,6- 二磷酸酯转化为果糖 6- 磷酸，这是糖异生的限速步骤。葡糖 -6- 磷酸可用于其他代谢途径或去磷酸化为游离葡萄糖。游离葡萄糖可轻易扩散并进出星形胶质细胞，但磷酸化形式的葡萄糖（葡糖 -6- 磷酸）则被锁定在星形胶质细胞中，这是神经细胞内葡萄糖水平受细胞控制的主要机制。糖异生最终反应，即葡萄糖的形成，则发生在星形胶质细胞的内质网腔。其过程就是葡糖 -6- 磷酸酶将葡糖 -6- 磷酸水解，产生葡萄糖并释放无机磷酸盐，最终葡萄糖通过位于星形胶质细胞内质网膜上的葡萄糖转运蛋白进入细胞质内，最终转运出星形胶质细胞，从而供给神经元能量。

在氧化磷酸化过程中，电子在氧化还原反应中从电子供体转移到氧等电子受体，释放能量，生成 ATP。线粒体内膜上蛋白质复合物即电子传递链，将电子释放的能量用于传输线粒体内膜的质子，维持 pH 梯度和跨膜电势中的潜在能量。当质子通过 ATP 合成酶，储存的势能将二磷酸腺苷（ADP）转化为三磷酸腺苷，并将储存的能量释放出来。因此，神经元和星形胶质细胞糖酵解过程仅产生 2 个 ATP 分子，但是通过氧化磷酸化过程可以生成 10 个 NADH 和 30 ~ 36 个 ATP，从而不间断供给大脑能量。

但是当血糖水平下降时，胰岛素水平降低，

血液中的胰高血糖素和肾上腺素水平升高，储存在脂肪组织中的三酰甘油作为游离脂肪酸和甘油从脂肪细胞释放入血液，而进入细胞的脂肪酸与辅酶 A 结合形成酰基 -CoA 链，转移到线粒体中，通过 β- 氧化反应分解成乙酰 -CoA。由 β- 氧化产生的乙酰 -CoA 通过与草酰乙酸酯结合形成柠檬酸盐进入线粒体中的柠檬酸循环，致使乙酰 -CoA 乙酰基完全氧化成 CO_2 和水，并释放 1 分子 GTP，每个乙酰基（或乙酸分子）被氧化成 11 个 ATP 分子。在禁食、饥饿、低糖饮食以及长时间剧烈运动时，草酰乙酸部分转移到糖异生途径中。草酰乙酸还原成苹果酸，并从线粒体除去，在肝细胞胞质中转化为葡萄糖，被释放入血液。因此，血液中较低的胰岛素和较高的胰高血糖素浓度均刺激糖异生的发生，但草酰乙酸不能与乙酰辅酶 A 缩合，乙酰辅酶 A 就会生成酮体，后者包括乙酰乙酸、β- 羟丁酸和丙酮。酮体由肝释放到血液，细胞线粒体可以从血液中摄取酮体，并将其转化为乙酰辅酶 A，然后可以将其用作柠檬酸循环供能。与游离脂肪酸不同，酮体可以穿过血脑屏障，因此可作为中枢神经系统细胞的代谢底物，代替葡萄糖直接供能。而当身体经历了禁食、剧烈运动后，由于葡萄糖比正常情况减少，大脑则利用生酮饮食，直接从酮体获取能量。

大脑的能量供给除了利用葡萄糖外，还可以动员糖原，以维持脑功能。虽然大脑中的糖原含量明显低于肝或肌肉，但是糖原在神经元活动中同样扮演了十分重要的角色，而且糖原代谢对于星形胶质细胞和神经元之间的能量代谢维持具有十分重要的生理意义。糖原在大脑细胞中的定位具有高度特异性，因此在大脑中呈现不均匀性分布。已有研究者发现，在突触密度最高的区域，糖原的浓度最高，表明糖原参与了突触的传递过程，灰质中的糖原浓度大约是白质中糖原浓度的两倍，并且在延髓、脑桥、小脑、海马、下丘脑、丘脑、皮质和纹状体中可以发现一定量的糖原储备。当饥饿以及神经系统剧烈活动时，能量供不应求，星形胶质细胞可将糖原立即转化为乳酸，糖原分解产生的大量乳酸直接输送到相邻神经元，

因此最新的研究证实，星形胶质细胞内的糖原可起到一种预防低血糖的作用，确保神经元功能的正常发挥。

大脑的能量代谢也与其解剖分区密切相关。神经元中的葡萄糖可以通过磷酸戊糖途径（PPP）被氧化，这不仅对神经元，而且对许多其他脑细胞正常功能的维持非常重要。这一途径有助于 NADPH 和 5- 碳糖的产生。大脑的磷酸戊糖途径分为两步：第一步是氧化步骤（不可逆），其中产生 NADPH；第二步是可逆的非氧化步骤，其中 PPP 由葡糖 -6- 磷酸脱氢酶（G6PD）调节；调节通过 $NADPH/NADP^+$ 的比值和 $NADP^+$ 的变构诱导发生。通常高的 $NADPH/NADP^+$ 比值使胞质内富含 NADPH，而 NADPH 是合成脂质和核酸所需的还原剂。成熟大脑的 PPP 活性高，其中 PPP 衍生的 NADPH 可用于神经递质、胶质转运体、醛和过氧化物的代谢。NADPH 还可促进谷胱甘肽（GSH）的再生，磷酸果糖激酶 B3 是脑内表达的主要亚型[6]。当线粒体呼吸被抑制时，星形胶质细胞通过产生 2,6- 二磷酸果糖来重新激活其糖酵解特性。因此，神经元中的葡萄糖必须通过磷酸戊糖途径进行氧化并利用[7,8]。

神经元能量需求高，主要通过葡萄糖有氧氧化、氧化磷酸化过程合成能量。但是在机体运动或缺氧等条件下，神经元表现出对乳酸的利用率提高。由于糖酵解的关键酶磷酸果糖激酶的变构激活剂 2,6- 二磷酸果糖含量在神经元中的表达较低，神经元的糖酵解速度较星形胶质细胞慢，并且如果过度激活神经元的糖酵解，可导致神经元的氧化应激反应和细胞凋亡，这些都可影响神经元对能量的需求。除了糖酵解途径之外，脑组织可以利用乳酸盐作为代谢底物产生 ATP 并且保护神经元[9-12]。虽然与神经元相比，星形胶质细胞氧代谢速率低，但是星形胶质细胞具有高的糖酵解活性，故可通过糖酵解途径迅速生成 ATP，而且糖酵解过程可增加乳酸的产生和释放，有利于丙酮酸产生，随后丙酮酸进入三羧酸循环被彻底氧化供能而被利用。

第二节 低氧下脑功能活动与代谢通路

低氧对大脑的影响是广泛而深入的。各种研究层出不穷，对早期常年居住高原的平原士兵的研究发现，这些士兵表现出不同程度的认知功能减退、空间记忆力下降等神经功能衰退的现象，而且这些情况的发生集中在某些特殊大脑部位如海马区等。近来更有意思的发现是，平原移居高原居民的低氧暴露具有使抑郁等精神类疾病增加的趋势，而且这一情况的发生和低氧应激诱发的氨基酸及神经递质的代谢和转化紊乱及其整体的能量代谢紊乱息息相关。然而，高原世居人群由于长期的适应和遗传，其大脑的能量代谢形式和水平发生了适应性的改变，由此可见低氧对大脑的影响是广泛而显著的。

高原低氧显著的特点是低氧，通过呼吸作用进入人体的氧气非常有限，而人体必需将其最大化、最有效地利用才能维持各器官功能的正常发挥。长期居住高原的人群通过减少骨骼肌等器官的线粒体密度，减少细胞产生自由基等活性氧分子对细胞的损伤。而大脑中线粒体丰富，长期低氧导致神经细胞线粒体产生 ROS 的含量增加，加之低氧诱发神经递质的合作反应改变，单胺类激素分泌增加，胆碱类递质分泌减少，谷氨酸类物质代谢异常产生细胞毒性物质，诱导神经细胞内钙离子的浓度增加和超载，导致大脑长时程增强（long-term potential，LTP）作用减弱，从而诱发记忆和学习能力受损。通过核磁等医学影像技术发现，长期暴露于低氧环境的大脑呈现灰质减少和脑萎缩现象，这些现象的出现必然与能量代谢息息相关。

由于大脑中细胞类型丰富，存在异质性。人们已经在神经元和星形胶质细胞中得知不同细胞类型具有不同的代谢谱。神经元主要是氧化性的，而糖酵解主要存在于星形胶质细胞。神经元氧化特征是通过一系列代谢步骤，最终生成葡萄糖的代谢产物，如丙酮酸和乳酸，代谢产物将在线粒体中充分氧化，再生成葡萄糖分子。整个氧化过程中共产生 30～36 个 ATP 分子。两类细胞的线粒体中都存在大量的三羧酸循环（TCA）、呼吸链中的电子传递、氧耗以及 CO_2 和水的产生。糖酵解产生两个 ATP 分子，葡萄糖通过糖酵解被加工成丙酮酸盐。乳酸也是通过糖酵解形成的；在低氧环境下，丙酮酸在再生 NAD^+ 的过程中转化为乳酸，NAD^+ 是维持糖酵解通量所必需的辅助因子。低氧下生成的乳酸盐也可以在生理氧张力存在下形成，释放至细胞外和转移至邻近细胞。

脑神经干细胞（neuron stem cells，NSCs）为了在细胞自我更新增殖和维持多向性分化之间找到平衡，必须依赖 PI3K/AKT 分子信号通路[10-11]。NSCs 能够感受脑及生物体内环境的变化。当葡萄糖水平高时，胰岛素分泌增加，进而表达产生 IGF，后者进一步激活 PI3K / AKT 途径，促进 NSC 增殖。因此，当机体处于高葡萄糖和能量充足的状态时，PI3K/AKT 途径被激活，促进 NSC 趋于自我更新和增殖；而当可用能量较低时，PI3K/AKT 信号减弱，细胞处于静止状态，以适应机体的能量缺乏状态。此时 AKT 使 FOXO（the forkhead box O）磷酸化，FOXO 持续存在于胞质；而当 FOXO 去磷酸化，即可进入细胞核并作为转录因子促进各种肿瘤抑制因子如 p27 和 p21 的表达。这些肿瘤抑制因子促使 NSC 进入静止状态。抑癌基因 *PTEN* 抑制 PI3K/AKT 途径，限制细胞增殖。*PTEN* 将 PIP3 去磷酸化成为 PIP2，抑制 AKT 的膜结合能力，从而降低 AKT 活性。cAMP 反应元件（carbonhydrate response element binding sites，CREB）与细胞是否增殖密切相关。过表达 AKT 不但可使细胞增殖增加，同时也使 CREB 的表达上调。CREB 是促增殖细胞周期蛋白 A 转录的最强转录因子，而 Shh 可减缓蛋白质合成 PI3K/AKT 依赖性刺激。长时程突触（long-term potentiation，LTP）的形成必须激活 NMDA 受体，同时需要依赖突触后 AMPA 受体介入。而 PI3K 与保守区域中的 AMPA 受体（α- 氨基 -3- 羟基 -5- 甲基 -4- 异恶唑丙酸受体，AMPAR）结合，定向膜受体 GluR 亚基。PI3K 活性依赖于钙离子和 CaM 表达增加。此外，AKT 在突触后定位 PtdIns-3Ps，募集对接蛋白 tSNARE 和 Vam7 的表达，促发 AMPA 在突触后对接效应。mTOR 激活 p70S6K，灭活 4EBP1，改变基因表达，允许

LTP 的发生[13-15]。除了基因水平的改变，有学者认为大脑神经细胞的代谢酶类活性改变也参与了大脑的能量代谢适应，例如对能量代谢催化酶的活性及其对线粒体膜上特殊蛋白活动的依赖性进行的相关研究，提出了线粒体 NAD 依赖的苹果酸脱氢酶、己糖激酶和 A 型单胺氧化酶活性改变有关，这些酶能够动态与线粒体膜活性相联系起来，改变其催化性能，改善低氧下的神经能量代谢改变[16]。

总之，大脑复杂的解剖结构和网络化的神经突触联系，是大脑完成机体中枢调控的保证，而维持大量而不间断的能量供给是保证大脑正常功能的物质基础。机体身处低氧的环境时，为了维持大脑的正常功能，氧气消耗和血液供给都必须优先考虑大脑的分配。因此，大脑能量代谢的改变并不是很大，这也是长期进化的结果。

（白振忠）

参考文献

[1] Mink JW, Blumenschine RJ, Adams DB. Ratio of central nervous system to body metabolism in vertebrates: its constancy and functional basis. American Journal of Physiology-Regulatory, Integrative and Comparative Physiology, 1981, 241 (3): R203-R212.

[2] Raichle ME, Gusnard DA. Appraising the brain's energy budget. Proceedings of the National Academy of Sciences, 2002, 99 (16): 10237-10239.

[3] Swaminathan N. "Why Does the Brain Need So Much Power?". Scientific American. 2014.

[4] Wasserman DH. Four grams of glucose. American Journal of Physiology. Endocrinology and Metabolism, 2009, 296 (1): E11-21.

[5] Quistorff B, Secher N, Van Lieshout J. Lactate fuels the human brain during exercise. The FASEB Journal, 2008, 22 (10): 3443-3449.

[6] Marin-Valencia, Good LB, Qian M, et al. Heptanoate as a neural fuel: energetic and neurotransmitter precursors in normal and glucose transporter I-deficient (G1D) brain". Journal of Cerebral Blood Flow and Metabolism, 2013, 33 (2): 175-82.

[7] Ribas GC. The cerebral sulci and gyri. Neurosurgical Focus, 2010, 28 (2).

[8] Frigeri T, Paglioli E, De Oliveira E, et al. Microsurgical anatomy of the central lobe". Journal of Neurosurgery, 2015, 122 (3): 483-98.

[9] Clark DD, Sokoloff L, Siegel GJ, Basic Neurochemistry: Molecular, Cellular and Medical Aspects. Philadelphia: Lippincott, 1999, 637-670.

[10] Raichle M, Gusnard DA. Appraising the brain's energy budget. Proc. Natl. Acad. Sci. U.S.A. 99 (16): 10237-10239.

[11] Jones EG, Mendell LM. Assessing the Decade of the Brain. Science, 1999, 284 (5415): 739.

[12] Jansen LA, Mirzaa GM, Ishak GE, et al. PI3K/AKT pathway mutations cause a spectrum of brain malformations from megalencephaly to focal cortical dysplasia. Brain, 2015, 138: 1613-1628.

[13] Baybis M, Yu J, Lee A, et al. mTOR cascade activation distinguishes tubers from focal cortical dysplasia. Ann Neurol, 2004, 56: 478-87.

[14] Cardamone M, Flanagan D, et al. Mammalian target of rapamycin inhibitors for intractable epilepsy and subependymal giant cell astrocytomas in tuberous sclerosis complex. J Pediatr, 2014, 164: 1195-200.

[15] Conti V, Pantaleo M, et al. Focal dysplasia of the cerebral cortex and infantile spasms associated with somatic 1q21.1-q44 duplication including the AKT3 gene. Clin Genet, 2014.

[16] Khvatova E M, Yerlykina E I, Gaynullin M R, et al. Brain Metabolic Adaptation to Hypoxia Stress// Neurochemistry. Springer US, 1997.

第九章

高原脑电活动和睡眠特点

第一节 低氧对脑电活动的影响

大脑是对低氧最为敏感的器官，而脑电图（electroencephalogram，EEG）和睡眠过程都是反映脑功能状态的重要客观指标。低氧可以引起脑电图的特定变化，脑电图是反映脑功能状态的一个客观指标，而且这种变化和低氧耐受力及高原适应能力有密切关系。

一、正常的脑电图

（一）正常脑电波分类[1]

1. α波和α节律　α波是每秒 8 ～ 13 周波范围的电活动，而重复节律性地出现的 8 ～ 13 周波活动称为α节律。α波和节律波幅的范围为 50 ～ 100 μV。大脑各区均有α活动和α节律，不过以枕部最为明显。枕部平均波幅为 50 ～ 70 μV，其他部位平均为 10 ～ 30 μV。睁眼时α波消失，闭眼后又出现（图 9-1 和表 9-1）。

2. β波和β节律　β波是每秒 18 ～ 30 周波范围的电活动。波幅为 20 ～ 50 μV。β波以额区和中央区最明显。6% 正常人的脑电图以β波为主（图 9-1 和表 9-1）。

3. γ波　γ波为每秒 35 ～ 45 周波范围的电活动。波幅较低，约为α波波幅的一半。额区及前中央区最多（表 9-1）。

4. δ波和δ节律　δ波系指每秒 0.5 ～ 3 周波范围的电活动。正常δ波的波幅为 10 ～ 20 μV，出现在额区，不以纺锤样出现，且不得多于 8% ～ 10%，其他各区则少于 5%。δ波为正常儿童的主要波率（图 9-1 和表 9-1）。

5. θ波和θ节律　θ波为每秒 4 ～ 7 周波范围的电活动。波幅为 20 ～ 40 μV，是正常儿童的主要脑电活动，两侧对称，颞区多见，可达 25%，但不以纺锤样出现（图 9-1 和表 9-1）。

6. σ波　σ波为每秒 14 ～ 17 周波范围的脑

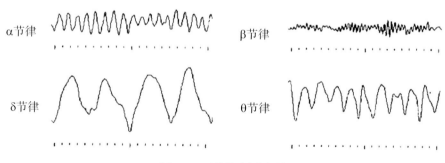

图 9-1 正常脑电图波形

表9-1 正常脑电图特点

名称	频率（Hz）	波幅（μV）	波形	分布	特点
α波	8 ～ 13	50 ～ 100，平均50	常为正弦波，有的为锯齿波或呈弧形	枕顶、颞后部	在睁眼、感觉刺激及精神活动时有明显的衰减反应
β波	18 ～ 30	20 ～ 50	不规则	额区和中央区最明显	增多为皮质功能兴奋
θ波	4 ～ 7	20 ～ 40	不规则	额叶、颞叶和顶叶有散在的出现，两侧对称	睡眠时增多，是正常儿童的主要脑电活动
δ波	0.5 ～ 3	10 ～ 20	不规则	额叶、颞叶低幅对称	正常儿童的主要波率
γ波	35 ～ 45	波幅较低，约为α波波幅一半		额区及前中央区最多	

电活动，临床意义不明。

（二）正常成人脑电图分类

1．α型脑电图　约占80%，α节律占优势，特别是枕、顶部的α节律占优势。步宽小于1.5周/秒。额区或各区可有少数低幅β活动，θ波不明显。

2．β型脑电图　约占6%，β活动占优势，波幅可达50 μV，一般为20～30 μV，占据大脑各区。在β活动中间有少量低至中幅α波及短程α节律。

3．低电压脑电图　约占10%，α波稀少且振幅低，不超过20 μV。β波少而难于计算，结果低幅θ波反而明显。视反应和过度换气后常出现α节律。

4．不规则脑电图　α节律不规则，在额部的α波振幅较高，步宽可达3周/秒，低幅β活动较多。正常人约占10%。

（三）正常成人清醒时和睡眠时的脑电图

1．正常成人清醒时脑电图　正常人在安静状态下闭眼时的脑电图表现由后部的α节律和前部的β节律组成，少量θ波散在，基本上没有δ波。脑电周期为100 ms左右，两半球相应区的平均周期相差不超过10%（频率差不超过2次/秒），振幅差不超过50%。α波波幅最大不超过150 μV，对睁闭眼有抑制反应；β波波幅不超过50 μV，深呼吸诱发试验无病理波出现。

2．正常成人睡眠时脑电图　正常人在睡眠状态下的脑电图表现是非快速眼动（non-rapid eye movement，NREM）S1期α波消失，为低幅θ波和δ波的混合节律，后期出现顶尖波；S2期为在S1期基础上出现的梭形波和K复合波；S3和S4期深度睡眠期有梭形波和高波幅慢波，甚至为持续慢波。快速眼动（rapid eye movement，REM）期为低幅θ波和快波。

二、低氧后脑功能变化

通常人们把低氧分为两种类型：一类为急性低氧，另一类为慢性低氧。前者是快速到达低氧环境，后者为缓慢到达低氧环境。在这两种低氧条件下发生的生理功能变化有不同的表现形式，

人体的代偿功能也有不同的特点。脑重量仅为体重的2%左右，而脑血流量却占心输出量的15%，脑耗氧量约为总耗氧量的23%，所以脑对低氧十分敏感。脑灰质比白质的耗氧量高5倍，对低氧的耐受性更差。急性低氧可引起头痛、情绪激动、思维力、记忆力、判断力降低或丧失以及运动不协调等。慢性低氧者则有易疲劳、思睡、注意力不集中及精神抑郁等症状。严重低氧可导致烦躁不安、惊厥、昏迷甚至死亡。正常人脑静脉血氧分压约为4.53 kPa（34 mmHg），当降至3.73 kPa（28 mmHg）以下可出现神经错乱等，降至2.53 kPa（19 mmHg）以下时可出现意识丧失，降至1.6 kPa（12 mmHg）时将危及生命。

低氧引起脑组织的形态学变化主要是脑细胞变性、坏死、肿胀及脑水肿。低氧状态下血脑屏障和脑脊液改变，低氧时脑血管扩张，血流量增加。如有过度液体积聚，使脑压升高，脑容积扩大，脑细胞受到压迫。同时脑组织摄氧不足，能量产生减少，从而影响脑的正常代谢。在低氧情况下，脑组织利用葡萄糖增多，使葡萄糖的需氧氧化过程变为无氧的糖原分解，使其转化为乳酸的比例增加，结果导致血液中出现过量的乳酸盐在血管内积聚，影响脑脊液的pH值。低氧进一步加重时，神经内ATP形成减少，神经膜受损并直接影响钠泵的正常功能，改变正常的渗透压，使大量水分进入细胞内，导致脑细胞内水肿，直接影响血脑屏障的正常功能，使其通透性增强。脑脊液增加，大脑容积扩大是发生急性高原脑昏迷和颅内高压综合征的病理生理基础。

三、低氧后脑电活动变化及其机制

（一）脑电图的变化

1．急性低氧后脑电图变化　石中缓等早在1984年研究报道[2]：与海平面相比，在5000米海拔记录的脑电图主要为α波的频率加快，振幅降低，指数减小。在18名受试者中有7人呈现弥漫性慢波，多为4～7次/秒的α波，少数为2～3次/秒的θ波，慢波指数较平原脑电图有明显增加。闫俊强等研究发现[3]高原外训官兵脑电图变化的特点为α波减少，θ波增多，波幅和频率降低，高原脱适应数月后，脑电图恢复正常。

2．慢性低氧后脑电图变化　研究发现慢性暴

露于高海拔后，EEG 会出现频率减低，α 波增加，但返回低海拔地区后 β 波出现减少，提示低氧和富氧会同时调控大脑皮质运动，主要为大脑皮质的兴奋[4,5]。高原低氧状态下 EEG 表现类似于脑疲劳状态下的变化特征。

（二）低氧后脑电活动变化的机制

1. 能量代谢障碍　脑组织对低氧尤为敏感，脑线粒体代谢在急性低氧时以功能受损为特点，ATP 合成减少；慢性低氧时以功能代偿为特点。低氧时脑线粒体能量供需失衡，氧化磷酸化过程降低导致线粒体 ATP 产生减少[6]。低氧后线粒体 ATP 产生减少的原因有：

（1）线粒体数量和结构改变：急性低氧导致线粒体结构发生病理性损伤，包括线粒体体积增大、水肿，部分线粒体出现膜结构不清、嵴紊乱、嵴肿胀、嵴断裂溶解等，这些变化与低氧时氧自由基膜脂质过氧化有关。其次，低氧时能量生成减少，细胞内一系列依赖于能量代谢的功能受损，膜结构损伤，离子和代谢物的转运失调，加重线粒体损伤，造成恶性循环。

（2）线粒体氧化呼吸作用受损：急性低氧可显著升高线粒体的基础耗氧量，并伴有一定程度的氧化磷酸化脱偶联；而慢性低氧显著降低线粒体耗氧量，氧化磷酸化脱偶联程度减轻，从而起到代偿作用。

（3）线粒体 ATP 合成能力下降：低氧时动物线粒体能量合成能力下降，除与呼吸链传递电子的速度减慢、线粒体跨膜质子梯度形成障碍、氧化磷酸化脱偶联等因素有关外，还与 F0F1-ATP 合成酶本身的活性减低有关。

（4）线粒体 DNA (mitochondrial DNA, mtDNA) 转录和翻译水平改变：研究发现[7]急性低氧可使脑线粒体 RNA 的体外合成活性降低 40%，蛋白质的体外合成降低 60%，慢性低氧时线粒体 RNA 和蛋白质的体外合成活性有所恢复。

2. 酸碱平衡紊乱　急性低氧时，机体的 PaO_2 降低，刺激颈动脉体和主动脉体化学感受器，反射性引起呼吸加深加快，从而使肺通气代偿性增加，$PaCO_2$ 降低，出现呼吸性碱中毒。呼吸性碱中毒加上血液中偏碱性的脱氧血红蛋白增多，使血液 pH 增高，一方面激活磷酸果糖激酶，增强糖

酵解作用，使 2,3-DPG 合成增加；另一方面，血液 pH 增高抑制 2,3-DPG 磷酸酶活性，2,3-DPG 分解减少，使氧离曲线右移，氧合血红蛋白在组织中释放氧量增加，具有重要的代偿意义。但严重的碱中毒使氧离曲线过度右移，血红蛋白与氧的亲和力显著降低，血液在肺结合氧量减少，反而加重缺氧。

3. 钠水潴留　低氧可引起肾素 - 血管紧张素 - 醛固酮活性改变，血管紧张素转换酶抑制剂活性增加，肾素和醛固酮水平增加，导致钠水潴留。另外抗利尿激素分泌增加，血浆 ANP 释放增多，均可引起钠水潴留和酸碱平衡紊乱。

4. 神经递质失调　机体急性低氧时，首先引起兴奋性氨基酸释放。谷氨酸是低氧损伤的中心环节，一方面介导大量 Na^+、Cl^- 的内流，造成细胞毒性水肿，导致细胞坏死；另一方面通过激活 N- 甲基 -D- 天冬氨酸，介导 Ca^{2+} 大量内流，激活 IP_3 途径，使细胞内钙库贮存的 Ca^{2+} 释放，导致细胞内 Ca^{2+} 超载。Ca^{2+} 超载可以通过激活一氧化氮合酶产生一氧化氮，一方面刺激凋亡相关基因的表达改变；另一方面刺激生成大量的自由基，使交感神经活性增强，脑部毛细血管流体静压升高，血管内液体渗出至血管外。低氧和酸中毒损伤脑血管内皮细胞，ATP 生成减少，细胞膜钠泵功能障碍，导致细胞内钠、水潴留，脑细胞水肿使血管通透性增加，水排出减少，毛细血管破裂。低氧时脑内乙酰胆碱合成减少，氨基酸代谢降低，多巴胺重摄取减少。

四、低氧后脑电图变化与相关疾病

（一）高原类神经衰弱综合征

以头痛、头晕、易疲劳眩晕、记忆力减退、分析判断困难、注意力不集中、工作能力低下、失眠、食欲减退等为主要表现。以急性低氧的患者多见，但久居高原及世居高原者也会出现高原类神经衰弱综合征。

（二）高原感觉器官功能异常

感觉器官异常包括视觉、嗅觉、听觉和味觉功能下降，其中视觉对低氧最为敏感，主要表现为视觉普遍下降，光敏感降低，暗适应能力下降。

（三）高原运动功能异常

在低氧情况下，运动冲动的传递接受出现障碍。运动障碍的临床特征有肢体软弱无力，步态蹒跚，握物操作时手腕颤抖不稳，进一步可出现肌肉麻痹。

（四）自主神经功能异常

轻度低氧时会出现交感神经系统兴奋，如颜面充血发红、面部及全身燥热、头痛、多汗、易怒、手指和眼皮颤动等。低氧严重后出现副交感神经系统兴奋，即迷走神经过敏综合征，包括剧烈的头痛、头晕、恶心、呕吐及脉搏徐缓等。

（五）高原精神异常

高原低氧环境会造成机体长期生理和心理上的应激，使人产生精神异常，包括焦虑障碍、抑郁障碍、神经衰弱、躯体化障碍等。

五、防治原则

（一）宣教

进驻高原之前使人群充分认识高原低氧环境对人体的影响，提前做好心理准备，消除对高原的恐惧心理，可以在短时间内习服。

（二）休息

急进高原的人群，经过充分的休息和睡眠，急性高原反应会减轻，脑功能会逐渐恢复。但症状严重者，需吸氧观察。

（三）吸氧

可采用持续低流量吸氧，氧流量 1 ~ 2 L/min。禁止间歇性给氧方式，避免延迟高原环境的适应时间。

第二节　低氧对睡眠的影响

进入低氧环境后，人体的神经系统、呼吸调节系统及生理昼夜节律会发生不同程度的改变，从而导致睡眠结构和脑功能发生不同程度的改变，包括睡眠的生物电活动、睡眠的生物节律、维持睡眠状态时正常脑灌注、与睡眠有关的作业能力等。睡眠和脑功能改变之间相辅相成，相互调节。

一、正常睡眠结构

人在睡眠时与外界环境之间的联系减弱甚至消失，因此，长久以来人们一直认为，睡眠是机体消除疲劳所需要的一种完全休息的过程。可是当测定人们和动物的脑电活动时发现，睡眠阶段的脑活动并非处于静止状态，而是表现出一系列主动调节的周期性变化，此时机体的各种生理功能，如感觉功能、运动功能和自主神经功能也随着睡眠深度的变化在不同程度上进行着规律的活动。

（一）正常睡眠分期

根据睡眠过程中脑电表现、眼球运动情况和肌肉张力变化的情况，国际上将睡眠分为两种不同的时相，即非快动眼（non-rapid eye movements, NREM）睡眠和快动眼（rapid eye movements, REM）睡眠。

1. NREM 睡眠　这一时期特点为全身代谢减慢，呼吸平稳，心率减慢，血压下降，体温降低，全身感觉功能减退，肌肉张力降低（仍然能够保持一定姿势），无明显的眼球运动。进一步分 4 期：第 I 期（S1）为入睡期，第 II 期（S2）为浅睡期，第 III 期（S3）为中度睡眠期，第 IV 期（S4）为深度睡眠期。

2. REM 睡眠　此期临床表现有自主神经系统活动不稳定，呼吸浅快而不规则，心率增快，血压波动，瞳孔时大时小，体温调节功能丧失，各种感觉功能显著减退，肌肉张力显著降低呈完全松弛状态，不能维持姿势，眼睑闭合后出现双眼球往返的快速眼动，中耳听骨运动和呼吸运动的肌肉持续活动，以及阴茎或阴蒂勃起等表现。

（二）正常睡眠周期

正常人睡眠首先进入 NREM 睡眠期，并迅速由 Ⅰ 期依次进入 Ⅱ 期、Ⅲ 期、Ⅳ 期并持续下去。在 NREM 睡眠期持续 80 ~ 120 分钟后出现第一次 REM 睡眠，持续几分钟后进入下一次 NREM 睡眠，如此形成 NREM 睡眠与 REM 睡眠循环周期，平均每 90 分钟出现一次 REM 睡眠，越接近睡眠后期，REM 睡眠持续时间越长，每次可持续 10 ~ 30 分钟。在成人每昼夜总睡眠时间中，REM 睡眠时间占 20% ~ 25%；NREM 睡眠：Ⅰ 期占 2% ~ 5%，Ⅱ 期占 45% ~ 50%，Ⅲ 期占 3% ~ 8%，Ⅳ 期占 10% ~ 15%。NREM 睡眠的 Ⅰ 期和 Ⅱ 期称为浅睡眠，Ⅲ 期和 Ⅳ 期称为深睡眠。整个睡眠时期这种 NREM-REM 睡眠周期反复循环 3 ~ 5 次，每个周期的各期不一定齐全，但都是从 Ⅰ 期开始。凌晨时每个周期中的睡眠深度变浅，不再达到 Ⅳ 期。从 NREM 睡眠与 REM 睡眠的循环转换可以看出，睡眠过程并非一入睡就由浅入深并持续到天明，而是深一阵、浅一阵，深浅睡眠不断交替。睡眠期脑电图[8]的几种重要脑电波及特征见表 9-2 和图 9-2。

二、低氧环境对睡眠和脑功能的影响

2500 米以上海拔高度、低氧、寒冷、低气压等是影响睡眠的物理因素，其中海拔高度是主要影响因素。除了低氧影响中枢神经系统而诱发睡眠脑功能障碍外，环境条件恶劣也是影响睡眠的主要原因，包括低气压、寒冷、风速过大、干燥、昼夜温差大等环境特点，这些特点可使机体代谢失调及免疫功能紊乱，破坏机体内环境的平衡，最终导致睡眠障碍。高原低氧对中枢神经系统功能的影响是导致睡眠结构改变，引起失眠、睡眠质量下降，其结果会加重中枢神经功能的紊乱，使其对高原环境适应的调节能力下降。随着海拔的升高，会进一步引起睡眠模式的改变。

低氧是造成高原睡眠障碍的主要原因，睡眠是由中枢神经系统或大脑控制的，而脑组织是对低氧最敏感的器官之一。因此，高原低氧对睡眠的影响实际上是中枢神经系统功能受影响的反映。感觉传入冲动是维持觉醒的必要条件，当传入冲动减少时，中枢的紧张活动开始减退，遂发生觉醒状态向睡眠状态的转变。在高原低氧条件下，吸入气氧分压降低，血液中氧合血红蛋白含量下降，脑细胞得不到充足氧供，脑神经组织细胞线粒体代谢活动将会发生障碍，ATP 生成减少；而颅内压升高，又使脑血液循环受阻，加重了脑能量代谢的障碍，进一步影响大脑神经元的兴奋或抑制传导，从而干扰上行抑制系统和上行激活系统相互抗衡的神经活动，干扰睡眠与觉醒的相互转化，导致睡眠障碍。

表9-2 睡眠各阶段的特征

分期	特征[a,b]		
	EEG（脑电图）	EOG（眼动电图）	EMG（肌电图）
清醒（睁眼）	低电压、高频率，减弱的 α 波活动	眨眼，眼球快速运动	相当高
清醒（闭眼）	低电压、高频率，> 50% 的 α 波活动	眼球慢速滚动	相当高
Ⅰ 期睡眠	低振幅，混合频率，< 50% 的 α 波活动，没有梭形波和 K 复合波，向睡眠 Ⅱ 期过渡时可出现锐波	眼球慢速滚动	比清醒时减低
Ⅱ 期睡眠	至少有一个梭形波或 K 复合波，< 20% 的慢波活动		比清醒时减低
Ⅲ 期睡眠	20% ~ 50% 的慢波活动	f	一般较低
Ⅳ 期睡眠	> 50% 的慢波活动	f	一般较低
REM 期睡眠	低电压，混合频率，可以出现锯齿波	间断的眼球快速运动	明显减低（等于或低于 NREM 的最低水平）

[a] 必需的特征，用黑体字标出
[b] 慢波活动：频率 < 2 Hz，波峰到波谷的振幅 > 75 μV；
> 50%：表示在这一时期中慢波睡眠出现的时间要超过 50%；
REM：快速眼球运动；f：在眼动活动记录中一般可以看到慢波

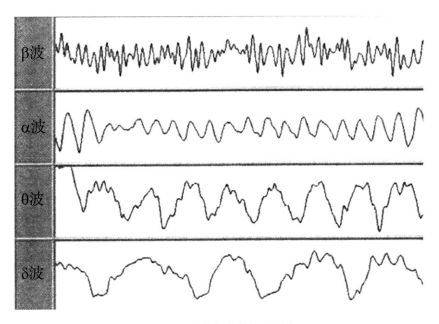

图 9-2 睡眠各阶段的脑电波

（一）高原低氧环境对睡眠的影响

初入高原的人群大多数会出现不同程度的睡眠呼吸紊乱，主要表现为失眠及多梦、频繁觉醒、周期性呼吸增多、中枢性呼吸暂停等。急进高原低氧环境时睡眠受影响的主要特点为：总睡眠时间无明显减少，正常睡眠结构发生改变，主要表现为浅睡眠增加，深睡眠和 REM 减少，总觉醒时间和次数增加，睡眠各期之间转换频繁，睡眠期间周期性呼吸伴中枢性呼吸暂停严重，并伴有严重的低氧血症。Jonen 最早于 1970 年对海拔 3500～4500 米之间的南极考察者睡眠结构进行分析发现，几乎所有人均有Ⅲ及Ⅳ期睡眠消失及 50% 的 REM 减少，并有周期性睡眠和觉醒产生，其后的研究比较了人体在低海拔及高海拔（4300 米）的睡眠结构和呼吸模式，发现高海拔时有由浅至深的睡眠及频繁短暂的觉醒，周期性呼吸占整个睡眠的一半时间，总睡眠时间未发生改变，觉醒反应显著增加是引起浅睡眠增多的原因。Szymczak 等[9]调查结果显示，在高海拔地区睡眠质量会降低，睡眠质量的下降主要是由于夜间觉醒次数增加、气温不适以及呼吸困难所致。但久居高原的藏族人群的睡眠呼吸结构优于汉族人群，Plywaczewski 等[10]对 8 名世居 3700～4800 米海拔的藏族人以及 6 名在高原地区生活多年并已经适应了高原环境的汉族人进行睡眠监测显示，除了汉族人的觉醒以及清醒期比藏族人长，两族受试者的睡眠结构无明显差异。在模拟 5000 米的高海拔地区，藏族受试者较汉族受试者有更长的夜间睡眠时间，Ⅰ期睡眠减少，Ⅱ期睡眠延长，藏族受试者的周期性呼吸增多，动脉血氧饱和度高于汉族受试者。有数据表明，在急性暴露于 5000 米高海拔环境时，藏族人的睡眠结构以及动脉血氧饱和度优于汉族人。海拔 3780 米下的藏族人睡眠结构和睡眠质量优于久居的汉族人，主要表现为夜间深睡眠比例增加，浅睡眠比例减小，觉醒及微觉醒指数减低，夜间拥有持续较高的动脉血氧饱和度。

（二）高原低氧环境对脑功能及相关生物电活动的影响

1. 脑电图（electroencephalogram，EEG）的变化　研究发现慢性高海拔暴露 EEG 会出现频率减低，α 波增加，但返回低海拔地区后 β 波出现减少，提示低氧和富氧会同时调控大脑皮质运动，主要为大脑皮质的兴奋。高原低氧状态下 EEG 的表现类似于脑疲劳状态下的变化。EEG 的主要导联（比如额、颞、顶、枕导联）上各波（δ、θ、α、β 波）频率变慢，额、颞部甚至出现慢波（θ 波以 3～7 Hz 为主，可见少量 δ 波），慢波百分比达 85%，而快波百分比不足 15%。个别可见高幅慢波（δ 波：1～3 Hz，150 μv），也可见 EEG 上各波的节律变化，以 α 节律紊乱为主。

2. 高原低氧下脑血流灌注对睡眠的影响　高原低氧对脑血流灌注的影响与低氧诱发的交感 - 儿茶酚胺系统兴奋有关。在进入高原初期，由于脑血管的儿茶酚胺类受体激活后可引起脑血管扩张、脑血流量增加，供氧增加，故可代偿低氧对脑的影响。随着缺氧时间的延长，局部血管活性物质（如 5- 羟色胺、缓激肽等）的释放，使脑血管收缩影响脑部的血液供应，严重低氧时可引起中枢神经系统的能量代谢障碍，进一步导致睡眠功能障碍。睡眠紊乱的主要表现是睡眠结构中慢波睡眠减少，深睡眠时间较短，睡眠的连续性被破坏，同时影响了睡眠期间呼吸、血氧饱和度、血压等生理指标。睡眠紊乱者会出现完全的失眠，并可能会造成白天的疲劳和认知障碍、记忆下降、反应时间延长、执行能力降低和焦虑等情况。

三、高原低氧环境对睡眠及脑功能影响的机制

（一）周期性呼吸

在高原低氧环境下，人体血液中的氧含量降低引起呼吸不稳，出现的时间与深度快速交换，并伴随中间呼吸暂停的呼吸，这种呼吸模式称为高原周期性呼吸（period breathing，PB）。PB 可能导致睡眠障碍与频繁觉醒以及机体缺氧。在海拔 4000 米以上时，PB 的发生可能是睡眠障碍的主要诱发因素，且在高海拔地区，男性夜间 PB 出现的频率高于女性，并能观察到较高的呼吸暂停低通气指数。登山者暴露于高海拔地区经常表现出较差的睡眠质量，同时因窒息发作和随后的动脉血氧饱和度的波动，出现 PB 而干扰睡眠质量。PB 可导致频繁觉醒，是诱导通气功能不稳定的主要因素之一 [11]。Johnson 等 [12] 对 19 位生活在海平面地区的志愿者研究发现，在海拔 3500 米及以上地区，I 期 NREM 时间随着海拔高度的增加而增加，深睡眠所占时间随之减少，REM 睡眠变化不大，与 PB 相关联的觉醒增加，但发生 PB 的受试者与未发生 PB 的受试者在睡眠结构上无明显差异，也就是说，随着海拔高度的升高，发生 PB 以及与 PB 相关联的觉醒事件并不会对睡眠结构产生显著的影响。PB 可导致呼吸暂停反复出现，引起通气量减少，夜间低氧血症加重，使高原反应症状加重。

（二）低氧通气反应

高原低氧通气适应是高原低氧后通气加强，氧饱和度增加，随后过度通气引起的肺泡 CO_2 分压（$PaCO_2$）降低，一般在到达高原后数小时内、数日或数月后出现。因吸入气氧分压下降，刺激颈动脉体周围化学感受器，使肺通气量显著增加，$PaCO_2$ 急剧下降，出现急性呼吸性碱中毒，从而抑制呼吸中枢导致呼吸暂停，呼吸暂停又使 $PaCO_2$ 回升，呼吸进一步恢复，高海拔引起动脉血氧分压下降，酸碱平衡重新调整，中枢化学感受器和脑血流改变，这些复杂的细胞和神经化学方面的调节、酸碱状态以及中枢神经系统的调整可导致过度换气。因此，外周化学感受器的反应和呼吸性碱中毒是急性低氧引起呼吸紊乱的基础。睡眠觉醒导致呼吸不稳定、$PaCO_2$ 升高和 PaO_2 下降可引起呼吸暂停。二氧化碳水平对睡眠结构的影响是通过低氧通气反应实现的，研究发现低水平二氧化碳（低碳酸血症）可干扰睡眠结构，特别是大大减少 REM。在高原环境下影响睡眠的因素是低碳酸血症而不是低氧，同时 REM 与低碳酸血症呈剂量依赖的方式，低碳酸血症所产生的机械通气过度使 REM 减少。中等程度的高碳酸血症刺激 NREM 的增加，可能的机制是增加细胞外腺苷水平，从而进一步影响睡眠 [13]。

（三）中枢性睡眠呼吸暂停的环路增益理论

中枢性呼吸暂停在急进高原人群的睡眠障碍中表现极为常见，环路增益理论可以表述为呼吸控制系统对通气紊乱的反应（过度通气）与呼吸紊乱本身（低通气或呼吸暂停）的比。正常机体对呼吸节律的控制主要包括两部分：①清醒状态下的呼吸控制主要依赖于行为控制系统：位于脑干的觉醒系统通过上行网状系统传导刺激信号，激活脑桥上部神经元放电，同样位于脑干的呼吸中枢，使其维持长的呼吸节律；②睡眠时主要依赖非行为控制系统（自主神经 - 代谢系统）对呼吸的调控，通过负反馈调节机制进行呼吸调节。该系统由感受器（颈动脉体、主动脉弓及中枢化学感受器）、传入和传出神经纤维、控制器（脑干呼吸控制中枢）以及效应器（肺、呼吸肌）组成。通过负反馈机制控制的系统均可视为闭合环路，任何一项负反馈的调节都可能引起不稳定。

呼吸控制系统总的增益取决于 3 个方面：控制器增益、机体增益和反馈时间增益。控制器增益反应是化学感受器对化学物质变化的敏感性，即机体接受低氧和（或）高碳酸血症刺激后的通气变化。高控制器增益代表化学感受器对微小的血碳酸变化即可感知并出现快而强烈的反应。机体增益反映了机体既定的通气水平降低循环系统中的二氧化碳的效力。高机体增益表示微量的通气变化即可引起 PaO_2 显著的改变。反馈时间增益代表从 $PaCO_2$、PaO_2 变化到机体产生通气反应之间的反应时间。低氧对呼吸中枢产生刺激，引起通气增加，从而导致肺组织牵张，激活迷走神经的快适应感受器受体和 C 纤维感受器，产生神经反射引起通气增加，严重者可发生肺淤血、肺水肿。上述反应共同作用引起心力衰竭时 $PaCO_2$ 变化感知性增加，并且对 $PaCO_2$ 升高或降低产生反应增加，即控制器增益增加，引起环路增益 ≥ 1，机体产生强烈反应，迅速纠正 $PaCO_2$ 可使其恢复正常，

但这一改变不能及时反馈至呼吸中枢，故高通气可持续存在数个呼吸周期，使 $PaCO_2$ 继续降低。$PaCO_2$ 降至呼吸暂停阈值以下又再次引发呼吸暂停。由于循环时间延长与环路增益 ≥ 1 这两个条件相辅相成，导致呼吸控制系统不稳定，引起呼吸暂停反复发生（图 9-3）。

（四）神经递质与睡眠呼吸

神经递质是脑内神经元之间传递信息的物质，是大脑生理功能的基础。睡眠的神经突触理论认为，睡眠起源于神经元水平，在清醒期神经元突触维持着正常的神经传递及调节作用，睡眠则可保护突触超级结构的稳定性。Monti 等[14] 研究表明，多巴胺和 5- 羟色胺会影响睡眠和觉醒相应的神经元活动，多巴胺与睡眠觉醒有密切关系；乙酰胆碱可抑制中缝背核 5- 羟色胺触发的慢波睡眠，起到抑制慢波睡眠的作用；脑干中的 5- 羟色胺有利于维持慢波睡眠，而慢波睡眠又有利于疲劳的

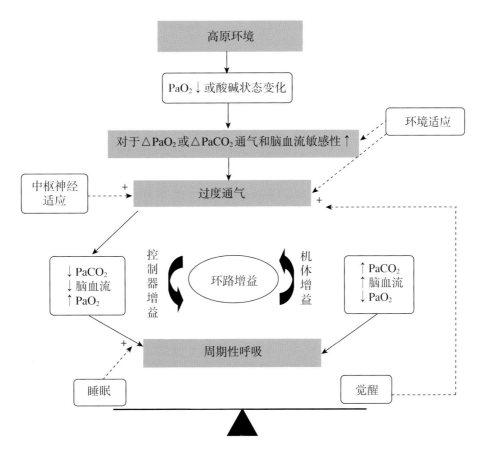

图 9-3　高原环境引起周期性呼吸示意图

[引自 Ainslie PN，Duffin J. Integration of cerebrovascular CO_2 reactivity and chemoreflex control of breathing：mechanisms of regulation，measurement，and interpretation. Am J physiol-Reg I，2009，296（5）：R1473-95.]

恢复，高原环境中神经递质的变化是引发高原睡眠障碍的另一重要原因。高原低氧刺激下，血浆肾上腺素水平通常会升高，通过 $β_2$ 受体使组织的氧气摄入与转运量增加，进一步加重组织缺氧引起的机体应激反应；同时可激活下丘脑 - 垂体 - 肾上腺轴，使血液内去甲肾上腺素（norepinephrine，NE）升高，$α_2A$- 肾上腺素受体在调控交感神经和中枢神经系统 NE 神经元的神经递质释放方面起关键作用，其中 $α_2A$- 肾上腺素受体亚型的作用最主要，在蓝斑、大脑皮质、海马等部位调控 NE 的释放，并在脊髓中对 NE 释放起负反馈调节，进一步促使早期呼吸急促、失眠、头痛等症状，后期导致血管阻力增加，肺动脉压力升高，脑血管通透性增加，最终促使急性肺水肿和脑水肿形成。

Dash[15] 等发现，谷氨酸是参与睡眠 - 觉醒调节的重要物质，在觉醒和睡眠期其含量急剧增高，睡眠剥夺 3 小时后即可观察到这种显著的变化。随着睡意加深，谷氨酸含量停止上升并开始下降。到 NREM 睡眠期，谷氨酸含量下降速率和睡眠深度呈正相关。这种变化说明脑内谷氨酸的动态平衡参与了睡眠和觉醒的调节，即觉醒状态和睡眠剥夺后其含量上升，入睡后又降低。

（五）细胞因子与睡眠

细胞因子是不同细胞如内皮细胞、白细胞、肌肉细胞、神经细胞等所产生的一种蛋白分子，这些蛋白质可以采取多效性协同作用与其他物质一起调节其他细胞因子。一项对啮齿类动物和人类的研究发现，长期暴露于低氧环境可以通过减少生理振荡幅度而改变生理节奏，如活动、饥饿、代谢率、黑暗与光明周期等。褪黑素修饰和神经递质释放、组织的新陈代谢、多种激素和细胞因子的修饰参与睡眠调控和影响负责生物钟功能的基因表达。在高海拔地区，这部分变化上调睡眠时促炎细胞因子的反应，睡眠与细胞因子之间的关系是通过观察 TNF-α 和睡眠剥夺的关系建立的（图 9-4）。一些生长因子包括表皮生长因子、成纤维细胞生长因子、神经生长因子、脑源性神经营养因子、粒细胞 - 巨噬细胞集落刺激因子和胰岛素样生长因子 -1 等也在睡眠调控中扮演着一定的角色。同时，也有部分抗炎因子如 IL-1、IL-6、IL-10 和 TNF-α 被关注。高原暴露可促进炎性细胞因子表达，包括核因子 κB 为主的因子，可进一

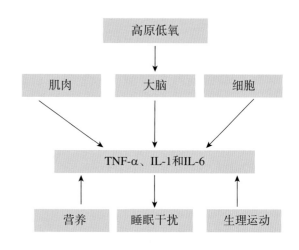

图 9-4 低氧环境通过刺激细胞因子引起睡眠干扰

步刺激 TNF-α 和 IL-6。降低血浆细胞因子浓度或细胞因子拮抗剂治疗可促进部分疾病症状的恢复，包括心血管疾病、肥胖、胰岛素抵抗、抑郁等。

四、低氧对睡眠和脑功能影响的诊断

（一）多导睡眠图

多导睡眠图（polysomnography，PSG）是目前国际上公认的监测和评估睡眠质量的有效手段，在有关高原低氧对睡眠的影响研究中大多采用这一技术。有研究表明[16]，在 3200 米海拔时，进入高原人员的主观睡眠质量与低海拔的人群相比没有差异；到达海拔 3700 米高度时，PSG 显示虽然睡眠中的几个阶段及总的睡眠时间与对照组无差异，但总觉醒时间及醒觉次数增加；上升至海拔 3800 米时，PSG 出现慢波睡眠时间缩短，总睡眠时间减少。如果给居室内增加氧气供应，可以使慢波睡眠的 III 期及 IV 期时间延长，此时应用主观的睡眠评估方法来研究，没有发现差异。Beaumont 对低压舱模拟 4000 米海拔低氧时，发现 PSG 的慢波睡眠及 REM 的时间缩短，而慢波睡眠的 I 期时间增加，觉醒次数增加。

高原低氧对 PSG 的影响主要表现在睡眠结构的改变，NREM 中的 I、II 期睡眠增加，尤以 II 期增加更明显，深睡眠 III、IV 期减少，REM 减少，甚至部分人无 IV 期。由于作为核心睡眠的慢波睡眠百分比下降，入睡后醒觉次数及睡眠期转换次数增加，使睡眠的连续性遭到破坏，睡眠质量变差。

（二）脑电图

随着海拔的升高，脑电图的异常率会增加，比如额、颞、顶、枕导联上各波（δ、θ、α、β波）频率变慢，额、颞部甚至出现慢波（θ波为主，可见少量δ波），慢波百分比增加达85%，而快波百分比不足15%，个别可见高幅慢波（δ波）。

（三）脑事件相关电位

高原低氧睡眠脑功能障碍会影响与视觉和听觉脑信息加工过程有关的脑事件相关电位（event-related potential，ERP）。传统观点认为，视觉ERP对低氧敏感，而听觉ERP则不够敏感。Fowler等对模拟海拔4300米高度低氧条件下的视、听觉ERP研究结果表明，内源性成分P3潜伏期及反应时间均显著延长。Burke等在海拔6100米高度没有观察到失眠者听觉ERP的变化。但Rupert等却发现在3500米海拔高度，听觉ERP的P3潜伏期延长并与睡眠功能障碍有关，表明无论是视觉还是听觉ERP均有可能受到低氧睡眠功能障碍的影响。

（四）视、听诱发电位

低氧对视、听觉的影响主要与低氧时预处理阶段的信息处理速度下降有关。在高原低氧条件下45小时睡眠剥夺对脑功能的影响研究中发现，视、听诱发电位的潜伏期延长，主要波的峰间潜伏期差值增大，表明低氧造成的睡眠功能障碍使受试者在完成视、听诱发活动中需要更多的脑力资源。

（五）高原低氧环境中睡眠质量的主观评定

匹兹堡睡眠质量指数（pittsburgh sleep quality index，PSQI）量表常用来评价高原低氧引起的睡眠障碍。该量表由19个自评条目和5个他评条目构成，其中第19个自评条目和5个他评条目不参与计分，18个条目组成7个成分，分别为主观睡眠质量、入睡时间、睡眠时间、睡眠效率、睡眠障碍、睡眠药物、日间功能障碍。每个成分按0～3等级计分，累计得分为PSQI总分，总分范围0～21分，得分越高，睡眠质量越差。一项针对睡眠的PSQI调查表明，其PSQI各成分得分≥2分者中，以入睡时间项得分最高；有47.7%

者存在入睡困难，日间功能障碍者占34.68%；睡眠时间不足6小时者占22.67%。另一项研究表明，进入高原未超过3个月的人员，其PSQI总分为9.6分，明显高于平原人员的PSQI总分。

五、低氧性睡眠和脑功能障碍与相关疾病

（一）低氧性睡眠和脑功能改变与急慢性高原病

经过临床观察，大多数急性高原病患者都有夜间睡眠呼吸紊乱，并且急性高原病的路易斯评分与睡眠呼吸暂停低通气指数呈正相关。

对慢性高原病患者进行多导睡眠监测发现，患者出现明显的周期性呼吸和中枢性呼吸暂停，周期性呼吸时SaO_2的变化较少，而呼吸暂停时降低更为明显。当脱离低氧环境，这些患者的睡眠质量显著改善，周期性呼吸及呼吸暂停消失。慢性高原病患者由于血红蛋白增多，血液黏滞度增加，而肺循环阻力增加，心脏储备功能减弱，心输出量降低，从而使颈内动脉血流减少，脑血管氧传递能力减弱，脑组织缺氧。脑缺氧可导致呼吸中枢对外界的各种刺激反应进一步减弱，睡眠期间易出现频繁的呼吸暂停。夜间睡眠呼吸暂停以及睡眠期间的低氧血症可能是发生慢性高原病的重要因素[17]。

（二）低氧性睡眠和脑功能改变与阻塞性睡眠呼吸暂停低通气综合征

对阻塞性睡眠呼吸暂停低通气综合征（obstructive sleep apnea hypopnea syndrome，OSHAS）患者从低海拔开始逐渐过渡到高海拔地区进行急性睡眠监测后发现，OSHAS患者夜间平均血氧饱和度随海拔升高而降低，而睡眠呼吸暂停低通气指数增加，中枢性睡眠呼吸暂停增多。OSHAS患者极易出现心脑血管并发症，如高血压、冠心病、心律失常、脑出血、脑梗死，甚至猝死；另外，OSHAS患者会继发代谢系统疾病，如糖尿病、甲状腺功能减退、性功能减退。

六、预防和治疗

（一）尽快适应高原环境

尽快适应高原气候条件是保证睡眠的根本。因为初进高原时或多或少都会出现一定的生理

代偿反应，比如高原低氧有可能使大脑暂时处于"兴奋"状态而影响睡眠。进驻高原前一晚应保证充足睡眠，以预防初进高原引起的睡眠障碍。

（二）合理安排生活起居

初进高原后的前 3 天应避免安排强度过大的作业任务，并合理安排饮食和起居，增加睡眠时间。比如，可比规定时间早入寝 1 小时和晚起床 1 小时等。初进高原的睡眠环境应尽量舒适、通风、采光良好。因高原地区昼夜温差比较大，应注意房间的保暖，创造良好睡眠环境。有条件者可在入睡前吸氧，或在房间内开放式供氧。

（三）必要的睡眠监测和安排小睡

由于特殊地理环境的影响，会使人整夜难以入睡。充足的睡眠不仅能维持作业能力所必需的脑功能，而且能有效避免或减轻高原反应。比如，使用微动敏感床垫或睡眠监测。针对高原睡眠质量差、有效睡眠时间短、浅睡眠增多造成工作效率低下的现象，可在任务间歇或野外营帐增加小睡（打盹），以补充夜间睡眠的不足。研究表明，2 小时小睡可克服连续工作导致的工作效率下降，即使 10 分钟的小睡，也可补偿"睡债"，改善前夜的睡眠不足，进而提高工作效率。

（四）心理调适和行为疗法

大量研究证实，心理调适是保证高原睡眠质量的重要环节。虽然高原低氧环境已被证明是影响睡眠的首要原因，但初进高原者因心理原因导致睡眠障碍或入睡困难已成为位列第二的因素。因此，进行高原卫生学与心理学教育，使人群了解低氧的生理代偿功能对机体的保护作用，消除心理紧张状态，是预防高原睡眠障碍的必要措施。

（五）物理刺激疗法

大量研究表明，对大脑进行低频重复电或磁刺激可促使神经功能的活化，促进大脑皮质功能，降低或减轻抑郁、焦虑现象，调节和改善睡眠。Mottaghy 等报告，给低氧失眠抑郁者前额以重复电或磁（低于 10 Hz）刺激，可降低汉密尔顿抑郁量表得分（分数越高，表明抑郁越严重），表明重复刺激有可能改变脑内多巴胺、5-羟色胺、谷氨酸等多种神经递质的代谢。比如重复刺激皮质

运动区（头颅顶部）可直接兴奋中枢，此时，脑功能呈觉醒状态改变，EEG 上以 β 节律为主，调幅增强。重复刺激也可加快局部脑组织血液流动，增强脑细胞代谢，改善低氧睡眠。另外，重复刺激还可调节神经元兴奋性基因表达。

（六）适度的体育锻炼和营养卫生

可利用午后至傍晚这段时间进行适度的运动，但并非剧烈的体育活动，可以帮助入睡。研究表明，合理营养膳食也是保障高原飞行睡眠质量的有效措施之一。睡前应避免进食刺激性食物，临睡前 1 小时避免饮用兴奋性饮料。另外，应规律进食，过饱、过饥均有可能影响睡眠。

（七）合理药物治疗

唑吡坦及扎来普隆可以改善初入高原者的睡眠质量，短期应用未发现明显不良反应。乙酰唑胺作为一种碳酸酐酶抑制剂，可以增加二氧化碳潴留而抵抗因通气增加所导致的低碳酸血症，从而维持呼吸稳定性，改善睡眠质量，在急、慢性高原病防治中被广泛运用[18]。关于乙酰唑胺与茶碱随机、双盲、安慰剂对照试验，显示两者均能降低呼吸暂停/低通气指数及 PB，但在改善血氧饱和度方面乙酰唑胺更优于茶碱类药物。一些中成药物可预防和缓解高原反应引起的睡眠功能障碍，主要是以改善机体低氧为主的补气益血、活血化瘀类复方中药。例如，复方红景天可改善机体代谢功能，间接改善睡眠；地西泮等镇静催眠药可减轻初进高原引起的失眠。

（八）高压氧治疗

高压氧是治疗高原睡眠障碍的有效手段之一。据统计，30% 以上的睡眠障碍者经高压氧治疗后，睡眠状况会得到明显改善。

（李玉红）

参考文献

[1] 刘晓燕. 临床脑电图学. 北京：人民卫生出版社，2017.

[2] 石中瑗，赵德铭，顾正中. 急性和慢性缺氧对人体脑电图的影响. 中国科学 B 辑，1984，10：29-36.

[3] 闫俊强，杨金升，王为民，等. 急进高原外训官兵睡眠

质量与生存质量的研究. 中国行为医学科学，2008，17
（5）：463-464.

[4] NA. Transient and maintained changes of the spontaneous
occipital EEG during acute systemic hypoxia. Aviation,
space, and environmental medicine, 2001, 72 （5）：
462-470.

[5] Zhao JP, Zhang R, Yu Q. Characteristics of EEG activity
during high altitude hypoxia and lowland reoxygenation.
Brain research, 2016, 1648 （PtA）：243-249.

[6] 高玉琪. 高原病理生理学. 北京：人民卫生出版社，
2006.

[7] 高文祥，吴利平. 急、慢性缺氧对大鼠脑线粒体能量代
谢的影响. 中国病理生理杂志，2000，16（10）：879-
882.

[8] Paul RC, Richard BB, James DG. 临床睡眠疾病. 北京：
人民卫生出版社. 2011.

[9] Szymczak RK, Sitek EJ, Slawek JW, et al. Subjective
sleep quality alterations at high altitude. Wilderness Environ
Med, 2009, 20：305 -310.

[10] Plywaczewski R, Wu TY, et al. Sleep structure and
periodic breathing in Tibetans and Han at simulated
altitude of 5000m. Respir Physiol Neurobiol, 2003, 136：
187 -197.

[11] AlDabal L, BaHammam AS. Cheyne-Stokes respiration
in patients with heart failure. Lung, 2010, 188：5 -14.

[12] Johnson PL, Edwards N, Burgess KR, et al. Sleep
architecture changes during a trek from 1400 to 5000 m in
the Nepal Himalaya. Journal of sleep research, 2010, 19
（1p2）：148-156.

[13] Lombardi C, Meriggi P, Agostoni P, et al. High-altitude
hypoxia and periodic breathing during sleep：gender-
related differences. Journal of Sleep Research, 2013, 22：
322 -330.

[14] Monti JM, Jantos H.The roles of dopamine and serotonin,
and of their receptors, in regulating sleep and waking.
Prog Brain Res, 2008, 172：625-646.

[15] Dash MB, Douglas CL, Vyazovskiy VV, et al. Long-
term homeostasis of extracellular glutamate in the rat
cerebral cortex across sleep and waking states. Journal of
Neuroscience, 2009, 29 （3）：620-629.

[16] 王茜侨. 美国睡眠医学学会有关呼吸事件的最新判读
规则. 中华结核和呼吸杂志，2008，31（3）：653-655.

[17] Wei G, Qin G, Ge R, et al. Sleep disturbances in long-
term immigrants with chronic mountain sickness：A
comparison with healthy immigrants at high altitude.
Respiratory Physiology & Neurobiology, 2015, （206）：
4-10.

[18] Beaumont M, Batejat D, Pierard C, et al. Zaleplon
and zolpidem objectively alleviate sleep disturbances in
mountaineers at a 3613 meters altitude. Sleep, 2007, 30
（11）：1527-1533.

第十章

低氧下神经干细胞增殖分化和凋亡

第一节　干细胞及低氧影响

构成人体的细胞有两百多种，这些细胞有机组合在一起协调完成机体的各种功能，而这些细胞都是由单细胞（受精卵）发育而来。随着近代生物医学研究的深入，关于干细胞的概念也在不断地发生变换。干细胞（stem cells，SCs）的"干"来源于英文"stem"，意思是"起源""树干"，所以"干细胞"就是指生命体生长发育过程中的来源细胞（起源细胞），Wilson 在论述细胞生物学研究中首次提出"stem cells"这一概念[1]。随着研究的不断深入，对干细胞的了解也不断深入。1998 年，Thomson 等在《科学》发表的有关人类胚胎干细胞的研究成果带动了世界范围内的干细胞研究热潮[2]。目前学术界公认的概念是：干细胞是一类具有自我更新且具备增殖分化能力的细胞，能产生表现型和基因型与自身完全一致的子细胞。

一、干细胞分类

根据干细胞分化潜能的大小及产生细胞的不同，可分为全能干细胞（totipotent stem cell）、多能干细胞（pluripotent stem cell）以及只能向一种细胞类型分化的单能干细胞（monopotent stem cell）或称专能干细胞。全能干细胞具有分化成一个完整个体的分化潜能，如受精卵，具有无限分化潜能，可以分化出机体的各种细胞和组织，最终发育为一个完整的个体。多能干细胞由全能细胞进一步发育分化而来，虽失去了发育为完整个体的能力，但具有分化为机体内各种细胞的潜能，如可分化为骨髓的间充质干细胞。这一类细胞可以连续传代培养，冻存后仍具有多项分化潜能，保持着正常的活性，但是不能自发分化，需要在体外特定的诱导条件下才能分化为肌肉、骨、脂肪、肌腱及神经等多种组织细胞。单能干细胞只能向密切相关的一种或几种细胞类型分化，如神经干细胞（neural stem cell，NSC）、肌卫星细胞、造血干细胞等。诱导多能干细胞（iPS 细胞）是体细胞经过重编程而来的一类多能干细胞。重编程可以通过核移植、过表达外源性转录因子、添加小分子等方法诱导启动。iPS 细胞可由完全分化的非多能性细胞产生，并具有与胚胎干细胞相似的多能性[3]，而且克服了分离胚胎干细胞需要破坏胚胎等伦理道德的问题，所以 iPS 细胞的研究在再生医学中有着巨大的潜力。

二、干细胞来源

根据组织来源的不同，干细胞可分为胚胎干细胞（embryonic stem cell，ES）和成体干细胞（adult stem cell，AS）。胚胎干细胞是存在于胚胎早期的组织中、具有高度增殖能力和多向分化潜能且尚未分化的干细胞；成体干细胞是存在于各个器官中的未分化细胞，在体内具有自我更新能力和分化潜能。

（一）胚胎干细胞

通常胚胎干细胞是指一类具备自我复制能力的多潜能细胞，既能保持未分化状态，又具有无限增殖能力，具备在适宜的培养条件下分化成内、中、外各个胚层细胞和组织器官的潜能。ES 是主要来源于胚泡内细胞群及受精卵发育至桑葚胚之前的早期胚胎细胞、胎儿生殖嵴源性原生殖细胞和体细胞核转移至去核卵母细胞后培育出来的全能细胞。胚胎干细胞是从早期胚胎的囊胚内细胞团细胞或胎儿原始生殖细胞中经分离、体外抑制分化培养得到的具有发育全能性（或多能性）的一类干细胞。

（二）成体干细胞

成体干细胞（AS）是指存在于各种组织或器官中，具有自我更新和分化能力的专能或者多能干细胞。这类细胞属于未分化的细胞，一般情况下分布于已分化的特定组织中。AS 在机体中的数量很少，其主要功能是在一定程度上维持细胞功能的稳定状态即动态平衡，代替由于损伤或疾病而死亡的细胞，因此成体干细胞在大多数组织的代谢静止状态中都可以找到，包括大脑、骨髓、肝、皮肤和胃肠道。成年动物的组织或器官之所以具有修复和再生能力，AS 在其中发挥了关键作用。在特定情况下，AS 既可对称分裂为两个新的子代干细胞或两个功能细胞，也可以不对称地分裂为一个子代干细胞和另外一个功能细胞，从而保持组织和器官生长及衰老的动态平衡。AS 在机体内分布于全身器官的生发细胞层，其分布比较广泛，但数量极少。它们在各种组织器官中，经增殖转化取代失去生理活性的细胞或者通过修复损伤细胞的途径来维持组织内环境的稳定和组织器官的动态平衡。目前发现的成体干细胞主要有造血干细胞、间充质干细胞、神经干细胞、肝干细胞、肠上皮干细胞、皮肤干细胞等，它们都不同程度地表现出干细胞的共同特性，如干细胞的自我更新能力和干细胞的再生能力，但不同成体组织干细胞在某些方面的特性又各不相同。有研究发现，在成体组织器官中 AS 细胞能转化成与其存在部位不同的其他特化组织[4]。与所有干细胞相同，AS 有两个特征：其中一个特征是能在很长一段时间内准确地复制自己，这种增殖能力是一种长期自我更新的过程；另一个特征则是它们能生长成为成体的细胞类型，具有一定的形态特征和特定功能。

三、干细胞的基本生物学特征

（一）自我更新

自我更新能力指的是在细胞增殖过程中，每次干细胞分裂后产生的子代细胞中至少有一个或同时有两个，仍然保持干细胞的原始状态，即能够长期进行自我复制，并维持其稳定性。

（二）分化潜能

干细胞本身并非终末分化细胞，可以分化成祖细胞。祖细胞是在体内存在的另一种未完全特化的原始细胞，也具有向终末细胞分化的能力，且不能自我更新，部分可以短期自我复制，但经过几次细胞分裂后，产生的子代细胞最终都会分化。祖细胞是干细胞向终末细胞分化的中间阶段细胞。

（三）分裂增殖

干细胞可无限增殖分裂，既可以连续分裂几代，也可以长时间处于静息状态。干细胞分裂产生的子细胞仅能在两种通路中选择其一，或者保持亲代特征仍作为干细胞，或者不可逆地向终端分化成为功能专一的终末细胞，这是由于细胞质中的调控分化蛋白不均匀分配所致。即干细胞通过两种方式生长：第一种是通过对称分裂而形成两个相同的干细胞；另一种是非对称分裂，即由细胞质中胞质决定子决定子细胞的分化走向，其中一个子细胞不可逆地走向分化的终端，分裂为功能专一的分化细胞，另一个保持亲代的特征，仍作为干细胞保留下来。不对称分裂对于维持组织内稳态和多细胞生物的发展很重要，已经成为一种平衡干细胞自我更新和分化的重要调控机制[5]。分化细胞的数目受分化前干细胞的数目和分裂次数的控制。

（四）可塑性能力

干细胞的可塑性（plasticity）是指来自于一种组织的 AS，可以产生其他组织细胞类型的能力。不同来源的成体组织干细胞可以跨胚层分化为其他细胞类型，这被称为横向分化，亦即转分化。成体组织干细胞的这种横向分化能力又称为可塑性。大量研究发现，成体组织干细胞的分化能力可以不局限在其来源的胚层内，如移植的骨髓干细胞可以在小鼠体内分化为神经胶质细胞，神经干细胞可以分化形成血细胞、骨骼肌细胞[6]。

四、干细胞的分化能力与信号转导调控

（一）干细胞体内分化

干细胞在体内的分化形式多种多样，其中间充质干细胞（mesenchymal stem cells，MSC）是干细胞家族的重要成员，来源于发育早期的中胚层，属于多能干细胞。MSC 来自中胚层间充质，是一类具有自我更新、多向分化潜能及独特免疫调节特性的异质细胞群。在特定的诱导条件下，具有跨越胚层界限分化为外胚层、内胚层来源细胞的潜能。有研究表明，骨髓 MSC 不仅有分化为脂肪细胞、肌细胞、软骨细胞、成骨细胞等内胚层细胞的潜能，而且具有横向分化为外胚层来源的神经元样细胞、肝样细胞及胰岛素分泌样细胞等多向分化潜能[7]。

（二）干细胞定向诱导分化

干细胞定向诱导分化概括为三种通路：细胞

生长因子诱导法、转基因诱导法及细胞共培养法。

1. 细胞生长因子诱导法　主要的因子包括维A酸（retinoic acid，RA）、骨形成蛋白（bone morphogenetic protein，BMP）和成纤维细胞生长因子（fibroblast growth factor，FGF）等。RA是一种强烈的神经分化诱导剂，主要通过细胞表面RA受体起作用。RA受体又包括RAR和RXR两类，但具体通过哪种受体起作用尚不清楚。BMP-4可以诱导人胚胎干细胞分化。FGF信号可以通过抑制BMP表达，从而促进胚胎发育产生神经细胞。研究发现使用诱导方向一致的多种细胞因子共同作用，干细胞分化的效率可能会更高[8]。

2. 转基因诱导法　利用相关的病毒作为载体，将目标细胞/生长因子基因导入ES细胞中，产生因子诱导该细胞分化。也可将信号转导因子基因转入ES细胞中，诱导其特异分化。这种方法称为转基因诱导法。研究发现，用腺病毒-5载体（Adv-F/RGD）将人bmp-2基因导入人骨髓间充质干细胞（human bone marrow mesenchymal stem cell，hBMMSC）中，可增加hBMMSC在体外的成骨活性[9]。在异位模型中，导入bmp-2的hBMMSC在1周后诱导生成的新骨较其他组多。

3. 实验室细胞共培养法　传统的培养方法由于变异大，且难以去除混杂因素，故很少应用。利用细胞共培养法可使两种细胞膜很好地结合，使成体组织干细胞高效成长。如成体组织干细胞培养方法能够使成体组织干细胞高效长成角膜干细胞，且已证实利用健康眼睛的角膜干细胞治疗人的角膜病变可行。

（三）干细胞的信号转导

干细胞自我更新与分化之间的平衡偏差会导致生长失控，继而导致肿瘤或组织缺陷，如长时间在体外培养的干细胞移植有发生癌变的危险。目前对于多数干细胞而言，尚不清楚这种平衡的控制机制。但是，现已知道的一些内在信号分子及转导通路在干细胞的分化过程中具有十分重要的作用。而且这些信号分子是干细胞维持其特殊状态的必要条件，并通过信号通路对其进行调控。在人类胚胎干细胞中，一些通讯信号发挥整合细胞作用，并维持干细胞状态的分子网络。这些通讯信号一旦发生错误，细胞则出现不同的反应，甚至有可能导致诸如癌症等疾病的发生。因此，

细胞通过活化遗传信息而做出响应，对干细胞的分化和更新有着重要的意义。

目前，干细胞的调控信号主要有以下几种通路，其中包括Notch、Hedgehog（Hh）、Wnt信号通路以及PTEN、Bmi信号通路等。尽管这些通路非常复杂，但是对于干细胞调控机制十分重要。

（1）Notch信号通路：在Notch通路中，Notch受体能控制胚胎干细胞和成体的通道信号。但随着干细胞分化，其表达会下调，从而影响干细胞分化速率。Notch信号通路可以不通过第二信使，直接对下游的HES、HEY、E47等核转录因子进行调节，对细胞的增殖分化具有重要的影响。哺乳动物中存在Notch1～Notch4四种Notch受体蛋白，以及Jagged-1、Jagged-2、Delta-like-1,3,4（DLL-1,3,4）五种Notch配体蛋白，均为跨膜蛋白。Notch信号转导通路在造血干细胞（hematopoietic stem cell，HSC）发育的各个阶段均有十分重要的作用，特别是对于细胞自我更新与增殖水平。Notch信号通路在维持HSC的静息状态、协调其向特定祖细胞分化方面发挥着重要作用。间充质干细胞存贮在骨髓、脐带血和脐带组织、胎盘组织、脂肪等组织中。在Notch信号转导通路在体内或体外特定的诱导条件下，间充质干细胞可以分化为成骨细胞、软骨细胞和脂肪细胞等。在成体干细胞被激活后，Notch信号则促进其非对称分裂以保持干细胞特性，并促进其分化为特定类型的细胞。

（2）Hedgehog信号通路：hedgehog基因于1980年首先在果蝇中被发现。因hedgehog基因的缺失或突变使得果蝇的胚胎发育成多毛团状，酷似受惊时的刺猬，故又称刺猬基因。hedgehog基因是一种高度保守的基因，编码一系列分泌蛋白。Hedgehog信号通路不仅在胚胎发育和组织器官形成等过程中具有重要作用，而且在许多成体组织的干细胞维持、更新与损伤修复中发挥作用。在哺乳动物体内，hedgehog基因有3个同源基因，分别为shh、ihh和dhh，分别编码相应蛋白，称为配体。其主要通过两种受体PTCH和Smo发挥信号转导作用。Hedgehog信号调节实际上存在于任何器官的正常发育过程中，是在动物胚胎发育过程中调节细胞间相互作用的重要信号通路之一。研究表明，此通路中的多种因子可在乳腺癌、纤维肉瘤、横纹肌肉瘤等肿瘤中过度表达或突变。

（3）Wnt 信号通路：Wnt 信号通路是由 *wnt* 基因调控的一条高度保守的信号通路，可分为经典和非经典 Wnt 信号通路。其中经典 Wnt 信号通路激活时，Wnt 蛋白依次与 APC、Axin、Gsk-3β 蛋白结合，导致关键分子 β-catenin 大量入核，与 TCF/LEF 结合形成复合体，激活下游靶基因。而非经典 Wnt 通路包括平面细胞极性通路和 Wnt/Ca^{2+} 通路等。Wnt 信号通路能影响干细胞和前体细胞的增殖和分化，影响骨髓间充质干细胞、肿瘤干细胞、神经干细胞为主的多种干细胞的增殖、分化过程。Wnt 信号通路调控了从线虫到果蝇再到高等脊椎动物的胚胎发育、细胞命运及组织器官形态的发生，转导一系列生长刺激信号。Wnt 信号通路在胚胎细胞、造血干细胞和皮肤干细胞中具有维持自我更新和抑制分化的作用，并发现此通路的某些成分在某些肿瘤包括结直肠癌、硬纤维瘤及肝细胞癌中发生了突变。

（4）其他相关的信号通路：磷酸酶及张力蛋白同源基因（*pten*）属抑癌基因，研究发现 PTEN 具有抑制侵袭、转移的作用。*pten* 基因与 ES 细胞增殖更新有着密切的关系，当 PTEN 在 ES 细胞中呈现高表达时，会明显增强 ES 细胞的生长能力。*bmi-1* 属于 *peg* 基因家族，属于一类转录抑制因子，也是细胞周期调节因子，抑制靶基因 *ink4a/arf* 和 *c-myc* 的转录 [10]。

（四）干细胞信号转导的调控因子

干细胞相关的信号转导因子可分为分化抑制因子和生长因子两大类。

1. 分化抑制因子 白血病抑制因子（leukemia inhibitory factor, LIF）是人们较早认识的分化抑制因子，能抑制 ES 细胞分化，促其增殖。IL-6、BMP、抑瘤蛋白 M、心肌营养因子等与其作用相似。LIF 及 IL-6 通过信号受体复合物 gpl30，活化 JAK 及 STAT3 信号通路，调控 ES 细胞保持自我更新和全能性。BMP 通过 Smad-1d 活化 Oct4 和 Nanog，从而利于 ES 细胞更新能力的维持。*LIM* 同源框基因 2（*LIM*-homeobox gene 2, *LHX*2）属于 *LIM* 同源框基因家族，由于其具有同源框结构域和富含半胱氨酸的 LIM 结构域而被鉴定，与 *c Abl* 相邻，定位丁 9 号染色体上，*LHX2* 的异常表达常由于染色体易位所引发。*LIM* 同源框家族基因牵涉许多重要的生理过程，如细胞分裂、细胞增殖、特异性细胞类型分化以及胚胎发育等。LHX2 蛋白能调控毛囊干细胞，使其处于未分化状态。

2. 生长因子 在信号转导的生长因子中，主要有成纤维细胞生长因子 -2（FGF-2）、表皮生长因子、干细胞因子、胰岛素样生长因子 -1 等。其中，FGF-2 通过细胞表面的 FGF 受体调控机体的生长和发育。FGF-2 诱导的信号转导参与血管新生、胚胎发育和骨骼形成等生理过程。表皮生长因子是促进有丝分裂的因子，对维持神经干细胞的未分化状态起着重要作用，还能促进神经干细胞的存活和增殖，与碱性成纤维细胞生长因子有协同作用，促进神经干细胞分化。干细胞因子是指可靶向调控干细胞的干性维持、定向分化等特性的重要因子，以及在干细胞治疗中产生的、对其修复损伤有关键作用的活性因子。部分信号因子则参与干细胞的衰亡过程，如活性氧能活化 p38MAPK 信号通路，促进 HSC 的衰老。

（五）干细胞分化调控与低氧环境影响

除了转录因子及信号转导通路可影响干细胞的分化和增殖，干细胞生长的微环境对其也有很大的影响。事实上，干细胞是在特殊的组织结构微环境中自我更新的。干细胞分裂后，部分子代细胞仍然处在微环境中继续自我更新，另一部分子代细胞离开并失去自我更新能力且能定向分化。在微环境中影响干细胞存在及增殖分化的类似一个反馈机制，使干细胞保持一种不对称性分裂，从而实现自我更新与分化。缺氧是一种重要的病理生理现象，参与胚胎发育和多种病变的发生发展。成体干细胞是一种多潜能的细胞群体，具有自我更新、增殖和多向分化潜能，在组织损伤后的再生修复中发挥重要作用。大量研究表明，不同的氧含量可显著影响 AS 的生物学功能。Potier 等报道 [11] 暴露于低氧（1%）48 小时对间充质干细胞的存活无明显影响。Fehrer 等 [12] 发现在低氧（3%）条件下，可抑制人 MSC 的成骨和成脂肪分化，延长细胞存活时间，即体外低氧有利于 MSC 的增殖而抑制其分化。而将人脂肪干细胞（adipose-derived stem cell, ADSC）分别置于 5% 低氧和常氧中进行成软骨诱导 14 天后发现，低氧下细胞增殖受到抑制，但蛋白和胶原合成均较常氧下增多，并可分泌大量软骨相关的基质分子，包括 II 型胶原和硫酸软骨素等。不同氧体积分数可影响成体干细胞的增殖和分化潜能。

肿瘤干细胞（cancer stem cells，CSCs）是一种自我更新的细胞类型，在大多数类型的液体和固体肿瘤中被鉴定，并且在治疗后有助于肿瘤的发生、进展、抵抗、复发和转移。CSCs 是由细胞表面表达的标志物确定的，这是肿瘤类型所依赖的特性。CSCs 的自我更新与增殖分化及促进肿瘤发生与进展受来自 CSC 和肿瘤微环境（TME）的信号控制，包括 CSC 微环境。肿瘤内缺氧是人类癌症中常见的一种现象，导致低氧诱导因子（hypoxia-induced factor，HIF）活性增加，HIFs 调节参与肿瘤干细胞周围血管生成、肿瘤干细胞代谢重编程、肿瘤干细胞外基质重塑、肿瘤干细胞间质的基因表达，对肿瘤干细胞的维持、实质

转移、运动、侵袭、免疫逃逸以及化疗和放疗的抵抗都有着重要影响。

氧对于维持机体所有器官的正常功能发挥都是至关重要的，特别是对于神经系统尤为重要。氧在大脑中的重要作用不仅体现在发育过程中，也表现在许多脑部疾病的病理过程中，由于大脑是机体中耗氧量最大的器官之一，对缺氧十分敏感。氧在神经干细胞体外的生物学功能最先由 Morrison 研究[13] 报道。研究者将神经嵴干细胞分离，检测神经干细胞在 5% 氧含量条件下的生长和分化潜能，同时发现氧含量的降低能促进中枢神经系统干细胞的存活、增殖和儿茶酚胺的分化。此外，还发现这些低氧培养的人神经干细胞也能产生多巴胺（DA）能神经元（图 10-1）。

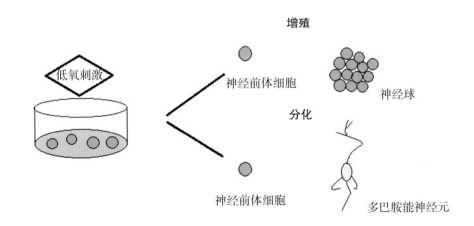

图 10-1 低氧刺激神经干细胞产生多巴胺（DA）能神经元

第二节 神经干细胞概述

以往研究普遍认为，当中枢神经系统受到损伤或者发生某种疾病后，就无能力进行再生和功能的修复，所以在很长一段时间内，神经科学家和研究人员一直认同"神经元是不可再生"的，认为高等动物的神经细胞在机体内是伴随机体终身存活的，神经元成熟后便成为终末细胞，将不会进行有丝分裂。一旦神经元细胞受损或死亡，只能依靠神经胶质来补充修复，但其功能将永久

丧失。也有部分学者认为哺乳动物中枢神经系统的再生能力仅存在于动物的胚胎期和出生后早期。人们对神经干细胞的认识起始于对机体胚胎时期脑发育的研究。众所周知，神经系统起源于胚胎时期的外胚层发育，其发育过程中一定存在着向神经元和神经胶质定向分化的初始前体细胞，脑组织内的神经元和神经胶质细胞均应来自这些具有多潜能的前体细胞。早在 1941 年，就有学者

发现了成年动物的室管膜下区内有可进行分裂增殖的细胞，当时认为这些细胞只能分化为神经胶质细胞而未予深入研究，但这为后续人们对神经干细胞的研究奠定了基础。1992年，Reynolds和Richards首先从成体小鼠的海马和纹状体中成功分离出神经干细胞[14]，又在成体哺乳动物大脑中发现两个神经干细胞聚集的区域：分别位于纹状体的室管膜下层（subventricular zone，SVZ）和海马颗粒下层（subgranular zone，SGZ）。之后证明了第三脑室沿线的室管膜细胞亚群是神经干细胞，随后科学家们先后在成年小鼠体内的纹状体、端脑、海马、间脑、脑干、脊髓等部位分离出神经干细胞，并发现神经干细胞广泛分布于脑室沿线（包括侧脑室、第三脑室和第四脑室）。

神经干细胞是来源于中枢神经系统的多能干细胞，自身具有分化为神经元及神经胶质细胞（如星形胶质细胞）的潜能，并可以进行自我更新。同时神经干细胞也是一类具有分裂潜能和自我更新能力的细胞，可以通过分裂产生神经组织的各类细胞，但其产生的子代细胞种类不同，分布也不同。

神经干细胞的主要生物学特征包括：①具有多向分化潜能，不仅能分化成本系大部分类型的神经元、星形胶质细胞和少突胶质细胞，还可以向内胚层、中胚层分化；②有自我更新复制能力，神经干细胞为干细胞的一种，其分裂方式也分为对称性分裂和不对称性分裂两种；③保持着高度未分化状态；④保持高增殖和分化能力，在内外环境信号变化的影响下调控神经干细胞增殖和分化；⑤组织融合性好，可与宿主的神经组织很好地融合，并保持较好的存活能力；⑥由于神经干细胞存在低免疫原性特征，因此，其可保持高度的未分化状态，不表达成熟的细胞表面抗原，从而不被免疫系统所识别。

一、神经干细胞的形态学特点

（一）成体脑内神经干细胞

哺乳动物的神经发生起始于胚胎早期的神经管和神经嵴。随着胚胎发育，最初位于脑室区具有增殖能力的神经前体细胞逐渐定位于脑室下区，并保持旺盛的分裂增殖能力。另外，在成年哺乳动物的海马齿状回的颗粒下区及纹状体也有神经干细胞的存在。

神经干细胞细胞染色有细胞核浓染和淡染之分，但其染色均比其外侧尾状核内的神经元深。细胞多为圆形和椭圆形，大小比较均匀，胞质少，核大，核质比例较大。椭圆形细胞的长轴多与侧脑室的外侧壁相平行。其中有的核淡染，其细胞质染色也淡，核膜较薄，内有不规则的染色质颗粒，核仁明显。核浓染的细胞，细胞质少，着色淡，在核质中有粗大不规则的染色质颗粒。应用抗Nestin免疫组化染色对胚龄16天左右的大鼠胚胎脑组织染色，结果显示神经干细胞主要分布在脑室及脑室下区、中脑导水管周围，神经干细胞多呈三角形、锥形、星形，发出的突起呈放射状伸向脑的表层组织。

（二）体外培养的神经干细胞

从形态学角度观察体外培养的神经干细胞，发现在培养液中悬浮生长的神经干细胞胞体呈圆球状，其突起短小甚至无突起，细胞常聚集成团。观察贴壁后神经干细胞，可见细胞呈扁圆形或卵圆形，核/质比例较高，核形态多样，可呈圆形或椭圆形，胞质含量较少，细胞器也较少。扫描电镜观察：未分化神经干细胞，其形态为圆球形，大小均一，表面有短而细的绒毛状突起。而发育分化的神经干细胞彼此间通过突起相互连接成网，核/质比例明显降低，胞质含量丰富，其间可见密集分布的多种发育成熟的细胞器，如线粒体、内质网、核糖体、高尔基复合体等。

二、神经干细胞的分类

神经干细胞主要依据其来源分为胚胎源性神经干细胞（embryonic-derived neural stem cells，EDNSCs）和成体源性神经干细胞（adult derived neural stem cells，ADNSCs）。胚胎源性神经干细胞是指来源于早期胚胎或胚胎神经组织的神经干细胞。早期的胚胎神经干细胞就存在于胚胎胚盘的外胚层中。而胚胎神经组织源性神经干细胞又可分为胚胎室管膜源性神经干细胞、胚脑源性神经干细胞、胚髓源性神经干细胞等不同类型。成体神经组织源性神经干细胞在体内主要存在于脑室区、脑室下区、海马、纹状体等部位，其在体内、体外适宜的条件下均可能被诱导分化为神经元或神经胶质细胞等终末神经组织细胞。对于成体非神经组织源性神经干细胞，研究较多的是骨髓间充质干细胞或骨髓基质细胞（bone marrow-derived stroma cells，BMSCS）、脂肪组织干细胞等。

三、神经干细胞的培养和鉴定

目前神经干细胞的体外培养是研究其结构功能、增殖分化的重要手段。培养方法基本有两种：一种是将神经干细胞在培养基表面培养，另外一种是在无基质的三维环境中无血清悬浮培养。二者各有其不同的特点。如何在体外大量扩增神经干细胞，并始终维持其未分化特性是培养的一个关键，对于未来神经干细胞的临床应用有现实意义。对于鉴定方法现在也比较多，目前几种标记物的联合鉴定应用比较广泛。

（一）巢蛋白

目前研究人员将神经干细胞表达的中间丝蛋白家族成员巢蛋白（Nestin）作为神经干细胞的特异性生化标记物。Nestin属于第Ⅴ类中间丝，其表达起始于神经胚形成时。当神经干细胞的迁移基本完成后，Nestin的表达量下降，并随神经干细胞的分化完成而停止表达。免疫组化证实，几乎所有神经干细胞均呈Nesin阳性。巢蛋白是中间丝蛋白的一种，其表达有特定的时间顺序，在神经胚形成时开始表达，随着神经细胞迁移和分化的完成，神经干细胞的标记物巢蛋白的表达逐渐下降，甚至完全停止。

（二）转录因子

*SOX*基因家族是一类*SRY*（sex determination region of Y chromosome）相关基因所构成的基因家族，编码着一系列*SOX*（SRY-related HMG-box）家族的转录因子。在其产物中都具有一个HMG基序保守区。*SOX*基因在个体发育过程中广泛参与了早期胚胎发育、神经发育等多种发育过程。其中*SOX*家族的HMG-box转录因子在维持神经干细胞多向分化潜能方面起重要作用。SOX-1可以标识在神经管内增殖的神经干细胞池。SOX-2和SOX-3在神经系统中也有明显表达，这说明转录因子较巢蛋白在鉴定神经干细胞方面具有一定

的特异性。

（三）Musashi-1蛋白

Musashi-1蛋白是一种神经RNA结合蛋白，在胎儿及成体神经干细胞中表达，且表达比较早，起始于神经迁移完成时，分化完成后波形蛋白表达下降，能够识别人或动物脑内具有增殖及多分化潜能的细胞。Musashi-1通过识别mRNA及m-Numb增强穿膜受体信号，从而维持神经干细胞的自我增殖能力。

（四）其他相关标志物

神经干细胞选择性表达$CD133^+/CD34^-/CD45^-$，以及前脑表面胚胎抗原1、A2B5、SSEA-1、CD9、CD29、CD81、CD95和CD146等表面标志物。

四、神经干细胞的电生理特性

神经细胞具有特殊的兴奋性，而电压门控离子通道是神经元产生电活动的分子基础。研究提示不同状态下的神经元具有不同的电生理特性，其离子通道的发育、分化是神经干细胞向具有成熟生理功能神经细胞转变的关键。因此神经干细胞从未分化状态向分化状态的转变可能伴随不同离子通道表达的改变。初步研究表明，未分化神经干细胞的离子通道类型和数量很少，其电生理特性与神经元迥异。Cho等[15]通过全细胞模式膜片钳检测人类神经干细胞株HB1.F3，发现在无血清培养基中生长的未分化神经干细胞存在外向的K^+电流和内向的K^+电流，但是未检测到Na^+电流，这或许与钾离子通道主要参与调节神经干细胞的增殖和迁移有关。通过诱导神经干细胞分化，出现Na^+电流，神经干细胞在分化早期即表达电压依赖性Na^+通道，但是由于电流幅度较小，不能产生动作电位。目前看来神经干细胞不具备可兴奋细胞的电生理基础。但分化早期神经干细胞已经表达了Na^+通道，并且微环境因素可能调控通道的数量和活性。

五、神经干细胞的发育

人体神经系统的发育起源于人体胚胎期三胚层分化的神经外胚层，由其中的神经管和神经嵴

分化而成。神经管最终分化为脑和脊髓中枢神经系统，而神经嵴分化为神经节周围神经和肾上腺髓质等。在胚胎期中枢神经系统各个部位均可分离获得神经干细胞。胚胎期神经干细胞的发育与BMP-2（骨形成蛋白2）、Wnt、Shh、Notch等信号通路有很紧密的联系，尤其是Wnt信号通路对于神经干细胞发育与分化的调节格外受到重视。而wnt基因属于原癌基因，人类wnt基因家族定位于12q13，编码至少17种蛋白质，即Wnt蛋白。由wnt基因调控的信号转导系统即为Wnt通路。Wnt通路对于包括神经组织在内的整个胚胎发育是必需的，Wnt家族各成员在神经发育的不同时间及空间上有特异的表达：如在胚龄9～12天（E9-E12）的小鼠胚胎中Wnt-7b在端脑和脊髓中表达，Wnt-3a在神经管背部表达，Wnt-3和Wnt-7a在间脑到脊髓的腹侧表达，Wnt-1在间脑、中脑及脊髓均有表达。由此可见wnt基因调控神经干细胞的生长、发育及分化具有严格的时空特异性。Wnt-3a可抑制神经干细胞增殖，同时促进其向神经元和星形胶质分化。骨形成蛋白-2（BMP-2）局限于神经管背侧，而在神经管腹侧占主导地位的是Shh通路。BMP和Shh信号对神经干细胞起诱导分化作用。BMP可促进大脑皮质和侧脑室旁的神经干细胞分化为神经元，Shh促进胚胎神经干细胞同时向神经元和少突胶质方向分化。在胚胎期，Notch信号和EGF、bFGF主要起促进神经干细胞增殖和维持其未分化状态的作用。

神经干细胞的发育是受一系列有序的空间和时间顺序影响的。神经干细胞在神经发育的早期通过调控决定其空间发育位置，在随后的发育中，相应区域的前体细胞只能分化成具有该部位特征的后代，比如海马的干细胞只能分化成海马的锥体神经元，而中脑的干细胞只能分化成多巴胺能神经元等。近年研究表明，一些配体参与了神经干细胞的空间位置决定，比如FGF、Wnt家族配体指定前后轴的位置特性，BMP/TGF-B配体和Shh的相互作用指定背腹轴的位置特性。对于神经干细胞来讲，这种位置特性是相对可变的，干细胞能够监控周边环境的变化，并作出相应的调整。例如，通过BMP信号通路，可重新确定皮质、纹状体、中脑腹侧、脊髓等部位干细胞的发育方向。一般情况下，干细胞的分化严格遵守时间规律，先进行神经元的分化，随后才进行胶质细胞的分化。

六、神经干细胞的分化

分化是神经干细胞基础研究的重要方面，并仍将是神经科学领域未来的研究重点之一。细胞分化是基因选择性表达的结果，最终导致细胞形态、结构和功能的差异。神经干细胞的分化存在微环境信号调控和基因调控两种机制。

（一）微环境对神经干细胞分化的影响

神经干细胞分化是一系列神经因子连续协同作用的过程，其中有关bFGF、EGF、BDNF、IGF-I的调控作用研究较多。微环境因素还包括细胞外基质、细胞间相互作用。局部疾患、炎症介质、损伤因子等因素都参与神经干细胞的分化调节。神经递质作为微环境中的一员，也参与了神经干细胞的分化，包括谷氨酸、肾上腺素、5-羟色胺、甘氨酸、GABA、乙酰胆碱、NO等。

（二）基因调控对神经干细胞分化的影响

神经干细胞在体内能沿着既定的路线增殖、发育成神经组织的各种细胞，归根结底是由于基因的差异表达，但至今对其本质还知之甚少。除了前述的bmp、wnt、shh、notch基因家族以外，近年对于bHLH（basic helix loop-helix）转录因子参与神经干细胞的分化进行了不少研究。bHLH转录因子家族包括Mash I、Neurogenins、NeuroD、Math等。bHLH一方面协调神经元基因的表达，另一方面通过与星形胶质发生启动子竞争共同转录激活复合物CBPP300-Smad1，从而抑制神经胶质的发生，促进神经元分化[16]。

七、神经干细胞的迁移

细胞迁移现象指细胞在生长过程中有规律地发生位移的现象。高等脊椎动物中枢神经系统神经元基本源于胚胎前脑室下区中的神经干细胞。神经干细胞和神经祖细胞需要长距离的迁移才能到达定居部位并分化为成熟神经元。神经干细胞迁移对胚胎的发育、器官的形成有重要作用。在生理状态下，神经干细胞迁移的范围有限，不会超过纹状体和室管膜前下区（SVZ）间由胶质细胞组成的屏障。神经干细胞常常是沿着脑内的某种结构或"支架"进行迁移，这些结构或"支架"

包括腓胝体、血管和脑内神经干细胞的放射状突起。中枢神经系统损伤后的自我修复离不开神经干细胞的迁移。在脑组织发生病变的情况下，非病变侧神经干细胞会通过腓胝体向对侧皮质迁移。在脑组织发生缺血性病变后，神经干细胞会向缺血灶进行迁移。研究发现，在一定范围的缺血缺氧条件下，位于中枢神经系统某些部位的内源性神经干细胞可增殖、分化为神经元和神经胶质细胞及发生迁移。脑缺血发生后，在缺血灶的刺激

下，神经干细胞会以链式或单个的方式迁移到神经损伤区域。HIF-1α可促进大鼠局灶性脑缺血后内源性神经干细胞的增殖与分化以及新生血管的形成，从而促进神经功能的恢复。腺病毒转染 HIF-1α 的表达能够增强神经干细胞的增殖能力，增加神经干细胞分化的神经元样细胞钠电流及对缺氧的耐受能力，同时可促进神经干细胞的存活、迁移以及新生血管的形成。

第三节　低氧条件对神经干细胞增殖分化的影响

细胞增殖（cell proliferation）是生物体的重要生命特征和过程。细胞通常以分裂的方式进行增殖。单细胞生物是以细胞分裂的方式产生新的个体；多细胞生物以细胞分裂的方式产生新的细胞，用来补充体内衰老或死亡的细胞。细胞增殖是机体细胞的重要生理功能之一，是生物体生长、发育、繁殖以及遗传的基础。在机体神经发育的初期，主要是神经干细胞增殖阶段，神经干细胞在这个阶段通过调节进行多次分裂增殖，其主要目的一方面是为后期向神经元和神经胶质发生做好细胞贮备；另一方面，机体也可以通过神经干细胞的分裂增殖来增补损伤和损失的细胞，从而进行组织修复，矫正损伤的影响。细胞的分化（cell differentiation）是指在个体发育中，由一个或一种细胞增殖产生的后代，在形态、结构和生理功能上向着不同方向稳定变化的过程。从机体的神经发生过程来看，神经干细胞来源于胚胎干细胞发生。神经系统的发育分化以受精卵开始，随着卵裂的发生，此时机体的神经系统发育也开始了。而真正意义上的神经发生是在胚体三胚层分化完成以后开始的，在胚胎发育到第 3 周时，此时外胚层已形成。外胚层通过细胞的迁移增殖形成神经板，继续增殖分化向内凹陷形成神经沟，此后神经沟闭合形成神经管，与此同时在神经沟的两侧边缘出现神经嵴，而神经嵴则主要发育为脑神经节、脊神经节和自主神经系统等神经组织。神经干细胞具有自我更新和多分化潜能两个基本属性，使神经干细胞移植用于治疗神经退行性疾病和损伤的研究成为热点。但由于神经干细胞体外

增殖能力有限，使获得充足来源的神经干细胞受阻。因此，如何诱导有限的神经干细胞进行体外增殖成为移植的前提。一般认为低氧能促进体外神经干细胞的增殖，但是早在 1998 年 Carmeliet 等就发现缺氧能够通过调控低氧诱导因子 -1α（HIF-1α）的表达，增加野生型胚胎干细胞（ES）的凋亡[17]。缺氧程度决定着干细胞凋亡抑或适应缺氧而存活，由此可见，缺氧并不是单纯促进神经干细胞的增殖，而是也可诱导细胞的凋亡。神经干细胞在缺氧环境下的增殖抑或凋亡与缺氧的程度可能有着一定的依赖关系。

低氧是生命发育的基本环境，也是一种生理性刺激因素，哺乳动物早期的胚胎就是在低氧环境中发育的。$3\%O_2$ 能促进体外培养的来自胎鼠的中枢神经系统前体细胞的增殖。在低氧环境中培养从胚龄 12 天大鼠脑中分离出的中枢神经系统的前体细胞，发现可产生更多数量的前体细胞。研究也发现[18]低氧不利于神经细胞的生长，神经母细胞瘤细胞株（SH-SY5Y）缺血缺氧培养 8 小时可诱导其细胞凋亡，且随着缺氧程度的加重，神经细胞的凋亡比例递增。不同低氧程度对神经干细胞增殖与凋亡的影响是不同的。$3\%O_2$ 1 天组神经干细胞的增殖率比较低，但与低氧 1 天组神经干细胞的凋亡率相比，其增殖的细胞量是大于凋亡的细胞量的，说明神经干细胞生长状态的总趋势是增殖的。在 $3\%O_2$、$5\%O_2$ 和 $10\%O_2$ 浓度条件下，神经干细胞总体生长趋势是增殖的，且增殖水平随着氧浓度的增加和低氧时间的延长而加强。

内外环境及病理因素导致机体组织低氧和缺

血缺氧及其他氧化应激反应均能导致中枢神经系统缺氧，对神经系统以及神经干细胞的增殖分化发育起到关键性的作用。此外，这些反应也可使神经系统发生退行性病变，如导致阿尔茨海默病和帕金森病等的病情加剧。然而中枢神经系统中处于不同发育阶段以及不同解剖部位的神经元亚群，对氧化应激反应导致的损伤具有不同程度的抵抗力。研究发现[19]，大鼠大脑中动脉栓塞造成短暂性脑缺血后，在海马CA1区神经元发生丢失的同时，伴有神经干细胞分裂和神经前体细胞的产生。这种神经前体细胞在脑室内灌注FGF和EGF的条件下，能够维持很长的时间。在3个月后，大鼠海马CA1区可出现再生的锥体细胞并形成功能性的突触连接，同时大鼠的海马依赖性认知能力也有所提高。

神经干细胞是一种多功能的干细胞，其增殖分化受氧的影响较大。不同程度的低氧对神经干细胞的增殖和分化的影响不同。其中2%和5% O_2能促进成神经管细胞瘤前体细胞显著增殖，同时能使神经干细胞处于未分化的状态；也有研究显示，3% O_2能促进胚胎神经前体细胞显著增殖，同时促进了神经前体细胞向神经元方向分化。由此可见，低氧对神经干细胞的增殖和分化的影响是广泛和复杂的，且具有细胞特异性，不同种类的神经干细胞对低氧产生的反应不同。低氧程度可影响神经干细胞的体外增殖与凋亡，且影响程度与低氧剂量和低氧时间有一定的量效关系，这可能与不同的低氧条件和低氧时间下神经干细胞内促增殖与促凋亡基因的表达先后或表达量的不同有关。

神经干细胞增殖和分化受细胞因子、生长因子及其所处微环境的影响，可通过多种信号通路对神经干细胞的增殖和分化进行调控，从而维持体内神经干细胞增殖和分化的平衡。人体内各组织所处的氧浓度都低于大气中氧浓度，肺组织中氧浓度为4% ~ 14%；眼组织中氧浓度为1% ~ 5%；骨组织中氧浓度为0 ~ 4%。体内多数组织处于1% ~ 7%氧浓度，这也是组织细胞生存的氧浓度，被称为"生理性低氧"。大脑是耗氧量最大的器官之一，占身体总耗氧量的20%左右。然而，脑组织所处的环境氧浓度较低，在脑的不同部位氧浓度也各有不同。机体丘脑细胞所处的氧浓度为4% ~ 5%，大脑皮质细胞所处的

氧浓度为3% ~ 5%，脑海马细胞所处的氧浓度为2.4% ~ 3.3%。成年个体脑内的神经干细胞处于静息状态，但在机体缺血或缺氧等条件下可观察到海马和侧脑室部位神经干细胞增殖、分化和迁移的现象，提示低氧可在体诱导神经干细胞的增殖和分化。神经干细胞对低氧的反应过程非常复杂，主要取决于细胞类型、低氧的程度及持续的时间。急性缺氧可以激发细胞的早发反应和迟发反应。缺氧早期发生的信号转导能诱发某些关键性信号通路的表达和活化，这些信号通路在缺氧条件下对细胞功能的损伤、细胞死亡，以及神经再生的启动等发挥重要的作用。缺氧或其他氧化应激因素参与到这些信号通路中，并且活化与细胞分化相关的转录因子。早发反应包括氧感受器（oxygen sensor）分子和机体中枢和外周感受器，其中在氧感受器血红蛋白氧合酶2（hemoxygenase 2，HO2）、可溶性鸟苷酸环化酶（soluble guanylate cyclase，sGC）、HIF脯氨酸羟化酶2（prolyl hydroylase2，PHD2）等因子的调控下，细胞的代谢模式由需氧型转为厌氧型，同时细胞膜的通透性也发生改变。迟发反应是指在缺氧一段时间以后，细胞在缺氧诱导因子等的作用下，合成多种转录调控因子并活化效应基因的转录。与此同时，其他一些调控通路也发挥了重要的作用。

神经干细胞在低氧条件下的增殖、分化和迁移受基因的调控，并与各种生长因子、细胞因子和外部环境有关。目前的研究认为，神经干细胞低氧条件下的分化调控机制主要分为自身基因调控和外源性信号调控两种。因此神经干细胞的增殖与多个信号转导通路有关。目前发现与神经干细胞增殖和分化有关的信号通路主要有Wnt/β-catenin、PI3K/Akt、JNK和Notch信号通路和因子。

一、低氧介导的神经干细胞增殖和分化的内源性因素及信号通路

（一）转录因子bHLH家族

bHLH转录因子家族（transcription factor bHLH Family）因在一段近60个氨基酸的片段内具有特征性的碱性bHLH序列模式而得名，该家族成员参与多种细胞和组织分化发育的调控，在

神经发育过程中起重要作用。越来越多的研究表明，bHLH 转录因子家族参与了神经干细胞的分化发育，这些转录因子包括 Mash-1、Neurogenin1（Ngn1）、Ngn2，Neuro-D 和 Hes 等，它们参与对神经干细胞的正性调控。其家族中的哺乳动物 *mash-1* 基因的表达使干细胞向神经元前体细胞分化，*ngn*1 和 *ngn*2 基因促使干细胞向神经元方向分化。bHLH 转录因子是一类重要的增强子和启动子 DNA 的结合蛋白，机体内多种转录因子和基因产物均含有 bHLH 结构域，bHLH 广泛参与神经和肌肉等相关组织器官的发生、细胞的增殖、性别的决定等基本生理过程。缺氧缺血性脑损伤时脑组织可促进神经干细胞向神经元的自我修复过程分化，而 β-catenin、BMP4 和 Ngn1 可能是缺氧缺血性脑损伤后神经干细胞增殖和分化的重要组成部分。bHLH 转录调控因子 Hes-1、Ngn 和 Neuro-D 的 bHLH 产生受 Notch 受体信号调节系统的调节，由此可见 Notch、Hes-1、Mash-1 通路在神经元的发育分化中起重要作用。研究证明 [20] *hif-1α* 基因沉默导致激活的 Notch-1 表达降低，β-catenin 表达增加。因为当 HIF-1α 表达被抑制时，胚胎中脑源性神经干细胞的增殖受到抑制，低氧水平通过直接激活 HIF-1α 与 Notch-1 结合增强 Notch 信号，从而增加胞内结构域的稳定性和 Notch-1 靶基因的转录，促进神经干细胞向神经元的分化。

（二）Wnt/β-catenin 信号通路的影响

Wnt/β-catenin 信号通路是 Wnt 信号转导通路中的一条经典信号通路，研究证实其对神经干细胞的增殖和分化的调控具有重要作用。Wnt 蛋白结合具有 7 次跨膜蛋白的卷曲蛋白（Frz），使胞质内的 β-catenin 蛋白稳定性增加，同时浓度增加，诱导 β-catenin 进入细胞核，与转录因子家族的淋巴样增强因子 /T 细胞因子（LEF/TCF）相互作用，激活靶基因进行表达，如原癌基因（*c-myc*）和细胞周期蛋白（cyclin）。在哺乳动物发育过程中，Wnt/β-catenin 信号通路可调节胚胎神经干细胞的增殖和分化。在成年动物体内，Wnt/β-catenin 在神经系统再生过程中也具有重要作用。Mazumdar 等 [21] 研究发现了小鼠胚胎细胞的 Wnt/β-catenin 信号通路激活的影响，同时发现 HIF-1 在低氧诱导的 Wnt/β-catenin 信号通路中具有关键作用，去除 HIF-1α 后，发现海马齿状回颗粒下层细胞

（SGZ）中 Wnt 信号通路被阻断，神经干细胞增殖和分化过程受到抑制。Cui 等 [22] 研究也证实 Wnt/β-catenin 信号通路与低氧诱导的小鼠海马神经干细胞的增殖有关。Wnt/β-catenin 通过上调 cyclin D1 的表达促进了低氧条件下海马神经干细胞的增殖过程。

（三）Notch 信号通路的影响

Notch 信号通路是首先在变异果蝇发育过程中被发现的。近年来，对 Notch 信号通路的研究逐渐增多。虽然研究发现 Notch 通路在多个器官中具有重要作用，但最重要的是其在神经系统和心血管中的作用。Notch 信号通路高度保守，通过一系列的蛋白水解过程对细胞的增殖、分化和凋亡进行调节。Notch1 蛋白与 DSL 蛋白（Delta、Serrate 和 Lag-2）结合，释放出 Notch 胞内段（Notch ICD），转移至细胞核后，与转录因子（哺乳动物细胞内是 CBF-1）结合，激活下游的 *hes* 和 *hey* 基因，对细胞的增殖和分化进行调控。研究证实，Notch 信号通路介导了缺血性低氧诱导的神经前体细胞向神经元方向分化的过程 [23]。以脑缺血大鼠为模型，离体分离培养脑室下区的神经前体细胞，发现缺血导致神经元细胞的比例增加，同时 Notch 通路靶基因 *hens*1 和 *hens*5 表达升高，提示低氧可能激活了 Notch 信号通路。低氧促进了大鼠神经干细胞的增殖和向神经元方向的分化，但在培养基中加入 DAPT 后发现，增殖的促进效应消失，显示低氧促进了神经干细胞向神经元方向分化。

（四）Hedgehog 信号通路的影响

脊椎动物的 Hedgehog 家族包括三个成员：*dhh*、*ihh* 和 *shh*。*shh* 是最被广泛研究的 Hedgehog 的同源基因，参与神经干细胞增殖分化与胚胎发育的许多过程，可作为短程的接触依赖性因子，也可作为长程的可扩散的有丝分裂原。*shh* 高度保守，在人、鼠、蛙、鱼、鸡等动物体内都存在。人、鼠 *shh* 同源性有 92%。在人胚胎中 *shh* 在脊索、神经管的基板、肠管和待发育的四肢中表达。Hedgehog 蛋白具有自我催化加工的能力。经典的 Hedgehog 信号通路由两个蛋白组成：Patched（Ptc）是一个 12 跨膜蛋白，可以和 Hedgehog 结合；Smoothened（Smo）是 7 跨膜蛋白，是信号

转导子。当 Hedgehog 不在时，Ptc 可抑制 Smo。这种抑制最终使一种转录因子成为转录抑制子。该转录因子在脊椎动物中称为 Gli，共有三型，每一种都有独特的转录功能。当 Hedgehog 和 Ptc 结合时，则 Smo 抑制解除，gli 进入胞核，作为同一基因的转录激活因子发挥作用。对脊椎动物的研究表明，Shh 通路对细胞命运的决定是通过调节多种 Gli 基因表达的组合完成的。研究发现 Shh 参与脊椎动物早期发育中细胞命运和胚胎模型的决定，控制神经元和胶质细胞的定向分化，促进神经干细胞向神经元分化。例如神经管中来自腹部区域的细胞发育为运动神经元和来自背部区域的细胞发育为感觉神经元。Shh 只在成熟的神经元中表达，在低氧条件下通过添加重组 Shh 增加了 NPS 的增殖，同时发现神经元中 Shh 的 mRNA 表达上调。在机体后期发育中，Shh 参与不同组织的正常形成和功能。在一些情况下，Shh 与一些信号因子协同作用，包括 FGFs、Wnts、BMPs 等。而 Shh 和 Gli1 表达升高可促进神经干细胞向神经元分化。研究发现[24]脐带血单核细胞（UCBMC）的移植可促进内源性神经干细胞（NSCs）的增殖，当 SD 大鼠缺氧缺血（HI）24 小时后移植脐带血单核细胞（UCBMC），发现新生神经元增多，其中 Shh、Gli1 和 Ngn1 蛋白的表达也升高，所以通过刺激 Hedgehog 信号通路表达可以促进缺氧缺血性新生大鼠的神经元分化，并减少神经胶质分化。

（五）PI3K/Akt 信号通路的影响

磷脂酰肌醇 3 激酶 / 蛋白激酶 B（PI3K/Akt）信号通路对细胞的增殖、分化、凋亡以及机体的肿瘤发生都具有重要作用。PI3K /Akt 信号通路是一条经典的生物学通路，在细胞增殖、分化和凋亡中起重要作用。活化的 PI3K 通过 3′-磷酰化磷酸肌醇酯和磷酸肌醇依赖性激酶（PDK）共同作用而激活 Akt，继而活化的 Akt 可磷酸化 cAMP 反应元件结合蛋白等效应分子，从而启动促存活因子的转录过程；也可磷酸化 caspase-9、forkhead 等分子，从而抑制促凋亡通路。PI3K 可以通过多种途径激活，活化的 PI3K 可通过下游信号分子 Akt 和 mTOR（mammalian target of rapamycin，mTOR）等的磷酸化，从而调控细胞的增殖和分化过程。有学者分离培养新生 1 天小鼠脑室下区神经干细胞，经 4 小时低氧再复氧后发现 Brdu 阳性

细胞数目显著增多，Akt 磷酸化增加；加入 PI3K/Akt 通路抑制剂 LY294002 后，Brdu 阳性细胞数减少，同时 Akt 磷酸化也降低。表明 PI3K/Akt 介导了低氧诱导的神经干细胞的增殖。另外还发现多巴胺 D3 受体激活通过 AKT 和 ERK1/2 途径促进神经干细胞 / 祖细胞的增殖。在低氧条件下，大脑皮质细胞也能显著促进神经干细胞的增殖，PI3K/Akt 信号通路在此过程中发挥主要作用。从目前的研究来看，PI3k/Akt 途径也参与了低氧诱导的神经干细胞的增殖。

（六）JNK 信号通路的影响

JNKs（c-Jun N-terminal kinases）是丝裂原活化蛋白激酶（mitogen-activated protein kinase，MAPKs）家族成员之一，有 3 个亚型，分别由 3 个基因编码。JNKs 通过激活其下游蛋白 c-Jun、ATF2、ELK1、SMAD4、p53 和 HSF1，以及抑制其下游蛋白 NFAT4、NFATC1 和 STAT3，实现对细胞生长、增殖、分化、存活或凋亡等过程的调节。Chen[25] 等利用 5.5 天 SD 胎鼠大脑皮质培养神经干细胞，置于低氧环境中培养 3 天再进行复氧 3 天，发现神经球的数量增多而且直径增加，同时 Brdu 阳性细胞数量增多。另外还发现细胞周期蛋白（cyclin D1）表达增加，同时 P-JNK 蛋白表达增加。加入 JNK 抑制剂 SP600125 后，神经干细胞的增殖效应受到抑制，cyclin D1 表达量降低，同时 P-JNK 蛋白表达降低。研究也发现低氧促进了神经前体细胞的增殖，cyclin D1 表达增加，同时 JNK 磷酸化增加。这提示 JNK 介导了低氧诱导的神经干细胞的增殖。

（七）HIF 激活信号通路的影响

氧是机体细胞代谢的重要能量来源，氧浓度在中枢神经系统中受到严格调控。氧作为机体重要的病理生理调节因素，其浓度的改变可以影响生命过程。轻度缺氧可通过机体自身代偿性的生理性调节，减轻对机体的损伤，如果氧浓度的改变超出了机体正常生理代偿的范围，可以引发多种病变和衰老退变。

氧及其信号转导通路在控制脑发育过程如细胞增殖、命运和形态发生中发挥了重要作用。氧作为环境影响因子也在干细胞调控中发挥了直接的作用。在低氧张力下，低氧诱导因子 -1α（HIF-

1α）有助于促进自我更新的信号转导途径调控，并抑制促进神经干细胞分化或凋亡的途径。低氧诱导因子-1（HIF-1）可以与低氧反应元件结合，是可导致下游靶基因转录的一种转录因子。HIF-1主要以异源二聚体形式存在，是一种120 kD的氧敏感性α亚基和91～94 kD的组成型表达的β亚基的二聚体。HIF-1α是由4个功能结构域组成的，分别为：螺旋-环-螺旋（basic helixloop-helix，bHLH）结构域、参与异源二聚体形成及与DNA结合的Per/Amt/Sim（PAS）结构域、氧依赖降解结构域（oxygen-dependent degradation domain，ODD）和转录活化所需的反式激活结构域。据报道，正常细胞内还存在一种HIF-1α抑制因子FIH-1，氧可调节HIF-1α与转录共激活因子的相互作用。常氧情况下，通过酶FIH-1与HIF-1α中转录激活区C-TAD结构域的N803残基的羟基化阻断p300/CBP与HIF-1α的结合，因此抑制HIF-1介导的基因转录活性。在低氧条件下N803和K532羟基化率降低，泛素连接酶pVHL不能结合不是脯氨酰羟基化的HIF-1α，指数级抑制α亚基的降解，活化α亚基的表达，并与β亚基形成异二聚体进入细胞核，再与p300/CBP等形成复合物，并与低氧反应元件（hypoxic response element，HRE）结合，进而调控下游相关基因的转录和翻译，引起一系列细胞低氧反应。由此可见HIF-1α亚基受低氧调控并调节HIF-1的活性。目前已经发现多种下游靶基因受HIF-1α调控，其中低氧条件下能够促进神经干细胞增殖、迁移、分化，发挥脑保护作用的靶基因通路主要有血管内皮生长因子（VEGF）、促红细胞生成素（EPO）、细胞基质衍生因子-1（SDF-1）等。在低氧和缺血性损伤时HIF-1α可以作用于下游VEGF、EPO，促进神经干细胞向神经元增殖分化。HIF-1α与神经系统损伤密切相关，可以促进无氧代谢，提高脑组织低氧耐受性，并作用于不同下游靶基因，产生多种生物学效应，如血管形成、细胞活动、细胞支持、细胞生存、细胞凋亡、能量代谢等，进一步促进机体功能的恢复。

神经干细胞在缺氧状态下受多种机制的调节，目前低氧诱导因子HIF-1是其核心调控因子之一。在大多数细胞的低氧反应中，HIF-1由磷酸化MAPK-ERK（促分裂原活化蛋白激酶-细胞外信号调节激酶）通路激活。在转位至细胞核

后，HIF-1可以上调近50种下游基因。HIF-1α对机体的调控主要有独立又相互协调的依赖PI3K/Akt的蛋白稳定性调控和MEK/MAPK介导的反式激活功能调控两条信号途径。磷脂酰肌醇3-激酶（phosphatidylinositol 3-kinase，PI3K）属于磷酸化磷脂酰肌醇磷脂激酶家族，PI3K家族中的一级结构参与细胞外信号转导，第二信使为其反应产物，这些反应产物的靶基因是丝氨酸/苏氨酸激酶Akt。低氧时，PI3K/Akt通路激活：PI3K激活调控下游信号蛋白，Akt活化导致mTOR磷酸化增加，HIF-1α蛋白合成。另外mTOR磷酸化通过mRNA帽结合蛋白真核起始因子4E（eIF4E）的磷酸化增加蛋白质翻译。缺血低氧条件下，PI3K/Akt通路及其下游目标哺乳动物雷帕霉素靶标（mTOR）增加HIF-1α蛋白表达，促进神经干细胞的自我增殖、迁移及多向分化。同时参与HIF-1α调控的还有另一个途径，即MAPK途径，激活的Ras活化Raf（MAPKKK），而使MEK1丝氨酸激活，同时ERK1-2活化，增加HIF-1α蛋白水平，然后HIF-1α通过MAPKK/MEK-MAPK/ERK信号通路影响突触传递，参与细胞的存活、分化及神经元的重塑等作用，涉及神经系统多种疾病的病理生理过程。除此之外，HIF-1α可诱导具有抗氧化作用的金属硫蛋白的表达，阻止大量活性氧（reactive oxygen species，ROS）的生成及神经元内脂质和蛋白氧化，减轻氧化应激作用，发挥降低神经干细胞损伤的作用。低氧诱导的神经干细胞增殖增加，同时HIF-1α、β-catenin和cyclin D1 mRNA和蛋白水平升高。利用siRNA抑制缺氧暴露的神经干细胞中的HIF-1α信号转导，观察HIF-1α抑制β-catenin核易位、cyclin D1表达和神经干细胞增殖。研究表明在脑发育过程中，通过HIF-1α调节Wnt/β-连环蛋白信号发挥了很重要的作用，病理性缺氧通过HIF-1α调控Wnt/β-catenin信号通路刺激神经干细胞增殖。

Pistollato等[26]人研究发现低氧通过HIF-1α激活Notch信号通路，促进成神经管细胞瘤细胞的增殖，通过研究低氧条件下HIF-1α与神经干细胞增殖和分化的关系，研究者认为神经干细胞增殖和分化可能与低氧诱导因子-1α有着密切的关系。HIF-1α是HIF-1亚基之一，与β亚基一起组成有功能的HIF-1。常氧条件下，HIF-1β亚基可在细胞质中稳定表达，而HIF-1α亚基在翻译后即

被泛素 - 蛋白酶水解复合体降解。因此，在正常氧饱和度下的细胞中基本检测不到 α 亚基，而在缺氧状态下 α 亚基的降解被抑制。最新研究发现，低氧通过 HIF-1α 激活 Notch 信号通路，进而调节神经干细胞的增殖和分化。研究发现，在低氧条件下 HIF-1α 得以稳定表达，进而使 Notch 信号通路靶基因 HES1 和 HEY1 表达增加，而 HES1 和 HEY1 在细胞增殖、分化和存活等过程中具有重要作用。所以可能正是低氧引起神经干细胞中 HIF-1α 的稳定表达[27]，然后通过一系列复杂机制激活了 Notch 信号通路，进而引起神经干细胞增殖和分化。

（八）核因子 –κB 介导的信号通路的影响

核因子 -κB（nuclear factor kappa B，NF-κB）可以影响神经干细胞的增殖，它可以在低氧刺激下单独作用于神经干细胞，促进其增殖。NF-κB 系统由 NF-κB 家族及其抑制物 IκB 家族共同组成。NF-κB 家族由 Rel 蛋白家族中的成员以同源或异源二聚体的形式存在。在哺乳动物中有 5 种 NF-κB/Rel 家族成员：RelA（p65）、RelB、C-Rel、p50（NF-κB1）、p52（NF-κB2）。该家族成员的 N 端均含有 Rel 同源结构域（RHD），这是其功能域。NF-κB/Rel 蛋白以一定方式结合成同源或异源二聚体，习惯上 NF-κB 指 p50/p65。抑制性蛋白 IκB 家族目前已知包括 IκBα、IκBβ/P105、IκBγ、IκBδ、IκBε、p100 等成员。在缺氧或缺血条件下，新生鼠的海马和皮质 NF-κB 被激活，进一步说明 NF-κB 可能参与了缺氧条件下神经干细胞的增殖，体外培养密度依赖性增殖也具有上述相似的增殖诱导机制。研究结果显示，采用胚胎神经干细胞移植治疗新生大鼠缺氧缺血性脑病时，NF-κB p65 水平的上调促进神经干细胞的神经分化[28]，所以在神经干细胞复杂的转录调节机制中，NF-κB 发挥着重要的作用。NF-κB 活化是各种信号通过降解 IκBs 的方式来实现的。首先是在 IκBs 激酶（IKK）催化下，IκBs 两个保守的丝氨酸残基被磷酸化，接着在 SCF-E3 泛素化酶复合体的催化作用下，IκBs 多泛素化而被蛋白酶降解。活化的 NF-κB 转位到核内与其相关的 DNA 基序结合，以诱导靶基因的转录，IκBα 通过介导 NF-κb/IκBα 的胞质核移位，在调节 NF-κB/IκBα 信号转导中发挥重要作用。研究发现[28]，用神经干细胞治疗

新生缺氧缺血大鼠模型时，神经干细胞细胞质中 NF-κb p65 和磷酸化 IκBα 蛋白表达同时上调，促进神经干细胞的神经分化，显著减少脑组织丢失和白质损伤，同时通过突触促进神经回路重塑和重建。

二、低氧介导的神经干细胞增殖和分化的外在因素

外在因素调控是指神经干细胞周围微环境对其发育过程的调节作用，这对神经干细胞的发育同样重要。同一来源神经干细胞在不同微环境中可发育为不同的神经细胞，甚至发生横向分化，且干细胞所处的微环境也随着时间、空间变化时刻在发生变化。外源性信号包括细胞因子、化学物质和微环境三个方面，其中细胞因子主要包括表皮生长因子、成纤维细胞生长因子、脑源性神经营养因子、神经营养素以及神经细胞黏附因子等，它们均参与神经干细胞的诱导分化。化学物质主要包括一氧化氮、5- 羟色胺等。微环境是指能对神经干细胞分化产生影响的周围结构成分，主要包括附近的神经细胞、胶质细胞和细胞外基质等。神经干细胞生存的微环境对其有着较大的影响，微环境因素也影响神经干细胞的增殖、分化和可塑性等过程。其中细胞因子在神经干细胞增殖过程中起着重要作用，如表皮生长因子（EGF）、碱性成纤维细胞生长因子（bFGF）、脑源性神经生长因子（BDNF）、胰岛素样生长因子（IGF）等。研究发现在体外实验室细胞培养中，通过细胞因子信号干预，可使神经干细胞不断增殖，并具有形成单细胞克隆的能力，去除信号后则此种能力丧失。

（一）表皮生长因子的影响

表皮生长因子（epidermal growth factor，EGF）分子量为 6.2 kD，分子内有 6 个半胱氨酸组成的二硫键，形成 3 个分子内环型结构，组成生物活性所必需的受体结合区域。人类的 EGF 基因定位于第 4 号染色体 4q25-q27，长度 120kb，包括 24 个外显子和 23 个内含子。EGF 前体由此 24 个外显子编码，成熟 EGF 只有两个外显子编码的部分（1-33 残基和 34-52 残基）。人类和小鼠的 EGF 有 60% ～ 70% 的同源性。EGF 的生物活性作用十分

广泛，除了对多种组织来源的上皮细胞具有明显的促进增殖作用，还对间质细胞的增殖具有促进作用，同时对血管内皮和角膜上皮细胞的迁移有促进作用。EGF 和 bFGF 均可以维持神经干细胞的自我更新能力，但两种生长因子对神经干细胞促增殖作用的时间不同。bFGF2 在神经干细胞增殖的早期阶段发挥促有丝分裂的作用，使神经干细胞获得对另一作用更强的促有丝分裂因子 EGF 的反应性；而 EGF 在神经干细胞增殖后期发挥作用。bFGF 和 EGF 对神经干细胞分化方向的作用也不相同，bFGF 能增加干细胞向神经元分化的比例，而表达 EGF 的干细胞生成的神经元常少于 19%，绝大多数是星形胶质细胞，且这两种生长因子作用的神经干细胞分化形成的多为 GABA 能神经元。有学者通过体外培养发现 EGF 在体外能够刺激原代培养的神经干细胞增殖，同时发现 EGF 能够增强原代和传代培养的神经干细胞的增殖和存活。有研究发现在生长因子的存在下，培养维数和低氧浓度的协同效应增强了活的未分化的神经干细胞的增殖[29]。此外，在没有生长因子的情况下，同样的协同作用促进了神经干细胞的分化。EGF 受体是 170 kD 单跨膜蛋白，定位于 7q14-q12，长度 110 kb。研究还发现 EGF 受体表达增强可以促进缺血缺氧脑损伤 SVZ 区的神经干细胞增殖。

（二）成纤维细胞生长因子的影响

成纤维细胞生长因子（fibroblast growth factor, FGF）包括碱性成纤维细胞生长因子（bFGF）和酸性成纤维细胞生长因子（aFGF）。二者的受体位于神经元表面，通过调控影响神经元的存活和生长，但二者对神经元的作用不尽相同，但均能延长培养的神经元的存活时间，同时刺激神经干细胞的增殖。NGF 与 bFGF 合用能够刺激小鼠纹状体干细胞增殖。而 FGF 调节神经干细胞的反应是通过硫酸乙酰肝素蛋白多糖受体来实现的，即通过与 HSPG 受体结合激活 FGF，HSPG 受体选择性地结合 FGF-2 和 FGF-1，从而刺激神经干细胞增殖分化。研究发现过表达 bFGF 的神经干细胞能促进神经干细胞的增殖和分化。

低氧促进神经干细胞增殖分化的机制较复杂，研究发现孤儿核受体 TLX 可介导增殖和多能性神经祖细胞缺氧。在缺氧增强神经祖细胞持续增殖的情况下，TLX 蛋白表达增强。此外 TLX 诱导分化的条件下缺氧导致增殖和干细胞样表型，以及共表达神经干细胞标志物。缺氧后 TLX 被招募到 OCT-3/4 近端启动子，增强基因转录和促进祖细胞增殖及多能性。敲除 OCT-3/4 可显著降低 TLX 介导的增殖，突出了其在调节祖细胞池中的相互依赖性。此外，TLX 与碱性成纤维细胞生长因子 FGF 协同维持缺氧后的细胞活力，因为 TLX 敲除以及生长因子的撤回均可导致细胞死亡。这可以归因于通过 TLX 激活 Akt 信号通路，其耗竭导致祖细胞增殖减少。累积的数据显示了 TLX 在缺氧时神经干细胞增殖和多能性方面的新作用。TLX 通过与组蛋白去乙酰化酶络合以抑制 TLX 下游靶基因，如 *P21* 和 *Pten*，维持神经干细胞处于未分化和自再生状态，促进细胞增殖。EGF 和 bFGF 的单独或相互作用可以维持神经干细胞在未分化状态下保持增殖能力，但二者对神经干细胞的促增殖作用调控并不相同。研究发现[30]将 14 天胚胎小鼠的纹状体神经干细胞分离培养 24 小时，通过测定 cAMP 反应元件组合蛋白的磷酸化情况，发现所有细胞均对 EGF 无反应性，而其中有 12% 的细胞对 bFGF 具有反应依赖性，6 天后神经干细胞开始表现出对 bFGF 和 EGF 两者同时具有反应性，而且还发现仅在 bFGF 条件下培养的神经干细胞胞体较小且生长缓慢，而加入 EGF 后可见神经干细胞胞体增大，而且增殖迅速。证明 bFGF 在神经干细胞增殖的早期阶段可发挥促有丝分裂作用，使神经干细胞获得对另一作用更强的促有丝分裂因子 EGF 的反应性。在增殖后期，EGF 对神经干细胞的增殖刺激作用明显增强。

（三）神经营养细胞因子的影响

神经营养细胞因子（neurotrophic cytokines）是一群结构相关的因子，包括神经生长因子（NGF）、脑源性神经营养因子（BDNF）、神经营养素 -3、4、5（NT-3、4、5）和胶质细胞源性神经营养因子（GDNF）等。NGF、BDNF 和 NT-3 虽然名为神经生长因子，但并不是真正的生长因子，因为它们并不能引起神经元细胞或前体细胞的有丝分裂。然而 NGF 是神经元细胞存活所必不可少的细胞因子。2001 年研究者通过免疫荧光染色发现，有 60% ~ 70% 的神经干细胞胞质膜表达 NGF 的 TrkA 酪氨酸酶受体。NGF 通过 Trk 受体激活

Ras/MAPK 通路，并通过抑制 P53 介导的细胞死亡通路，促进交感神经和感觉神经在发育早期的存活，并维持其正常功能。实验显示在 EGF 存在的情况下，在培养神经干细胞过程中加入 NGF、BDNF、NT-3 和 CNTF 对神经干细胞的增殖和分化没有明显的影响。去除 EGF，加入 NGF，能够诱导神经干细胞分化成神经细胞。BDNF 和 NT-3、4、5 在脑内较 NGF 分布广泛，营养作用持续时间更长，因此能促进很大范围的神经元细胞存活，包括许多运动神经元和其他中枢神经元，并对缺氧大鼠脑神经具有保护作用。脑源性神经营养因子可显著促进缺血缺氧大鼠脑内神经干细胞的增殖分化。其中 80% 的神经干细胞表达 BDNF 的 TrkB 受体。另外 BDNF 能够增强来源于室管膜下区的神经元细胞的生存率，并呈剂量依赖关系。BDNF 可以增加 EGF 依赖性的黑质前体细胞分化成为神经元的数量。研究表明 [31] NT-3 联合神经干细胞移植可提高缺氧缺血性脑损伤大鼠学习记忆能力和肢体功能，提高神经干细胞分化为神经元的分化率。NT-3 和神经干细胞联合移植对缺氧缺血大鼠的移植效果优于单独移植神经干细胞的移植效果。

（四）胰岛素样生长因子的影响

胰岛素样生长因子（insulin - like growth factor，IGF）又称为生长调节素，分为两大类：IGF-1 和 IGF-2。两者的结构和体外活性基本相似，但是体内效应不同。胰岛素样生长因子 -1（IGF-1）是一种促生长肽类激素，可以诱导神经干细胞的增殖并向终末细胞分化，在神经营养保护、组织代谢调控、胚胎发育分化和生长等方面有重要的作用。IGF-1 是由 70 多个氨基酸组成的单链碱性蛋白，编码基因位于第 12 号染色体，分子量 7648Da，主要由肝细胞分泌和合成，是生长因子大家族中的一员，对机体生长发育起重要的调节作用，为大脑发育所必需，且在脑缺血或缺血后再灌注等多种病理状态下对机体发挥重要的保护作用。IGF-1 可以促进交感神经细胞的增殖、存活和成熟，也可促进视网膜神经元发育和中枢神经系统中多极神经元的存活。IGF-1 与 IGF-1 受体（IGF-1R）结合后激活 PI3K/Akt 信号通路，从而促进细胞生长增殖与分化。由此可见，IGF-1 是神经系统发育、修复的重要调节因子。通过体外培养神经

干细胞发现在 IGF-1 存在的情况下，神经元细胞的数量增加了 8 ～ 40 倍，IGF-1 也能够导致大量的神经细胞增殖。同时加入胰岛素和 IGF -1 也能产生同样的效果，通过 mRNA 检测发现后者在神经干细胞中有明显的表达。尽管单独使用胰岛素并不能刺激神经干细胞的分化，但胰岛素能够增强神经干细胞对 IGF-1 的反应。此外，BDNF 能够增强 IGF- 1 和胰岛素的作用，同时 BDNF 能够单独刺激神经干细胞分化为神经细胞，因此 IGF-1 和 BDNF 能够刺激神经干细胞分化为神经细胞。

研究发现 [32] IGF-1 能在神经发生的早期发挥作用并诱导细胞增殖，并在 EGF 和 FGF 的存在下，对培养的神经干细胞进行长期维持，并可提高体外培养的存活效率。IGF-1 可诱导 Akt 的磷酸化，从而激活 PI3K /Akt 信号通路，促进神经干细胞向神经元分化。IGF-1 不仅可通过 PI3K /Akt 通路，还可通过 MEK1/ERK、SRC-like 酪氨酸激酶信号通路诱导细胞增殖分化，由此可见 IGF-1 引起神经干细胞分化不是由单一的 PI3K /Akt 信号通路激活的。通过对 IGF-1 进行干预，发现其是通过调节激活 PI3K/Akt 和 MAPK/ERK 通路保护缺氧诱导的神经干细胞凋亡的。IGF-1 与 IGF-1R 紧密结合后激活并触发信号通路中 PI3K/Akt 和 MAPK/ERK 等多个因子，显著上调 Akt、MAPK 和 ERK 的磷酸化而参与神经干细胞的增殖和存活。

（五）促红细胞生成素的影响

促红细胞生成素（erythropoietin，EPO）是一种糖蛋白，是主要在胎儿肝和成人肾中产生的细胞因子，可增强红系造血祖细胞的生存、增殖和分化功能，促进造血干细胞生成成熟的红细胞。EPO 类似于生长激素，属于 I 类细胞因子超家族成员，是以 4 个 α 螺旋结构为特点的球形糖蛋白。EPO 的生成具有缺氧反应的特点，可对红系造血和红细胞生成进行生理调控。HIF 转录因子家族成员能诱导 EPO 以及其他缺氧反应基因，如血管内皮生长因子（VEGF）、单糖转运蛋白和糖酵解酶的表达 [33]。尽管 EPO 对红系造血是必需的，但其活性并不仅限于造血系统。机体其他组织亦对 EPO 表现出反应性，反应程度取决于 EPO 受体（EPOR）的表达水平。例如在血管内皮细胞、神经祖细胞和成熟神经元中都有 EPOR 的表达。EPO 除对红系造血具有调控作用外，还能对其他

细胞产生增殖和（或）生存活性，以及对组织发育、维护和（或）修复产生特异性反应等。

　　EPO一直被认为是一种造血因子，近年研究表明，EPO也是神经系统中一个新的信号转导分子，可增强神经元的存活能力，促进神经祖细胞的增殖和抑制其凋亡等。神经干细胞可自我更新，并可分化为神经元和神经胶质细胞，与神经损伤后的修复和退行性疾病的治疗密切相关。低氧环境下，EPO可提高神经干细胞分化为神经元的比例，促进神经元的形态发育完善，可使神经元的胞体更加丰满而且较大，突起较长，细胞之间可形成较密集的网络。其可能的机制为低氧诱导EPOR的表达，并增加其对EPO的敏感性，而EPO与受体结合后，通过改变EPOR的构象，引起STA5、PD激酶、促分裂原活化蛋白激酶和其他信号分子发生信号转导，促使神经元分化成熟及其功能的维持。在体内外通过EPO处理后，神经元前体细胞的增殖能力受到影响而提高。EPO是一种体内平衡的自分泌和旁分泌信号分子，并通过NF-κB介导发挥作用。有研究发现[34]，在中枢神经系统缺氧之后，EPO及其受体均上调，提示缺氧所致的神经干细胞增殖和神经干细胞向神经元的分化部分是通过EPO及NF-κB途径介导的。

（六）神经递质的影响

　　乙酰胆碱可以活化G蛋白和Ca^{2+}信号通路，然后通过蛋白激酶C使丝裂原活化蛋白激酶磷酸化，促进神经干细胞增殖。研究发现颈动脉体神经母细胞在含氧量正常的情况下处于静止状态，缺氧条件下可迅速增殖和分化为成熟的血管球细胞。这种前所未有的"快速神经发生"由ATP和乙酰胆碱释放刺激形成。一氧化氮（NO）可作为中枢神经系统的神经递质，广泛参与神经细胞的存活、分化等过程。在正常脑组织，NO对神经前体细胞的增殖具有负调控作用，但在缺血缺氧脑损伤后，可促进神经的发生。内源性的GABA活化受体在新皮质发育和调控神经前体细胞增殖中发挥了很重要的作用，内源性的GABA有神经营养作用，可促进神经前体细胞的成熟和迁移。5-羟色胺在皮质发育和突触形成中发挥重要作用，其含量下降可抑制神经干细胞增殖启动。

第四节　低氧条件对神经干细胞凋亡的影响

　　细胞凋亡（apoptosis）指为维持内环境稳定，细胞受基因控制出现自主地、有序地死亡。与细胞坏死不同，细胞凋亡不是一个被动的过程，而是主动过程，涉及一系列基因的激活、表达以及调控等机制。细胞凋亡并不是病理条件下自体损伤的一种现象，而是为更好地适应生存环境而主动争取的一种死亡过程。在低氧条件下，可通过对神经干细胞线粒体的损伤、Ca^{2+}超载、自由基变化、$p53$基因及Caspase和Fas/FsaL等多种途径导致神经细胞凋亡。低氧可促进来源于胎鼠的外周神经嵴干细胞和中枢神经前体细胞的增殖，并诱导神经干细胞向多巴胺能神经元方向分化。长期缺氧可导致神经干细胞的死亡。王煜[35]等研究发现，体外缺氧培养条件下胚胎神经干细胞凋亡增加。研究还报道，从大鼠胚胎神经管获得的神经干细胞分别在5%和10%氧浓度培养较长时间后可促进胚胎神经干细胞凋亡。caspases家族包括至少14种与凋亡有关的半胱氨酸蛋白酶，caspase-3是主要的凋亡效应物，是细胞凋亡的主要执行者，在脑缺血缺氧中发挥重要作用。研究发现缺氧可影响胚胎脑皮质神经干细胞的增殖、分化和存活。适度缺氧可诱导离体培养的大鼠脑皮质神经干细胞增殖，以及诱导神经干细胞向神经元方向分化，缺氧时间延长可致神经干细胞凋亡。通过相关因子调控可以减少神经干细胞凋亡，通过IGF-1干预发现其可影响PI3K/AKT和MAPK/ERK途径，增加缺氧神经干细胞的细胞活力，同时减少细胞凋亡[36]。

一、凋亡的形态特征和生化特征

　　形态学观察细胞凋亡的变化是多阶段的，首先出现的是细胞皱缩、体积缩小，细胞间连接消失，与周围细胞脱离；然后细胞质密度增加，核染色质凝集成致密团块状，或集结排列于核膜内面；之后细胞核裂解成碎片状，DNA 降解成为 180 ～ 200 bp 的片段，细胞膜内陷或细胞膜生出芽状突起并脱落，形成含核碎片和细胞器成分的膜包被的凋亡小体（apoptosis body）。细胞膜结构仍然完整，最终可将凋亡细胞遗骸分割包裹为几个凋亡小体，无内容物外溢，因此不引起周围的炎症反应。凋亡小体可迅速被周围专职或非专职吞噬细胞吞噬。

二、缺氧诱导细胞凋亡的触发因素

（一）线粒体细胞色素 C

细胞色素 C（cytochrome C，Cyt C）是一种核编码的蛋白质，分子量约 14.5 kD，位于线粒体内膜的呼吸链复合物 III 和 IV 之间，在传递电子和 ATP 生成过程中起重要作用。生理情况下，线粒体内膜对物质通透具有高度选择性，Cyt C 很难从内膜进入胞质中。实验结果显示，细胞缺氧时，通过胞内信号转导，或直接使线粒体结构受损，线粒体应激，使其内外膜间的通透性转换孔（PTP）开放，导致凋亡启动因子如呼吸链成分 Cyt C 自线粒体释放入胞质中。

（二）活性氧簇

活性氧（ROS）包括超氧化物阴离子和自由基等，是需氧细胞在许多代谢反应和各种相应刺激作用下产生的。缺氧可致细胞产生 ROS，研究发现缺氧可导致细胞内蛋白酶、脂肪氧合酶 A_2 等被激活，并促使黄嘌呤脱氢酶（XD）向黄嘌呤氧化酶（XO）转化，促进多种自由基生成。缺氧后复氧使细胞进一步产生氧化应激反应，更利于活性氧生成。这些线粒体以及非线粒体源性自由基均可促进脂质过氧化、蛋白磷酸化等。研究显示，自由基在亚毒剂量时一方面可以充当信号分子，调节细胞质 Ca^{2+} 浓度，以启动 caspase 级联激活；另一方面，可促使信号转导相关的蛋白质磷酸化，从而调控细胞凋亡。此外，ROS 还可通过影响凋亡相关基因如 c-jun、c-fos 等的表达而影响凋亡进程。

（三）胞质内 Ca^{2+} 超载

Ca^{2+} 作为第二信使或死亡信号转导分子，通过参与某些与细胞凋亡相关的蛋白激酶和核酸酶的活化介导细胞凋亡。缺氧是导致 Ca^{2+} 超载的最常见原因。因此当 Ca^{2+} 的转运机制失调，使细胞内 Ca^{2+} 浓度非控制性增高时，则出现细胞钙稳态紊乱。严重缺氧使细胞内能量耗竭，Ca^{2+} 的转运机制障碍，出现胞内 Ca^{2+} 超载等离子内环境紊乱，从而导致神经干细胞凋亡。近年来研究表明，细胞内 Ca^{2+} 超载可通过两种方式诱导细胞凋亡：一是 Ca^{2+} 作为凋亡信号启动细胞凋亡；二是 Ca^{2+} 破坏细胞的自稳态，使细胞凋亡效应系统的关键成分与细胞基质接触，从而触发细胞凋亡。

三、低氧对神经干细胞凋亡的影响

神经干细胞对氧浓度有着不同的反应，在一般组织低氧情况下为促进增殖，而当氧浓度严重下降时，则导致神经干细胞内各种细胞器功能紊乱。线粒体对低氧最为敏感，因此在低氧信号转导和细胞凋亡中均发挥重要作用。细胞内氧化磷酸化、能量代谢和抗活性氧化均有赖于线粒体的功能。研究表明，低氧所致的神经干细胞凋亡，首先表现为线粒体功能紊乱，尤其是线粒体跨膜电位的破坏，呼吸链被破坏，诱导相关凋亡因子表达，从而导致凋亡。死亡受体细胞质内存在着用于生成死亡信号的区域，通常被称为死亡域。Fas 是死亡受体家族成员之一。Fas 蛋白是细胞膜上的跨膜蛋白，属于肿瘤坏死因子受体家族，由胞外结合区、跨膜区及胞质内区域构成。Fas 通过与 Fas 配体（FasL）结合而被激活。通过剪切 caspase-8 酶原，使其变成具有活性的 caspase-8，进而激活 caspase-3 并诱导细胞凋亡。脑缺血再灌注后表达 Fas/Fas-L 蛋白的阳性细胞数明显增加，尤以缺血周围区明显，且分布广泛，主要分布在皮质、海马和纹状体，Fas 主要表达于胞膜，Fas-L 主要表达于胞质和胞膜。同时，Fas 和 Fas-L 表达的部位也是凋亡发生的主要部位，提示脑缺血再灌注诱导表达的 Fas 和 Fas-L 参与了脑细胞凋亡的调节。有报道内质网可以介导细胞凋亡通路，其机制可能是内质网中过多蛋白积累或钙平衡破坏，引起内质网压力增高，导致细胞凋亡。研究发现严重低氧可诱导神经干细胞产生内质网应激，使细胞代谢功能发生障碍，导致神经干细胞凋亡。

（一）低氧诱导因子与神经干细胞凋亡

在严重或持续缺氧条件下，低氧诱导因子 1α（HIF-1α）可诱导细胞凋亡。在成年大鼠脑缺氧研究中发现，敲除大脑 HIF-1α 基因后可引起凋亡基因表达水平下降，从而减少大脑细胞的凋亡。HIF-1 是组织细胞在缺氧情况下产生的一种氧依赖的转录激活因子，广泛存在于哺乳动物体内，能诱导多种缺氧反应性表达，使细胞及组织产生一系列反应以适应缺氧环境。HIF-1 为缺氧应答的全局性调控因子，对缺氧具有特异感受性，参与体内许多缺氧反应性基因的转录调节，在低氧性肺损伤介导的细胞凋亡中有着重要的作用。研究证实，轻中度低氧可以促进神经干细胞增殖，但是极度低氧时，持续、长期地激活 HIF-1 将可能导致其作用从神经保护向神经细胞死亡转化。此时神经干细胞受到较大损伤，甚至可导致永久性脑损伤。尚有试验表明[37]，$3\%O_2$ 浓度时早期神经干细胞的增殖是被抑制的，大量神经干细胞表现为凋亡状态，经过一段时间的适应后，增殖指数才有所增加。体外神经干细胞培养研究发现 $1\%O_2$ 条件下，随时间的延长，凋亡率逐渐增加，并发现缺氧状态下神经干细胞中凋亡前蛋白 Bax、细胞色素 C 和活化的 Caspase-3 均上调。低氧程度可影响神经干细胞的体外增殖与凋亡，且影响程度与低氧剂量和低氧时间有一定的量效关系，这可能与不同的低氧条件和低氧时间下神经干细胞内促增殖与促凋亡基因的表达先后或表达量的不同有关。氧浓度比较低时，细胞内的促凋亡基因如 caspase-3 等会被率先激活，而促增殖的基因如低氧诱导因子 -1（HIF-1）的表达可能比较缓慢，此时细胞的凋亡相对来说比较多，因此，细胞的增殖效果不是很明显；当细胞经过一定的适应期后，促细胞增殖的基因 HIF-1 的表达会逐渐增多，细胞表现为增殖效应增高。可能细胞内促增殖基因的表达一直高于促凋亡基因的表达，使神经干细胞表现为持续增殖。

（二）细胞内 Ca^{2+} 超载

研究发现，Ca^{2+} 作为重要信使在神经干细胞凋亡发生过程中有重要的作用。缺血缺氧性脑损伤时神经元内出现 Ca^{2+} 超载并发生凋亡。研究发现 Ca^{2+} 超载及其所触发的一系列代谢是导致神经细胞死亡的"最后共同通路"。严重缺氧使细胞内能量耗竭，Ca^{2+} 的转运机制障碍，出现胞内 Ca^{2+} 超载等离子内环境紊乱，从而导致神经干细胞凋亡。近年来研究表明，细胞内 Ca^{2+} 超载可通过两种方式诱导细胞凋亡：一是 Ca^{2+} 能作为凋亡信号启动细胞凋亡；二是 Ca^{2+} 破坏了细胞的自稳态，使细胞凋亡效应系统的关键成分与细胞基质接触，从而触发细胞凋亡。而在轻度缺氧时，细胞可通过 HIF-1 激活其下游的众多相关基因的表达，以无氧酵解方式产生足够能量，暂时维持细胞膜的完整性。国外有资料表明，当轻度酸中毒（pH 6.6）时，由于 H^+ 能降低阳离子 Ca^{2+} 内流，还能抑制细胞内的钙池释放 Ca^{2+}，因而可抵抗轻度缺氧引起的胞内 Ca^{2+} 升高。

（三）基因信号对缺氧引起细胞凋亡的调控

细胞凋亡是受基因严格控制的细胞"程序性"死亡表现，这一过程极其复杂，受多种信号通路介导和各种基因调控。Caspase 基因信号级联通路是细胞凋亡的主要介导途径。Caspase-3 又称半胱氨酸蛋白酶 -3，功能上与线虫的自杀基因 ced-3 极为相似，激活后可导致多种细胞死亡，故又称为"死亡蛋白酶"。胞质中的 Caspase-3 生理状况下以无活性的酶原形式存在，一般在细胞凋亡发生早期被激活，是细胞凋亡信号转导通路中的执行者。Caspase-3 被激活后，作用于特异性底物产生多种效应。如切断细胞与周围的联系，拆散细胞骨架。阻断细胞 DNA 复制和修复，干扰 mRNA 剪切，损伤 DNA 与核结构，破坏细胞的钙泵功能，造成细胞内 Ca^{2+} 超载等，最终导致细胞的凋亡。Caspase-3 在脑缺血和缺氧期间对细胞凋亡很重要。研究发现[38]，在 $1\%O_2$ 培养 0、2、4、6、8 和 10 小时后检测神经干细胞，发现其细胞活力逐渐下降，凋亡率逐渐增加，Caspase-3 和 Bax 的表达显著增加，而 Bcl-2 表达显著下调。在低氧培养过程中，存在许多诱导凋亡的可能机制：Caspase-3 可以充当凋亡剂并且表达得更多；在低氧处理中，还发现一氧化氮可通过 p38 丝裂原激活的蛋白激酶依赖性机制引起神经干细胞凋亡。bcl-2 基因是目前研究最多的调控凋亡的基因。Bcl-2 可通过抑制线粒体释放 CytC 以及干扰死亡受体通路来抑制凋亡。有研究结果显示，Bcl-2 蛋白能够阻抑多种因素所引起的线粒体跨膜电位的崩解，从而阻止 CytC 等促凋亡因子的释放。Bcl-2 蛋白家族中均存在促凋亡和抗凋亡蛋白。Bax 是介导 MOMP 的促凋亡蛋白之一，而 Bcl-2 是抑制 MOMP 的抗凋亡蛋白之一。MOMP 的过程触发细胞色素 C 的释放。随后，Caspase 通路被激活，引起细胞凋亡拆解和清除的下游组织的激活。Caspase-3 是主要的效应酶 Caspase，存在于非活性酶原中，并经历蛋白水解处理产生活性酶。以往的研究表明，长时间缺氧可能促进神经干细胞凋亡。细胞凋亡实验表明，暴露于缺氧 6 小时可显著促进细胞凋亡。大多数研究表明，最常见的细胞凋亡途径是线粒体途径。细胞应力传递到线粒体的信号导致线粒体外膜通透性（MOMP）增加，促进线粒体膜间蛋白释放，诱导细胞凋亡。MOMP 的过程是由 Bcl-2 家族蛋白 - 蛋白相互作用所协调的。在缺氧状态下，神经干细胞中凋亡前蛋白 Bax、细胞色素 C 和活化的 Caspase-3 均上调，抗凋亡 Bcl-2 的表达水平与其他三种蛋白的表达水平正好相反。

参考文献

[1] 刘民培，梁国标. 神经干细胞基础与培养. 北京：科学出版社，2016.

[2] Thomson JA，Itskovitz-Eldor J，Shapiro SS，et al. Embryonic stem cell lines derived from human blastocysts. Science，1998，282（5391）：1145-1147.

[3] Takahashi K，Tanabe K，Ohnuki M，et al. Induction of pluripotent stem cells from adult human fibroblasts by defined factors. Cell，2007，131：861-872.

[4] Tsuda H，Wada T，Ito Y，et al. Efficient BMP2 gene transfer and bone formation of mesenchymal stem cells by a fiber-mutant adenoviral vector. Mol Ther，2003，7（3）：354-65.

[5] Venkei ZG，Yamashita YM. Emerging mechanisms of asymmetric stem cell division. J Cell Biol，2018，217（11）：3785-3795.

[6] Blanpain C，Fuchs E. Plasticity of epithelial stem cells in tissue regeneration. Science，2014，344（6189）：1242281.

[7] Lee J，Abdeen AA，Tang X，et al. Matrix directed adipogenesis and neurogenesis of mesenchymal stem cells derived from adipose tissue and bone marrow. Acta Biomater，2016，15（42）：46-55.

[8] Davenport C，Diekmann U，Budde I，et al. Anterior-posterior patterning of definitive endoderm generated from human embryonic stem cells depends on the differential signaling of retinoic acid，Wnt-，and BMP-Signaling. Stem Cells，2016，34（11）：2635-2647.

[9] Tsuda H，Wada T，Ito Y，et al. Efficient BMP2 gene transfer and bone formation of mesenchymal stem cells by a fiber-mutant adenoviral vector. Mol Ther，2003，7（3）：354-65.

[10] Sailaja BS，He XC，Li L. The regulatory niche of intestinal stem cells. J Physiol，2016，594（17）：4827-4836.

[11] Potier E，Ferreira E，Andriamanalijaona R，et al. Hypoxia affects mesenchymal stromal cell osteogenic differentiation and angiogenic factor expression. Bone，2007，40（4）：1078-1087.

[12] Fehrer C，Brunauer R，Laschober G，et al. Reduced oxygen tension attenuates differentiation capacity of human mesenchymal stem cells and prolongs their lifespan. Aging Cell，2007，6（6）：745-757.

[13] Morrison SJ，Csete M，Groves AK，et al. Culture in reduced levels of oxygen promotes clonogenic sympathoadrenal differentiation by isolated neural crest stem cells. J Neurosci，2000，20（19）：7370-7376.

[14] Reynolds BA，Rietze RL. Neural stem cells and neurospheres-re-evaluating the relationship. Nat Methods，2005，2（5）：333-336.

[15] Cho T，Bae JH，Choi HB，et al. Human neural stem cells：electrophysiological properties of voltage-gated ion channels. Neuroreport，2002，13（11）：1447-1452.

[16] Kageyama R，Ohtsuka T，Hatakeyama J，et al. Roles of bHLH genes in neural stem cell differentiation. Exp Cell Res，2005，306（2）：343-8.

[17] Carmeliet P，Dor Y，Herbert JM，et al. Role of HIF-1alpha in hypoxia-mediated apoptosis，cell proliferation and tumour angiogenesis. Nature，1998，394（6692）：485-490.

[18] 何丽云，崔巍，范吉平，等. 流式细胞仪检测缺氧/缺血神经细胞凋亡的研究. 中国中医基础医学杂志，2000（11）：39-42.

[19] Türeyen K，Vemuganti R，Bowen KK，et al. EGF and FGF-2 infusion increases post-ischemic neural progenitor cell proliferation in the adult rat brain. Neurosurgery，2005，57（6）：1254-63.

[20] Wang W，Wang P，Li S，et al. Methylprednisolone inhibits the proliferation and affects the differentiation of rat spinal cord-derived neural progenitor cells cultured in low oxygen conditions by inhibiting HIF-1α and Hes1 in vitro. Int J Mol Med，2014，34（3）：788-95.

[21] Mazumdar J，O'Brien WT，Johnson RS，et al. O$_2$ regulates stem cells through Wnt/β-catenin signalling. Nat Cell Biol，2010，12（10）：1007-1013.

[22] Cui XP，Xing Y，Chen JM，et al．Wnt/beta-catenin is involved in the proliferation of hippocampal neural stem cells induced by hypoxia．Ir J Med Sci，2011，180（2）：387-393．

[23] Schölzke MN，Schwaninger M．Transcriptional regulation of neurogenesis：potential mechanisms in cerebral ischemia．J Mol Med（Berl），2007，85（6）：577-588．

[24] Wang X，Zhao Y，Wang X．Umbilical cord blood cells regulate the differentiation of endogenous neural stem cells in hypoxic ischemic neonatal rats via the hedgehog signaling pathway．Brain Res，2014，1560：18-26．

[25] Chen X，Tian Y，Yao L，et al．Hypoxia stimulates proliferation of rat neural stem cells with influence on the expression of cyclin D1 and c-Jun N-terminal protein kinase signaling pathway in vitro．Neuroscience，2010，165（3）：705-14．

[26] Pistollato F，Rampazzo E，Persano L，et al．Interaction of hypoxia-inducible factor-1α and Notch signaling regulates medulloblastoma precursor proliferation and fate．Stem Cells，2010，28（11）：1918-1929．

[27] Roitbak T，Surviladze Z，Cunningham LA．Continuous expression of HIF-1α in neural stem/progenitor cells．Cell Mol Neurobiol，2011，31（1）：119-33．

[28] Ji G，Liu M，Zhao XF，et al．NF-κB signaling is involved in the effects of intranasally engrafted human neural stem cells on neurofunctional improvements in neonatal rat hypoxic-ischemic encephalopathy．CNS Neurosci Ther，2015，21（12）：926-935．

[29] Ghourichaee SS，Powell EM，Leach JB．Enhancement of human neural stem cell self-renewal in 3D hypoxic culture．Biotechnol Bioeng，2017，114（5）：1096-1106．

[30] Ye Q，Wu Y，Wu J，et al．Neural stem cells expressing bFGF reduce brain da- mage and restore sensorimotor function after neonatal hypoxia-ischemia.Cell Physiol Biochem，2018，45（1）：108-118．

[31] Wang LM，Wang HY，Yang ZJ，et al．Combined transplantation of neurotrophin-3 and neural stem cells in treatment of hypoxic-ischemic brain injury in rats．Zhonghua Er Ke Za Zhi，2007，45（3）：212-216．

[32] Supeno NE，Pati S，Hadi RA，et al．IGF-1 acts as controlling switch for long-term proliferation and maintenance of EGF/FGF-responsive striatal neural stem cells．Int J Med Sci，2013，10（5）：522-531．

[33] Lee HL，Lee HY，Yun Y，et al．Hypoxia-specific，VEGF-expressing neural stem cell therapy for safe and effective treatment of neuropathic pain．J Control Release，2016，226：21-34．

[34] Shingo T，Sorokan ST，Shimazaki T，et al．Erythropoietin regulates the in vitro and in vivo production of neuronal progenitors by mammalian forebrain neural stem cells．J Neurosci，2001，21（24）：9733-43．

[35] 王煜，肖波．缺氧诱导胚胎大鼠神经干细胞凋亡的初步研究．中国病理生理杂志，2003，19（4）：544-545，571．

[36] Zhao B，Zheng Z．Insulin growth factor 1 protects neural stem cells against apoptosis induced by hypoxia through akt/mitogen- activated protein kinase/ex-tracellular signal regulated kinase（Akt/MAPK/ERK）pathway in hypoxia-pathway in hypoxia-ishchemic encephalopathy．Med Sci Monit，2017，23：1872-1879．

[37] 冯娜，戴冀斌，陈龙菊，等．不同低氧浓度对神经干细胞增殖与凋亡的影响．解剖学研究，2011，33（05）：327-330．

[38] Zheng Z，Zhao B．Astragalus polysaccharide protects hypoxia-induced injury by up-regulation of miR-138 in rat neural stem cells．Send toBiomed Pharmacother，2018，102：295-301．

（张晓岩　拉毛卓玛）

中英文专业词汇索引